鲍冠君 罗 烨 主编

外科护理问题
与能力进阶

Surgical Nursing Issues
and Advanced Abilities

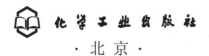

化学工业出版社

·北京·

内 容 简 介

本书为校企合作教材建设项目成果及"3+2"护理专业高职阶段外科护理教材。全书共分为八个任务项目，包括神经外科疾病患者的护理、甲状腺与乳腺外科疾病患者的护理、心胸外科疾病患者的护理、腹部外科疾病患者的护理、周围血管疾病患者的护理、泌尿外科疾病患者的护理、骨与关节疾病患者的护理、其他常见基本护理技术等。选取临床常见的外科疾病，以典型案例引入，从临床护理路径着手，设置与临床对应的情景，引导学生学习和思考。在每个任务后，均有思考与练习，使学习者对相关内容做进一步的展开和分析。涉及相关知识理论，以"知识窗"形式嵌入，便于回顾和应用。

本书贴合临床实际，实用性较强，帮助护生尽早进入实习角色，帮助刚入职的护士尽快胜任护理工作岗位。

图书在版编目（CIP）数据

外科护理问题与能力进阶/鲍冠君，罗烨主编. —
北京：化学工业出版社，2023.6
ISBN 978-7-122-43612-2

Ⅰ.①外… Ⅱ.①鲍… ②罗… Ⅲ.①外科学-护理
学-高等职业教育-教材 Ⅳ.①R473.6

中国国家版本馆CIP数据核字（2023）第098023号

责任编辑：满孝涵　邱飞婵　　　　　　文字编辑：东方玥　李　平
责任校对：刘曦阳　　　　　　　　　　装帧设计：史利平

出版发行：化学工业出版社（北京市东城区青年湖南街 13 号　邮政编码 100011）
印　　装：中煤（北京）印务有限公司
787mm×1092mm　1/16　印张 15½　字数 363 千字　2024 年 1 月北京第 1 版第 1 次印刷

购书咨询：010-64518888　　　　　　　售后服务：010-64518899
网　　址：http://www.cip.com.cn
凡购买本书，如有缺损质量问题，本社销售中心负责调换。

定　　价：69.00 元

编写人员名单

主　审：徐春岳

主　编：鲍冠君　罗　烨

副主编：王　曦　郑丽芳　余国峰

编　者（按拼音排序）：

鲍冠君　陈慧佳　方　玮　李胜琴　罗　烨　毛娟红　申雨鑫

宋伟霞　王　曦　谢海燕　杨　阳　姚　瑶　余国峰　郑丽芳

前言

　　《外科护理问题与能力进阶》课程是五年制护理专业学生在中职阶段完成前三年护理专业知识和技能的学习，并获得护理职业资格证书的前提下，在高职阶段，为进一步提高学生分析解决临床护理问题的实际能力，而开设的高职护理专业课程。基于此前提，我们编写了本书。为贯彻落实《国家职业教育改革实施方案》提出的若干意见，对接《高等职业学校护理专业教学标准》和《护士执业资格考试大纲》主要教学内容，本书融入外科护理岗位的新业态、新技术、新规范、新方法，从临床护理岗位实际需求出发，重构课程教学模块，从外科临床各个专科疾病中选取典型病例，重新设计教学内容，着重培养学生分析解决外科临床护理问题的能力，探索课程内容与职业标准对接、教学过程与临床护理工作过程对接的工学结合之路。

　　全书分为神经外科疾病患者的护理、甲状腺与乳腺外科疾病患者的护理、心胸外科疾病患者的护理、腹部外科疾病患者的护理、周围血管疾病患者的护理、泌尿外科疾病患者的护理、骨与关节疾病患者的护理和其他常见基本护理技术八个项目。每个项目下分别介绍了临床常见疾病的护理方法。通过应用此书，可以理论联系实际，帮助护生尽早进入实习角色，帮助刚入职的护士尽快胜任护理工作岗位。

　　承担本书编写工作的编者有来自衢州市人民医院、衢州市中医院的高年资临床护士，也有来自衢州职业技术学院有丰富临床经验的专业教师，他们利用自己的专长，为五年制高职护生提供全面、系统的外科护理的基本理论、基本知识，训练学生为外科疾病患者提供整体护理的能力，培养学生外科护理的岗位职业能力，养成良好的职业素养，为从事临床护理工作打下坚实的基础，为培养高素质技能型护理人才提供保障。

鲍冠君

2023 年 5 月

目 录

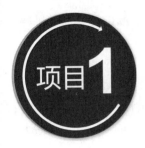

项目 1 神经外科疾病患者的护理 →»

任务一 颅内压增高患者的护理

【任务情境】

李某某，女，33 岁，教师。因头痛、视物模糊 1 个月，再发 4 天入院。

患者诉于 1 个月前无明显诱因出现头痛，表现为全头部胀痛，呈持续性，与体位无明显相关性，伴双眼视物模糊，伴恶心感，无呕吐，无发热、抽搐、肢体无力等，曾于外院对症治疗后好转。于 4 天前再次出现头痛、视物模糊等不适，性质同前述，遂来我院进一步治疗。自发病以来精神、食欲一般，睡眠差，既往体健。

入院查体：T 36.6℃，P 69 次 / 分，R 20 次 / 分，BP 108/81mmHg，BMI 28.04kg/m²。神志清楚，言语流利，双侧瞳孔直径约 3mm，等大等圆，对光反射灵敏，双眼视力粗测正常，口角无歪斜，伸舌居中，咽反射正常，四肢肌力、肌张力正常，深浅感觉正常，双侧克尼格征、巴宾斯基征（-），布鲁津斯基征（-），颈抵抗征（-）。

辅助检查：

（1）颅脑 MRI+MRV：脑实质平扫未见明显异常；左侧乙状窦较对侧小，形态略欠规整。

（2）眼科检查：①视力：右眼视力（Vod）0.6，左眼视力（Vos）0.8；②眼压：右眼眼压（Tod）15mmHg，左眼眼压（Tos）15mmHg；③眼底：视神经乳头水肿，边缘模糊，颜色苍白，未见出血及渗出改变；④视野检查：周边视野见片状视野缺损。

（3）腰椎穿刺：脑脊液无色透明，压力 280mmH₂O。

医疗诊断：颅内压增高（原因待查）。

【情境 1：入院护理】

▶▶ **问题 1　作为责任护士，如何做好该患者的护理评估？**

1. 积极安置患者，介绍病区环境、主管医生及护士。

2. 询问患者一般情况，包括年龄、性别、职业等。应特别注意患者的年龄。了解有无致颅内压增高的相关因素存在，如便秘、剧烈咳嗽、呼吸道梗阻、癫痫发作、高热等。

3. 既往史　了解有无引起颅内压增高的相关病史，如头部外伤、颅内感染、脑肿瘤、高血压及脑动脉硬化等。

4. 家族史　了解家族中有无颅内肿瘤、高血压等疾病的患者。

5. 身体状况　①局部：头痛的部位、性质、程度、持续时间及变化，有无诱因及加重因素，了解头痛是否影响患者休息；患者有无因肢体功能障碍而影响自理能力。②全身：是否因呕吐影响进食，有无水电解质紊乱及营养不良；有无视力障碍、偏瘫或意识障碍等。③辅助检查：CT 或 MRI 等检查确诊颅脑损伤或占位性病变等。

6. 心理-社会状况　了解患者有无因头痛、呕吐等不适所致的烦躁不安、焦虑等心理反应。了解患者及家属对疾病的认知和适应程度。

知识窗

颅内压增高

颅内压增高是由颅脑疾病导致颅腔内容物体积增大或颅腔容积缩小，超过颅腔可代偿的容量，导致颅内压持续高于 200mmH$_2$O（2.0kPa），出现头痛、呕吐和视神经乳头水肿三个主要表现的综合征。

1. 头痛　是最常见的症状，系颅内压增高使脑膜血管和神经受到刺激与牵拉所致。以清晨和晚间较重，多位于前额及颞部，以胀痛和撕裂痛多见。头痛的部位和性质与颅内原发病变的部位和性质有一定关系。程度可随颅内压增高而进行性加重。当患者咳嗽、打喷嚏、用力、弯腰低头时，头痛加重。

2. 呕吐　多呈喷射状，常出现于剧烈头痛时，易发生于饭后，可伴恶心，系迷走神经受激惹所致。呕吐后头痛可有所缓解。

3. 视神经乳头水肿　是颅内压增高的重要客观体征之一。因视神经受压、眼底静脉回流受阻引起。表现为视神经乳头充血、隆起，边缘模糊，中央凹陷变浅或消失，视网膜静脉怒张、迂曲，动静脉比例失调，搏动消失，严重时视神经乳头周围可见火焰状出血。长期、慢性颅内压增高可引起视神经萎缩而导致失明。

头痛、呕吐、视神经乳头水肿是颅内压增高的"三主征"，但出现的时间并不一致，常以其中 1 项为首发症状。

4. 意识障碍及生命体征变化　慢性颅内压增高的患者往往神志淡漠，反应迟钝；急性颅内压增高者常有明显的进行性意识障碍甚至昏迷。患者可伴有典型的生命体征变化，即库欣反应，严重者可因呼吸循环衰竭而死亡。

5. 其他症状和体征　颅内压增高还可出现复视（展神经麻痹）、头晕、猝倒等。婴幼儿颅内压增高时可见头皮静脉怒张、头颅增大、囟门隆起、颅缝增宽或分离。

▶▶ **问题 2　确诊颅内压增高的辅助检查有哪些？**

1. 影像学检查

（1）头颅 X 线：慢性颅内压增高患者，可见脑回压迹增多、加深，蛛网膜颗粒压迹增大、加深，蝶鞍扩大，颅骨的局部破坏或增生等；小儿可见颅缝分离。

（2）CT 及 MRI：可见脑沟变浅，脑室、脑池缩小或脑结构变形等，通常能显示病变的位置、大小和形态，对判断引起颅内压增高的原因有重要参考价值。

（3）脑血管造影或数字减影脑血管造影：主要用于疑有脑血管畸形等疾病者。

2.腰椎穿刺　可以测定颅内压力，同时取脑脊液做检查。但有明显颅内压增高者可能引发脑疝，应禁忌腰椎穿刺。

【情境2：非手术治疗护理】

▶ **问题3　该类疾病非手术治疗方法有哪些？**

非手术治疗适用于颅内压增高原因不明，或虽已查明原因但仍需非手术治疗者，或作为手术前准备。主要方法有以下几种。

1.限制液体入量　颅内压增高明显者，摄入量应限制在每日 1500 ～ 2000mL。

2.降低颅内压　使用高渗性脱水剂（如 20% 甘露醇），使脑组织间的水分通过渗透作用进入血液循环再由肾脏排出，达到减轻脑水肿和降低颅内压的目的；若同时使用利尿性脱水剂如呋塞米，降低颅内压效果更好。

3.激素治疗　应用肾上腺皮质激素可稳定血 - 脑屏障，预防和缓解脑水肿，降低颅内压。

4.低温疗法　降低脑的新陈代谢率，减少脑组织的耗氧量，防止脑水肿的发生与发展。

5.辅助过度通气。

6.预防或控制感染。

7.镇痛等对症处理　遵医嘱应用镇痛药，但禁用吗啡、哌替啶等，以免抑制呼吸。

【情境3：术前护理】

▶ **问题4　作为责任护士，该如何做好术前健康宣教？**

1.简单介绍疾病，解释手术的名称、手术的必要性，介绍手术前准备的内容，取得患者的配合。

2.告知麻醉的方法和麻醉中的注意事项，解除患者的紧张。

3.告知患者术前禁饮禁食时间，并解释原因，防止术中发生意外。

4.告知患者术中的注意事项、需要的配合等。

5.指导患者深呼吸及有效咳嗽。

【情境4：术后护理】

患者在气管插管全身麻醉（简称全麻）下行左侧侧脑室穿刺外引流术。术后予以脱水降颅压、改善循环及抗感染等治疗。

▶ **问题5　患者行脑室外引流术后返回病房，该如何护理？**

1.引流管的安置　待患者回到病房后，在严格无菌操作下连接引流袋，妥善固定引流管及引流袋，使引流管开口高于侧脑室平面 10～15cm，以维持正常的颅内压。需要搬动患者时，应将引流管暂时夹闭，防止脑脊液反流引起颅内感染。

2. 控制引流速度和量　术后早期若引流过快、过多，可使颅内压骤然降低，导致脑移位。故早期应适当抬高引流袋的位置，以减慢流速，每日引流量以不超过 500mL 为宜，待颅内压力平衡后再降低引流袋。正常脑脊液每日分泌 400～500mL，颅内感染患者脑脊液分泌增多，引流量可适当增加，但同时应注意补液，以免水电解质失衡。

3. 保持引流通畅　引流管不可受压和折叠，适当限制患者头部活动范围，活动及翻身时避免牵拉引流管。注意观察引流管是否通畅：若引流管内不断有脑脊液流出、管内的液面随患者呼吸、脉搏等上下波动表明引流管通畅；若引流管无脑脊液流出，应查明原因。

4. 观察并记录脑脊液的颜色、量及性质　正常脑脊液无色透明，无沉淀。术后 1～2 日脑脊液可略呈血性，以后转为淡黄色。若脑脊液中有大量血液，颜色逐渐加深，常提示脑室内出血，需紧急手术止血；若脑脊液混浊呈毛玻璃状或有絮状物，提示有颅内感染。

5. 严格无菌操作　保持整个装置处于无菌状态，每日更换引流袋时先夹住引流管，防止空气进入或脑脊液逆流入颅内。必要时做脑脊液常规检查或细菌培养。

▶▶ **问题 6　脑室外引流管不通畅的原因有哪些?**

1. 颅内压低于 120～150mmH$_2$O（1.18～1.47kPa）　证实的方法是将引流袋降低高度后有脑脊液流出。

2. 引流管在脑室内盘曲成角　可请医师对照 X 线片，将过长的引流管缓慢向外抽出至有脑脊液流出，再重新固定。

3. 管口吸附于脑室壁　可将引流管轻轻旋转，使管口离开脑室壁。

4. 引流管被小凝血块或挫碎的脑组织阻塞　可在严格消毒管口后，用无菌注射器轻轻向外抽吸，切不可注入生理盐水冲洗，以免管内阻塞物被冲至脑室系统，日后引起脑脊液循环受阻。

经上述处理后若仍无脑脊液流出，必要时更换引流管。

▶▶ **问题 7　脑室外引流管何时能拔除?**

脑室外引流管一般放置 3～4 日，此时脑水肿已消退，颅内压逐渐降低。脑室外引流管放置时间不宜超过 5～7 日，以免时间过长发生颅内感染。拔管前行头颅 CT 检查，并试行抬高引流袋或夹闭引流管 24h，以了解脑脊液循环是否通畅。若颅内压再次升高，并出现头痛、呕吐等症状，立即放低引流袋或开放夹闭的引流管，并告知医师。拔管时先夹闭引流管，以免管内液体逆流入脑室引起感染。拔管后切口处若有脑脊液漏出，告知医师处理，以免引起颅内感染。

📋 【情境 5：对症护理】

▶▶ **问题 8　该患者存在头痛、呕吐等情况，该如何护理?**

1. 头痛护理　减轻头痛最好的方法是应用高渗性脱水剂，适当应用镇痛药，禁用吗啡、哌替啶，以免抑制呼吸中枢，避免咳嗽、低头及用力活动等使头痛加重的因素。

2. 呕吐护理　防止呕吐物呛入气管，及时清除呕吐物，记录呕吐物的性质和量。

3. 躁动护理　寻找躁动的原因（如呼吸不畅、尿潴留、卧位不适、衣服及被子被大小便或呕吐物浸湿等），并及时处理，不可强行约束，以免患者挣扎而使颅内压进一步增高，必要时加床档，专人护理，防止意外。

4. 并发症（脑疝）护理　当患者出现脑疝先兆时，快速静脉输入甘露醇、呋塞米等强力脱水剂，并加入糖皮质激素类药物。保持呼吸道通畅，给氧，床旁准备好气管插管用物及呼吸机。密切观察呼吸、脉搏、瞳孔的变化，配合医师完成必要的诊断性检查（如 CT），紧急做好术前的一切准备工作。

▶▶ **问题 9　如何防止颅内压骤然升高诱发脑疝？**

1. 卧床休息　保持病房安静，清醒患者不要突然坐起。

2. 稳定患者情绪　避免情绪激动，以免血压骤升，增加颅内压。

3. 保持呼吸道通畅　呼吸道梗阻时，患者用力呼吸致胸腔内压力增高，由于颅内静脉无静脉瓣，胸腔内压力可直接逆行传导到颅内静脉，增加颅内压；呼吸道梗阻使动脉血二氧化碳分压（$PaCO_2$）增高，致脑血管扩张，脑血容量增多，也加重颅内高压。防止呕吐物吸入气道，及时清除呼吸道分泌物；舌后坠影响呼吸者，及时安置口咽通气管；对意识不清的患者及咳痰困难者，配合医师尽早行气管切开；重视基础护理，定时为患者翻身叩背，以防肺部并发症。

4. 避免剧烈咳嗽和便秘　预防和及时治疗感冒，避免咳嗽。颅内压增高患者因限制水分摄入及脱水治疗，常出现大便干结，鼓励患者多吃蔬菜和水果，促进肠蠕动以免发生便秘；已发生便秘者切勿用力屏气排便，可用开塞露、缓泻剂或低压小量灌肠通便，禁忌高压灌肠，必要时戴手套掏出粪块。

5. 控制癫痫发作　癫痫发作可加重脑缺氧及脑水肿，遵医嘱定时定量给予抗癫痫药物；一旦发作应协助医师及时给予抗癫痫及降颅压处理。

6. 躁动的处理　积极寻找并解除引起躁动的原因，避免盲目使用镇静药或强制性约束，以免患者挣扎而使颅内压进一步增高，适当加以保护，以防意外伤害。

【情境 6：出院护理】

　　术后 10 天，该患者已拔除脑室外引流管，无头痛、恶心、呕吐等情况，颅内压降至正常，予以出院。

▶▶ **问题 10　如何做好该患者的出院指导？**

1. 生活指导　指导颅内压增高的患者要避免剧烈咳嗽、用力排便、提重物等，防止颅内压骤然升高而诱发脑疝。

2. 康复训练　对有神经系统后遗症者，要调动其心理和躯体的潜在代偿能力，鼓励其积极参与各项治疗和功能训练，如肌力训练、步态平衡训练、膀胱功能训练等，最大限度地恢复其生活自理能力。

3. 复诊指导　当头痛进行性加重，经一般治疗无效，并伴呕吐时，应及时到医院做检查以明确诊断。

📖【想一想】

李先生，36岁，反复头痛、视物模糊1年，再发4天入院。1年前无明显诱因出现头痛，为全颅间断性剧烈胀痛，伴视物模糊，呈进行性加重，无恶心、呕吐、发热。4日前出现右枕部隐痛，呈持续性。时轻时重，仍视物模糊，遂入院治疗。入院后查体：瞳孔等大等圆，瞳孔对光反射灵敏，四肢肌力、肌张力正常，双侧腱反射（++），双侧感觉、共济运动检查正常，颈软、无抵抗。

辅助检查：眼科光学相干断层扫描（OCT）示双眼视神经乳头水肿、盘周视网膜水肿，视神经轻度萎缩。腰椎穿刺显示压力为 $380mmH_2O$。

（1）该患者的评估内容应重点关注什么？

（2）该患者最主要的护理诊断/问题是什么？

（3）目前该患者首要的护理措施有哪些？

任务二　颅脑损伤患者的护理

【任务情境】

章某，男，53 岁，工人，既往身体健康。

主诉：外伤致头痛伴左耳出血 2 天，呕吐 1 天。

现病史：患者于 2 天前骑电动车被汽车撞倒，有短暂晕厥史，伴左侧外耳道、双侧鼻腔及左侧颞部出血，伴头晕头痛、视物旋转、活动障碍、发热，最高体温 37.7℃，遂由救护车送至当地医院就诊。头颅及颅底 CT 提示左侧颞骨骨折，累及乳突部，左侧颞顶部头皮下少许血肿，脑挫裂伤。遂住院治疗，予卧床、营养神经、补液、消肿、镇痛等相关对症治疗后，症状较前略好转。1 天前出现恶心，呕吐 2 次，非喷射性，量一般，为胃内容物，其余症状与前相仿，患者要求出院至上级医院继续治疗，今日至我院急诊科，急诊拟 "头部损伤" 收住入院。

入院查体：T 37.6℃，P 72 次 / 分，R 19 次 / 分，BP 134/82mmHg，SO_2 为 99%，疼痛评分 3 分。嗜睡，精神差，双侧瞳孔等大等圆，瞳孔直径约 2.5mm，双侧瞳孔对光反射灵敏，左侧颞部压痛，轻微肿胀，可见一长约 2.0cm 的创面，未见明显活动性出血，血痂覆盖，左侧外耳道内可见血痂，未见明显活动性出血，全腹平软，未及明显压痛及反跳痛，心肺听诊未及明显杂音，四肢肌力及肌张力正常，双侧巴宾斯基征阴性。

辅助检查：

（1）实验室检查：血红蛋白 143g/L；白细胞计数 5.3×10^9/L；红细胞计数 4.41×10^{12}/L；血小板计数 147×10^9/L。

（2）螺旋 CT 平扫（≥ 3 个部位）：①左侧颞骨骨折，累及乳突；左侧颞部硬膜下少量血肿；少量蛛网膜下腔出血。②两肺未见明显实质性病变。③肋骨三维重建未见明显错位性骨折；胸椎退行性病变。

（3）全腹部 CT 平扫：右侧精囊密度增高，提示出血可能，建议彩超对照检查。

医疗诊断：1. 左侧颞骨骨折。

2. 左侧颞部硬膜下少量血肿。

3. 脑挫裂伤。

4. 胸椎退行性病变。

【情景 1：入院护理】

▶▶ 问题 1　如何评估该患者病情？

1. 评估患者病史

（1）车祸致伤有短暂的昏迷史。

（2）无高血压病史。

（3）感头痛、头晕，伴恶心，呕吐 2 次。

2. 护理体检

（1）T 37.6℃，P 72 次 / 分，R 19 次 / 分，BP 134/82mmHg，SO_2 99%，疼痛评分 3 分，嗜睡，双侧瞳孔等大等圆，瞳孔直径约 2.5mm，双侧瞳孔对光反射灵敏。

（2）左侧颞部压痛，轻微肿胀，可见一长约 2.0cm 的创面，未见明显活动性出血，血痂覆盖；左侧外耳道内可见血痂，未见明显活动性出血。

3. 观察心电监护仪生命体征情况。

4. 配合医生做好进一步检查。

▶▶ **问题 2　针对该患者病情，目前需采取哪些护理措施？**

1. 绝对卧床休息，取头高足低卧位。

2. 予氧气吸入 2L/min，以提高动脉血氧分压，改善脑缺氧，缓解疼痛。

3. 予心电监护，严密观察患者神志、瞳孔、肢体活动及生命体征变化。

4. 注意头痛、呕吐情况，呕吐时头偏向一侧，保持呼吸道通畅。

5. 建立静脉通路，遵医嘱使用脱水剂并观察脱水的效果。

6. 暂禁食。

7. 动态 CT 检查，必要时做好急诊术前准备。

8. 保持大便通畅。

9. 保持局部清洁　每日 2 次清洁、消毒外耳道、鼻腔或口腔，注意消毒棉球不可过湿，以免液体逆流入颅。劝告患者勿挖鼻、抠耳。

▶▶ **问题 3　该患者的脑脊液耳漏、鼻漏，该如何处理？**

1. 按神经外科一般护理常规进行护理。

2. 卧床休息，取头高位（30°～60°），宜患侧卧位。

3. 保持局部清洁　每日 2 次清洁、消毒外耳道、鼻腔或口腔，注意消毒棉球不可过湿，以免液体逆流入颅。劝告患者勿挖鼻、抠耳。

4. 预防颅内逆行感染　禁忌堵塞、冲洗鼻腔、耳道和经鼻腔、耳道滴药，禁忌做腰椎穿刺。严禁从鼻腔吸痰或放置鼻胃管。注意有无颅内感染迹象；如头痛、发热等。遵医嘱应用抗生素和破伤风抗毒素。

5. 避免颅内压骤升　嘱患者勿用力屏气排便、咳嗽、擤鼻涕或打喷嚏等，以免颅内压骤然升降导致气颅或脑脊液逆流。

6. 脑脊液鼻漏、耳漏者一般能自行停止，如超过 1 个月仍未停止则应考虑行开颅脑膜修补术。

7. 正确解释疾病的治疗方法和愈合情况，缓解患者恐惧心理。

💡 **知识窗**

颅底骨折

多为颅盖骨折延伸到颅底，或由强烈的间接暴力作用于颅底所致，常为线性骨折。颅底部的硬脑膜与颅骨贴附紧密，故颅底骨折时易撕裂硬脑膜，产生脑脊液外漏而成为开放性骨折。

依骨折的部位可分为颅前窝骨折、颅中窝骨折和颅后窝骨折，主要临床表现为皮下或黏膜下瘀斑、脑脊液外漏和脑神经损伤 3 个方面。

颅底骨折的临床表现

骨折部位	脑脊液漏	瘀斑部位	可能损伤的脑神经
颅前窝	鼻漏	眶周、球结膜下（"熊猫眼"征）	嗅神经、视神经
颅中窝	鼻漏和耳漏	乳突区（Battle 征）	面神经、听神经
颅后窝	无	乳突部、枕下部、咽后壁	舌咽神经、迷走神经、副神经、舌下神经

【情景 2：并发症护理——颅内出血】

患者入院后第 2 天头痛加剧，伴恶心呕吐数次，呕吐物为胃内容物，GCS 评分 13 分，双侧瞳孔等大等圆，直径 2.5mm，对光反射存在，患者血压升高至 166/86mmHg。

▶▶ **问题 4　该患者发生什么病情变化？该做好哪些准备工作？**

该患者出现明显的颅内高压表现，可能颅内出血增多，需要做好急诊手术的准备。

1. 立即禁食禁水，向值班医生汇报。

2. 严密观察患者的神志、瞳孔及生命体征情况，及时发现脑疝。

3. 遵医嘱使用脱水剂，并且观察药物的效果。

4. 予氧气吸入。

5. 做好外出 CT 检查的准备工作（备好氧气钢瓶、转运心电监护仪、呼吸皮囊等）。

6. 呕吐时将患者的头侧向一边，吸净呼吸道的分泌物，保持呼吸道通畅。

7. 做好急诊术前准备

（1）通知理发、禁食禁水，并解释原因，防止术中发生意外。

（2）备血。

（3）立即做必要的检查，如急诊血常规、急诊凝血功能、急诊生化检查。

（4）麻醉前用药。

（5）更换手术衣裤等。

（6）填写手术交接单，护送患者至手术室。

知识窗

格拉斯哥（Glasgow）昏迷评分法

Glasgow 昏迷评分法（glasgow coma scale，GCS）是依据患者睁眼、语言及运动反应进行评分，三者得分相加表示意识障碍程度。最高为 15 分，表示意识清醒，8 分以下为昏迷，最低为 3 分，分数越低表明意识障碍越严重。

Glasgow昏迷评分表

睁眼反应	评分	语言反应	评分	运动反应*	评分
自动睁眼	4	回答正确	5	按吩咐做动作	6
呼唤睁眼	3	回答错误	4	刺痛能定位	5
痛时睁眼	2	吐词不清	3	刺痛时回缩	4
不能睁眼	1	有音无语	2	刺痛时屈曲	3
		不能发音	1	刺痛时过伸	2
				无动作	1

注：* 指痛刺激时的肢体运动反应。

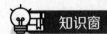 知识窗

颅内血肿

颅内血肿是颅脑损伤中最多见、最严重、可逆性的继发性病变。由于血肿直接压迫脑组织，引起局部脑功能障碍及颅内压增高，若未及时处理，可导致脑疝危及生命。早期发现并及时处理可在很大程度上改善预后。

颅内血肿按血肿所在部位分为硬脑膜外血肿（epidural hematoma，EDH）、硬脑膜下血肿（subdural hematoma，SDH）及脑内血肿（intracerebral hematoma，ICH）；按出现颅内高压或早期脑疝症状所需时间分为急性型（3日内）、亚急性型（3日～3周）、慢性型（3周以上）。

1. 硬脑膜外血肿　多见于颅盖骨折，以颞部多见。

（1）进行性意识障碍：意识障碍有3种类型：①典型的意识障碍是伤后昏迷，有中间清醒期；②原发性脑损伤较严重或血肿形成较迅速，伤后持续昏迷并进行性加重；③原发性脑损伤轻，伤后无原发性昏迷，至血肿形成后出现昏迷。

（2）颅内压增高及脑疝表现：一般成人小脑幕上血肿量大于20mL、幕下血肿量大于10mL，即可引起颅内压增高症状，伴有血压升高、呼吸和心率减慢、体温升高。当发生小脑幕切迹疝时，患侧瞳孔先短暂缩小，随后进行性散大、对光反射消失，对侧肢体偏瘫进行性加重。幕上血肿者大多先经历小脑幕切迹疝，然后合并枕骨大孔疝，故严重的呼吸循环障碍常发生在意识障碍和瞳孔改变之后。幕下血肿者可直接发生枕骨大孔疝，较早发生呼吸骤停。

2. 硬脑膜下血肿　是颅内血肿最为常见的类型。

（1）急性和亚急性硬脑膜下血肿：多见于额颞部，脑实质损伤较重，原发性昏迷时间长，少有中间清醒期，颅内压增高和脑疝症状多在1～3日内进行性加重。

（2）慢性硬脑膜下血肿：患者表现为：①慢性颅内压增高症状；②血肿压迫所致局灶症状和体征，如偏瘫、失语和局限性癫痫等；③脑供血不足、脑萎缩症状，如智力下降、记忆力减退和精神失常等。

3. 脑内血肿　常与硬脑膜下血肿同时存在，多伴有颅骨凹陷性骨折。以进行性加重的意识障碍为主，若血肿累及重要脑功能，可能出现偏瘫、失语、癫痫等症状。

【情景 3：并发症护理——脑疝】

　　该患者头颅 CT 检查示出血增多，医生建议急诊手术治疗，但是患者家属决定暂时不手术，继续观察。患者当日早晨 6：00 突发神志不清，GCS 评分 5 分，左侧瞳孔直径 3.5mm，对光反射消失，右侧瞳孔直径 2.5mm，对光反射迟钝，呼吸深大，频率为 10 次/分，血压 150/90mmHg，SO_2 为 95%。

▶▶ **问题 5　该患者发生什么病情变化？怎样抢救？**

　　1. 该患者发生小脑幕切迹疝。

　　2. 脑疝的急救流程如下图所示。

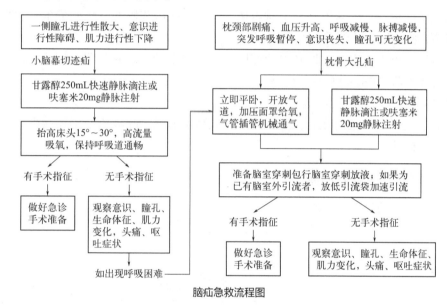

脑疝急救流程图

【情景 4：术后护理】

　　该患者急诊行左侧硬脑膜外血肿、右侧额颞叶硬脑膜下血肿清除术 + 去骨瓣减压术，手术后带气管插管和一根皮下引流管回病房。

▶▶ **问题 6　作为值班护士，应该如何护理术后患者？**

　　1. 安置患者体位　去枕平卧，头偏向一边。待血压平稳后宜采取头高 15° ~ 30° 斜坡卧位，以利于脑部静脉血回流，降低颅内压力。

　　2. 予气管插管呼吸机辅助通气、心电监护，监测患者的生命体征，做好记录。

　　3. 检查伤口敷料情况，妥善固定引流管并观察引流液的颜色、量、性质，按要求做好标识。

　　4. 检查输液通路并调节滴速。

　　5. 与麻醉医师或复苏室护士交接班并签字。

　　6. 告知患者及家属注意事项。

　　7. 做好气管插管的护理

（1）适时的湿化：根据气道分泌物的黏稠程度决定微泵气道湿化的速度，约 5 ~ 10mL/h。

（2）必要时吸痰。

（3）妥善固定：每小时评估气管插管的深度，评估患者的两肺呼吸音情况，及时发现气管插管滑入右侧支气管等情况。

（4）严格执行交接班制度。

（5）加强口腔冲洗与护理，根据患者情况每日口腔冲洗与护理 2 ~ 3 次，保持口腔清洁，减少肺部感染机会。

（6）定期留取痰液做细菌培养，为抗生素使用提供依据。

（7）注意无菌操作，病房保持一定的温度与湿度，严格控制陪护人员，加强病房空气消毒。

8. 加强基础护理、生活护理，定时更换体位，预防压疮等并发症的发生，加强护理安全防护措施，防止坠床跌倒等。

9. 保持液体出入量平衡，控制输液速度，记录进出量，定期监测血生化指标，观察末梢循环，必要时监测中心静脉压（CVP）。

10. 高热患者及时行降温措施。

该患者经过以上抢救治疗后，意识清醒，咳嗽反射强，呼吸道分泌物减少，医师通知可以拔除气管插管。

▶▶ **问题 7　拔除气管插管的流程是什么？**

拔除气管插管的流程如下图所示。

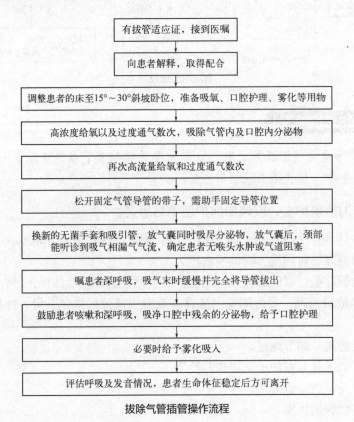

拔除气管插管操作流程

【情景 5：并发症护理——癫痫】

患者术后病情稳定，术后第 7 天早晨 6 点突然口吐白沫，四肢抽搐，神志不清，小便失禁。经检查判断为癫痫大发作。

▶▶ **问题 8　针对患者突发癫痫大发作，作为值班护士如何处理？**

1. 立即使患者平卧，解开衣领裤带，将患者的头偏向一侧，去除口腔内的分泌物，必要时负压吸出。

2. 将包有纱布的压舌板放入患者的上下臼齿之间（如一时没有压舌板，可用布类包裹汤匙、筷子等物置于患者上下臼齿之间），以免舌咬伤，注意牙齿脱落情况。

3. 吸氧。

4. 根据医嘱予地西泮等药物静脉注射，观察呼吸变化，防止窒息。

5. 抽搐时注意安全，防止坠床，可以适度扶住患者的手脚以防患者自伤或碰伤，不可用力按压患者的肢体，以防骨折。

6. 发作时不可喂药喂食，防止误吸的发生。

7. 密切观察生命体征变化，注意观察发作的情况，应特别注意神志与瞳孔的变化、眼球凝视和转头的方法，以及抽搐的部位、持续时间等。记录癫痫发作的类型、发作持续时间、发作时的其他表现，为治疗提供依据。

8. 详细记录抢救过程。

9. 做好家属的安慰工作。

知识窗

癫痫发作的分类

1. 部分性发作　是指源于大脑半球局部神经元的异常放电，包括单纯部分性、复杂部分性、部分性继发全面性发作三类。前者为局限性放放，无意识障碍，后两者放电从局部扩展到双侧脑部，出现意识障碍。

（1）单纯部分性发作：发作时程短，一般不超过 1min。发作起始与结束均较突然，无意识障碍。

（2）复杂部分性发作：占成人癫痫发作的 50% 以上，也称为精神运动性发作，病灶多在颞叶，故又称为颞叶癫痫，也可见于额叶、嗅皮质等部位。

（3）部分性发作继发全面性发作：单纯部分性发作可发展为复杂部分性发作，单纯或复杂部分性发作均可泛化为全面性强直阵挛发作。

2. 全面性发作　发作起源于双侧脑部，多在发作初期就有意识丧失。

（1）全面强直 - 阵挛发作：意识丧失、双侧强直后出现阵挛是此型发作的主要临床特征。可由部分性发作演变而来，也可在疾病开始即表现为全面强直 - 阵挛发作。

（2）强直性发作：多见于弥漫性脑损害的儿童，睡眠中发作较多。表现为与强直 - 阵挛性发作中强直期相似的全身骨骼肌强直性收缩，常伴有明显的自主神经症状，如面色苍白等，如发作时处于站立位可剧烈摔倒。发作持续数秒至数十秒。

（3）阵挛性发作：几乎都发生在婴幼儿，特征是重复阵挛性抽动伴意识丧失，之前无强直期。持续 1min 至数分钟。

（4）失神发作：分典型和不典型失神发作。①典型失神发作。儿童期起病，青春期前停止发作。特征性表现是突然短暂的（5～10s）意识丧失和正在进行的动作中断，双眼茫然凝视，呼之不应，可伴简单自动性动作，如擦鼻、咀嚼、吞咽等，或伴失张力如手中持物坠落或轻微阵挛，一般不会跌倒，事后对发作全无记忆，每日可发作数次至数百次。②不典型失神。起始和终止均较典型失神缓慢，除意识丧失外，常伴肌张力降低，偶有肌阵挛。多见于有弥漫性脑损害患儿，预后较差。

（5）肌阵挛发作：表现为快速、短暂、触电样肌肉收缩，可遍及全身，也可限于某个肌群或某个肢体，常成簇发生，声、光等刺激可诱发。

（6）失张力发作：是姿势性张力丧失所致。部分或全身肌肉张力突然降低导致垂颈（点头）、张口、肢体下垂（持物坠落）或躯干失张力跌倒或猝倒发作，持续数秒至1min，时间短者意识障碍可不明显，发作后立即清醒和站起。

【情景6：出院护理】

术后15天患者生命体征稳定，神志清楚，四肢活动功能正常，予以出院。

▶▶ 问题9 作为责任护士，如何做好出院宣教？

1. 自我监测 若有头痛、头晕、四肢抽搐、肢体乏力及骨窗处有膨出等应及时就诊。

2. 用药指导 外伤性癫痫的患者应定时、定量、定品种服用抗癫痫药物，不可随意更改药物品种或停止服药，治疗期间定期监测血药浓度、血常规及肝功能。

3. 饮食指导 进食营养丰富、易消化的食物，多吃蔬菜、水果，以保持大便通畅，防止便秘。禁忌辛辣刺激性食物。

4. 活动与休息 劳逸结合，肢体活动功能障碍者应继续坚持康复训练；颅骨缺损的患者要注意保护缺损的部位，外出戴帽子；有癫痫发作史者不宜单独外出、攀高、游泳、驾驶（如骑车），不可从事驾驶员、运动员及外出作业人员的工作。随身携带病历卡等相关信息。

5. 定期复诊 颅骨缺损的患者在术后3～6个月行颅骨修复手术。

【想一想】

1. 刘先生，43岁，3h前头部摔伤，当即昏迷，送往医院途中曾清醒，自诉头痛，呕吐2次，入院时再次昏迷。体格检查：意识不清，刺痛时能睁眼并有双上肢过度屈曲，回答问题有音无语。右颞部头皮触及4cm×5cm血肿，右耳道流血性液体，嘴角向左侧歪。右侧瞳孔直径约6mm，对光反射消失，左侧瞳孔直径3mm，对光反射存在。左侧肢体瘫痪、肌张力增高、腱反射亢进，病理反射阳性。

（1）该患者的医疗诊断可能是什么？还应该做什么辅助检查？

（2）入院时患者的意识障碍程度，按GCS评分为几分？

（3）请提出该患者的护理诊断/问题，并制订护理计划。

2. 重型颅脑损伤患者的潜在并发症有哪些？

任务三　颅内肿瘤患者的护理

【任务情境】

徐某某，女，57 岁，退休，已婚，配偶死亡。

主诉：反应迟钝、言语回答不全 1 个月。

现病史：患者 1 个月前无明显诱因出现反应迟钝，言语回答慢、回答不全，口齿清楚，有头痛，以左颞部为主，呈隐痛，程度不剧烈，持续数分钟后自行缓解，无头晕，无视物模糊，无恶心呕吐，无听力下降等不适，未予重视未就诊。1 天前至当地医院就诊，颅脑磁共振示：左侧颞叶肿瘤伴周围脑水肿考虑。现患者反应正常，言语回答稍慢，对答切题完整，余症状同前，为求进一步诊治，遂来我院就诊，拟"颅内占位性病变"收住入院。

既往史：有甲状腺功能亢进症病史 30 余年，服用他巴唑 1/4 片，每日 1 次，已停药 5 天。有右侧乳腺癌保乳根治手术史。

入院查体：T 37.2℃，P 82 次 / 分，R 19 次 / 分，BP 138/78mmHg，SO_2 100%，NRS 评分 1 分。神志清，精神可，对答切题，双侧瞳孔等大等圆，直径约 3.0mm，光反射灵敏，颈软，双侧面纹基本对称，伸舌居中；腹软，无明显压痛、反跳痛，四肢肌力 5 级，肌张力正常，双侧巴宾斯基征阴性。

辅助检查：

（1）头颅磁共振增强扫描：①左侧颞额叶肿块，考虑高级别胶质瘤（胶质母细胞瘤）可能性大，请结合临床并复查；②右侧额顶叶、侧脑室旁脑白质多发缺血性脱髓鞘灶。

（2）全身显像（包括骨显像）：①全身骨显像未见明确符合肿瘤骨转移表现，请定期随访；②脊椎退行性病变。

医疗诊断：1. 颅内占位性病变：左侧颞叶肿瘤？

　　　　　2. 右侧乳腺癌术后。

　　　　　3. 甲状腺功能亢进症。

【情境 1：入院护理】

▶▶ **问题 1　作为责任护士，如何做好该患者的护理评估？**

1. 健康史及相关因素　有无致病因素如遗传因素、化学因素、致癌病毒感染等；有无烟酒嗜好等。

2. 症状体征　颅内压增高症状：头痛、恶心呕吐、视神经乳头水肿等；局灶症状：根据肿瘤的位置不同，可出现癫痫、肢体运动障碍、精神症状及相应的脑神经损害等。

3. 辅助检查　了解 CT、MRI、脑电图检查等的阳性结果。

4. 心理和社会支持状况。

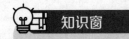 知识窗

原发性颅内肿瘤

原发性颅内肿瘤发生于脑膜、脑神经、垂体、血管及残余胚胎组织等，可发生于任何年龄，以20~50岁为多见。

1. **神经胶质瘤** 来源于神经上皮，是颅内最常见的恶性肿瘤，约占颅内肿瘤的40%~50%。其中多形性胶质母细胞瘤恶性程度最高，病情进展快，对放疗、化疗均不敏感。髓母细胞瘤也为高度恶性，好发于2~10岁儿童，多位于后颅窝中线部位，因阻塞第四脑室及导水管而引发脑积水，对放疗敏感。少突胶质细胞瘤占胶质瘤的7%，生长较慢，分界较清，可手术切除，但术后易复发，需术后放疗及化疗。室管膜瘤约占12%，肿瘤与周围脑组织分界尚清楚，有种植性转移倾向，术后需放疗和化疗。星形细胞瘤是胶质瘤中最常见的，约占40%，恶性程度较低，生长缓慢，呈实质性者与周围组织分界不清，常不能彻底切除，术后易复发；囊性者常分界清楚，若切除彻底可根治。

2. **脑膜瘤** 约占颅内肿瘤的20%，良性居多，生长缓慢，多位于大脑半球矢状窦旁，邻近的颅骨有增生或被侵蚀的迹象。脑膜瘤有完整的包膜，彻底切除可预防复发。

3. **垂体腺瘤** 来源于腺垂体的良性肿瘤。按细胞的分泌功能分为如下几类。①催乳素瘤（PRL瘤）：主要表现为女性闭经、泌乳、不育等，男性性欲减退、勃起功能障碍、体重增加、毛发稀少等。②生长激素腺瘤（GH瘤）：在青春期前发病者表现为巨人症，成年后发病表现为肢端肥大症。③促肾上腺皮质激素腺瘤（ACTH瘤）：主要表现为库欣综合征，如满月脸、水牛背、腹壁及大腿皮肤紫纹、肥胖、高血压及性功能减退等。④混合性腺瘤：手术摘除是首选的治疗方法，若瘤体较小可经蝶窦在显微镜下手术，瘤体较大需开颅手术，术后放疗。

4. **听神经瘤** 发生于第Ⅷ对脑神经前庭支的良性肿瘤，约占颅内肿瘤的10%。位于小脑脑桥角内，可出现患侧神经性耳聋、耳鸣、前庭功能障碍，同侧三叉神经及面神经受累及小脑功能受损症状。治疗以手术切除为主，直径小于3cm者可用γ-刀治疗。

5. **颅咽管瘤** 为良性肿瘤，大多为囊性，多位于鞍上区，约占颅内肿瘤的5%，多见于儿童及青少年，男性多于女性。主要表现为视力障碍、视野缺损、尿崩症、肥胖和发育迟缓等。以手术切除为主。

▶▶ **问题2 颅内肿瘤治疗原则是什么？**

1. **降低颅内压** 常用治疗方法有脱水、激素治疗、冬眠疗法和脑脊液外引流等，以缓解症状，为手术治疗争取时间。

2. **手术治疗** 是最直接、有效的方法。若肿瘤不能完全切除，可行内减压术、外减压术和脑脊液分流术等，以降低颅内压，延长生命。

3. **放射治疗** 适用于肿瘤位于重要功能区或部位深不宜手术者，或患者全身情况差不允许手术，或对放射治疗较敏感的颅内肿瘤患者。分为内照射法和外照射法。

4. **化学治疗** 逐渐成为重要的综合治疗手段之一。但在化疗过程中需预防颅内压升高、肿瘤坏死出血及抑制骨髓造血功能等不良反应。

5. **其他治疗** 如免疫治疗、基因治疗、中医药治疗等治疗方法，均在进一步探索中。

💡 知识窗

γ- 刀聚焦治疗

γ- 刀治疗是利用 γ 射线几何学聚焦原理，在精确的三维立体定向仪的辅助下，将规划好的大剂量射线在短时间内经准直器集中投射到颅内预选的靶目标上，一次性致死性的损毁靶点内的病变组织或细胞，给局部病变组织或细胞造成永久性、不可恢复的损伤、死亡，而达到治疗疾病的目的。经准直器各小孔通过的极细的 γ 射线束不会对颅内正常血管、脑神经和细胞造成损伤。其治疗照射范围与正常组织界限非常明显，边缘如刀割一样，人们形象地称之为"伽马刀"。

📋 【情境 2：术前护理】

完善术前准备，患者拟行手术治疗。

▶▶ **问题 3 如何做好该患者的术前准备?**

1. 健康教育 根据患者情况，结合病情，针对不同手术部位、手术方式对患者进行有针对性的术前教育。

（1）简单介绍手术流程，对术后有可能出现的情况做适当解释，给予心理护理。

（2）指导患者学会有效深呼吸、有效咳嗽。

（3）与患者沟通术后疼痛评估方法及疼痛的应对措施。

（4）告知患者术后体位、吸氧及引流管放置等配合注意事项。

（5）指导患者练习床上大小便。

（6）指导患者如何配合术后神经功能的检查。

2. 胃肠道准备 患者术前禁食、禁饮 6 ~ 8h。

3. 术前一日

（1）遵医嘱做好药敏试验。

（2）抽血、交叉配血。

（3）核实麻醉科会诊是否落实。

（4）配合医生做好手术部位标记。

（5）手术前一晚必要时可遵医嘱给予镇静催眠药，保证患者良好睡眠。

（6）发现有体温升高、妇女月经来潮、血压升高等情况及时与医生取得联系。

（7）必要时遵医嘱小剂量灌肠通便。

4. 术晨准备

（1）按医嘱及手术部位、方式做好手术野皮肤的准备。

（2）协助患者更衣，取下义齿、手表、眼镜、饰品等，贵重物品交予家属或双人清点保管。

（3）再次核对手术部位标识，检查手术野皮肤准备情况。

（4）测意识、瞳孔、体温、脉搏、呼吸、血压，观察有无病情变化，发现异常及时通知医生。

（5）观察患者情绪、精神状态，核实禁食禁饮情况。

（6）遵医嘱术前用药。

（7）嘱患者进手术室前排空膀胱。

（8）填写手术患者交接单，备好病历、特殊用物。送患者至手术室，与手术室护士交班。

5. 病室准备　按不同术式、麻醉方式备好术后用物，如麻醉床、氧气、心电监护仪、呼吸皮囊、呼吸机、气管切开包、吸引器、压舌板等。

【情境3：术后护理】

患者在气管插管全麻下行显微镜下左侧额颞部开颅左额肿瘤切除术＋硬脑膜修补术＋颅骨回纳术，手术顺利，术中出血约300mL，未输血，术后复苏后送往神经重症监护室（NICU）监护治疗。

▶▶ **问题4　作为责任护士，如何做好患者的术后接待？**

1. 安全搬移患者至病床，安置合适的卧位。

2. 评估患者生命体征、意识、瞳孔、肌力、肌张力、语言、精神状态、颅神经功能及有无头痛、恶心、呕吐等颅内压增高的症状。

3. 根据医嘱吸氧、心电监护，做好记录。

4. 检查伤口敷料情况，妥善固定引流管并观察引流液的颜色、量、性质，按要求做好标识。

5. 检查输液通路并调节滴速。

6. 与麻醉医师或复苏室护士交接班并签字。

7. 告知患者及家属注意事项。

8. 核对并执行术后医嘱。

9. 做好护理病情记录　重点记录患者返回病房的时间、麻醉方式及手术方式、麻醉清醒状态、意识、瞳孔、生命体征、肌力、肌张力、术后体位、伤口敷料情况、引流情况、输液用药、氧疗情况、饮食情况、皮肤情况、跌倒/坠床评分等术后主要医嘱执行情况及重要的告知如镇痛药使用情况等。

▶▶ **问题5　如何做好体液管理？**

1. 及时评估患者生命体征，观察末梢循环，必要时监测中心静脉压。

2. 评估水、电解质、酸碱是否平衡。

3. 按医嘱记录24h出入量，必要时记录每小时尿量。

4. 合理安排补液速度和顺序。

5. 按医嘱选择营养支持方法。

【情境4：辅助治疗护理】

全院会诊示：患者目前术后病情平稳，术中冰冻病理切片提示转移瘤可能性大，暂继续予以脱水降颅压、护胃、化痰等对症治疗。待常规病理结果及免疫组化结果决定是否进一步行放疗、化疗及是否进一步行基因检测或靶向治疗。

▶▶ **问题 6 什么是靶向治疗？颅内肿瘤常用的靶向药物是什么？**

靶向治疗是在细胞分子水平上，针对已经明确的致癌位点（该位点可以是肿瘤细胞内部的一个蛋白分子，也可以是一个基因片段）的治疗方式。

可设计相应的治疗药物，该药物进入体内会特异地选择致癌位点相结合从而发挥作用，使肿瘤细胞特异性死亡，而不会波及肿瘤周围的正常组织细胞，所以分子靶向治疗又被称为"生物导弹"。

根据靶向部位的不同，又可以将肿瘤靶向治疗分为肿瘤细胞靶向治疗和肿瘤血管靶向治疗。肿瘤细胞靶向治疗是利用肿瘤细胞表面的特异性抗原或受体作为靶点，而肿瘤血管靶向治疗则是利用肿瘤区域新生毛细血管内皮细胞表面的特异性抗原或受体起作用。虽然那些针对肿瘤细胞的单克隆抗体的靶向特性在某种程度上提高了其在局部肿瘤组织内的浓度，但由于这些大分子物质要到达肿瘤细胞靶区，仍然需要通过血管内皮细胞屏障，因此这一过程是相对缓慢的。而血管靶向药物则有很大的优势，在给药后可以迅速高浓度地积聚在靶标部位。

治疗颅内肿瘤常用的靶向药物为贝伐珠单抗。

💡 知识窗

基因检测

基因检测是指通过基因芯片等方法对被测者细胞中的 DNA 分子进行检测，并分析被检测者所含致病基因、疾病易感基因等情况的一种技术。

检测的时候，先把受检者的基因从血液、其他体液或其他细胞中提取出来。然后用可以识别可能存在突变的基因的引物和聚合酶链反应（PCR）技术将这部分基因复制很多倍，用有特殊标记物的突变基因探针方法、酶切方法、基因序列检测方法等判断这部分基因是否存在突变或存在敏感基因型。

目前基因检测的方法主要有：荧光定量PCR、基因芯片、液态生物芯片与微流控技术等。

📋 【情境 5：出院护理】

▶▶ **问题 7 患者术后恢复良好医嘱予出院，如何行出院宣教？**

1. 自我监测　若有发热、头痛、头晕、四肢抽搐等及时来院就诊。
2. 指导用药　定时、定量、定品种服药，不可随意更改药物品种或停止服药，定期监测血药浓度、血常规及肝功能变化。
3. 饮食指导　进食高蛋白、高维生素、易消化的食物，保持大便通畅。禁辛辣刺激性食物。
4. 心理护理　保持乐观、稳定的心理状态，避免精神紧张、悲观等不良情绪，避免情绪波动，以免引起头痛等不适。

    5. 活动与休息　劳逸结合，避免过度劳累和过度用脑。

    6. 定期复诊。

📖【想一想】

    1. 颅内肿瘤的辅助检查有哪些？

    2. 颅内转移瘤好发部位有哪些？常见的来源有哪些？

    3. 在对神经功能缺损或肢体活动障碍者进行辅助治疗（高压氧治疗、针灸、理疗、按摩等）时，需加强其肢体功能锻炼并对其进行看护，避免意外伤害。该如何做？

任务四　蛛网膜下腔出血患者的护理

🎯【任务情境】

吴某，女，72 岁，农民，已婚。

主诉：剧烈活动后头痛伴肢体乏力 4h。

患者 4h 前奔跑（追赶公交车）后感头痛，持续性存在，较剧烈，稍可忍，同时感四肢乏力，不能站立，遂躺倒在地，无昏迷，无视物旋转，无胸闷气闭，无四肢抽搐，恶心呕吐 1 次，呕吐物为未消化胃内容物，被家属送至我院急诊。头颅 CT 示"蛛网膜下腔出血"，神经外科会诊后查头颅 CT 血管成像，示"左侧椎动脉动脉瘤"，考虑存在手术指征，收治入院。

既往高血压病史 10 年，口服硝苯地平控释片 1 片，每日 1 次，血压控制尚可；胆囊切除术后 6 年。

入院时，T 36.6℃，P 80 次 / 分，R 22 次 / 分，BP 126/69mmHg，SO_2 100%，NRS 评分 1 分，VTE 评分 7 分。神志模糊，GCS 评分 13 分（M6V4E3），Hunt-Hess 分级 Ⅱ 级。双侧瞳孔直径约 2.5mm，对光反射灵敏。伸舌居中，颈抵抗，心肺听诊无异常，四肢肌力正常，双侧巴宾斯基征阴性。

辅助检查：

（1）实验室检查：糖化血红蛋白 7.90%；D- 二聚体 2.28mg/L FEU；血红蛋白 120g/L；白细胞计数 13.3×10^9/L；红细胞计数 3.92×10^{12}/L；血小板计数 174×10^9/L。

（2）脑动脉 CT 血管成像：左侧椎动脉颅内段小囊状突起，考虑动脉瘤；脑动脉粥样硬化。

（3）头颅胸部 CT 平扫：①蛛网膜下腔出血，脑室内积血；②右肺上叶小片状影，建议随访（间隔 3 个月）；③附见：胆总管结石。

医疗诊断：1. 颅内动脉瘤破裂伴蛛网膜下腔出血。

　　　　　2. 高血压病。

📑【情境 1：入院护理】

▶▶ **问题 1　作为责任护士如何接待该患者？如何做好护理评估？**

1. 安置患者，予以头高卧位。

2. 予 2L/min 氧气吸入、心电监护。

3. 采集病史，评估症状与体征。

（1）无外伤史。

（2）因剧烈活动后头痛伴肢体乏力 4h 入院。

（3）体检：T 36.6℃，P 80 次 / 分，R 22 次 / 分，BP 126/69mmHg，SO_2 100%，NRS 评

分1分，VTE评分7分。神志模糊，GCS评分13分，双侧瞳孔直径约2.5mm，对光反射灵敏，伸舌居中，四肢肌力正常。

（4）高血压病史10年，平时服用硝苯地平控释片，降压，每次1片，每日1次。

（5）恶心呕吐1次，呕吐物为未消化胃内容物。

4. 护理体检。

5. 配合医生做好进一步检查。

知识窗

颅内动脉瘤

颅内动脉瘤是颅内动脉壁的囊性膨出，多因动脉壁局部薄弱和血流冲击而形成，好发于颅底大动脉，极易破裂出血，是蛛网膜下腔出血最常见的原因。以40～60岁人群多见，在脑血管意外中，发病率仅次于脑血栓形成和高血压脑出血。其临床表现如下。

1. 局灶症状　小的动脉瘤可无症状。较大的动脉瘤可压迫邻近结构出现相应的局灶症状，如动眼神经麻痹，表现为病侧眼睑下垂、瞳孔散大、眼球内收和上、下视不能，直接和间接对光反射消失。

2. 动脉瘤破裂出血症状　多突然发生，患者可有运动、情绪激动、用力排便、咳嗽等诱因，部分患者则无明显诱因或在睡眠中发生。一旦破裂出血，血液流至蛛网膜下腔，患者可出现剧烈头痛、呕吐、意识障碍、脑膜刺激征等，严重者可因急性颅内压增高而引发枕骨大孔疝，导致呼吸骤停。多数动脉瘤破口会被凝血封闭而出血停止，病情逐渐稳定。如未及时治疗，随着破口周围血块溶解，动脉瘤可能于2周内再次破溃出血，再出血率为15%～20%。

蛛网膜下腔内的血液可诱发脑动脉痉挛，发生率为21%～62%，多发生在出血后3～15日。局部血管痉挛只发生在动脉瘤附近，患者症状不明显；广泛脑血管痉挛可致脑梗死，患者出现意识障碍、偏瘫、失语，甚至死亡。

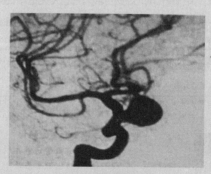

颅内动脉瘤

【情景2：非手术治疗护理】

▶▶ **问题2　动脉瘤保守治疗期间如何观察病情与护理？**

1. 绝对卧床休息　尽量少搬动患者，避免震动其头部，一般动脉瘤在第一次出血后

7～14 天由于血块溶解还可发生第二次出血，因此需要绝对卧床休息，时间不可少于 3 周。

2. 严密观察病情变化　观察患者的神志、瞳孔、生命体征变化，注意患者的头痛、呕吐情况，同时注意患者的视物能力、有无眼睑下垂、肢体活动情况，发现病情变化及时向医生汇报。

3. 保持适宜的颅内压　①预防颅内压骤降：颅内压骤降会加大颅内血管壁内外压力差，诱发动脉瘤破裂，应维持颅内压在 100mm H_2O 左右；应用脱水剂时，控制输注速度，不能加压输入；行脑脊液引流者，引流速度要慢，脑室外引流者，引流瓶位置不能过低。②避免一切可引起血压或颅内压增高的因素，如便秘时用力排便、咳嗽、打喷嚏、情绪激动、癫痫发作等，注意保暖防感冒。

4. 保持病房安静、舒适，减少探视，避免强光强声及刺激性物品。

5. 予心理护理，保持患者情绪稳定，必要时可用镇静药。

6. 保持大便通畅　可适当使用缓泻药，以软化大便，禁忌高压灌肠。

7. 血压管理　控制性降压是预防和减少再出血的重要措施之一。根据医嘱降低基础血压 10%～20%，高血压者降低收缩压原有水平的 30%～35%。如已有蛛网膜下腔出血，由于高颅压及脑血管痉挛，目前多不主张控制性降压。

8. 饮食管理　饮食以高蛋白、高维生素、低脂肪、易消化的食物（如鱼、瘦肉、鸡蛋、蔬菜、水果等）为宜。

9. 加强疾病发生、转归等知识的宣教，督促检查落实疾病防控措施。

▶▶ **问题 3　动脉瘤破裂引起头痛的机制有哪些？**

1. 颅内容物增加　血液流入蛛网膜下腔使颅内容物体积增加，引起颅内压增高，严重者可发生脑疝。

2. 阻塞性脑积水　血液在颅底或脑室发生凝固，造成脑脊液回流受阻，引起急性阻塞性脑积水、颅内压增高。

3. 化学性脑膜炎　血液流入蛛网膜下腔后直接刺激血管，血细胞崩解后释放出各种炎性物质，导致化学性脑膜炎，使脑脊液增多而加重高颅压。

4. 下丘脑功能紊乱　血液及其产物直接刺激下丘脑引起神经内分泌紊乱，导致血糖升高和发热。

5. 交通性脑积水　血红蛋白和含铁血黄素沉积于蛛网膜颗粒，导致脑脊液回流受阻，逐渐出现交通性脑积水及脑室扩张。

6. 血液释放的血管活性物质如 5- 羟色胺、组胺等刺激血管和脑膜，引起血管痉挛和蛛网膜颗粒粘连，发生脑梗死和正常颅压脑积水。

【情境 3：动脉瘤介入栓塞术后护理】

医生与家属沟通后，家属决定选择血管内介入治疗。患者完善相关术前准备，在全麻下行脑血管造影＋经导管颅内动脉瘤弹簧圈栓塞术＋血管内灌药术，术中见左侧椎动脉夹层动脉瘤，大小约 6.2mm×4.0mm，形态不规则，予以 3D 造影确认，手术经过顺利，返回病房。

▶▶ **问题4 动脉瘤栓塞术后的观察与护理要点有哪些?**

1.针对出血诱因的观察与护理 保持患者情绪稳定,防止情绪波动;绝对卧床休息,头部抬高 15°～30°,术侧肢体制动 24h,尽量保持术侧肢体伸直位;保持大便通畅,可适当使用缓泻剂;保持病房安静,减少探视;注意保暖,预防感冒。

2.穿刺部位的观察护理

(1)导管鞘拔除后压迫止血 15～30min,气囊加压包扎 24h。导管鞘暂时保留者,肝素封管后妥善固定肝素帽,以防肝素帽滑脱后出血。

(2)观察敷料有无渗血、局部有无血肿形成。

(3)对照观察双下肢皮色、皮温及足背动脉搏动情况,以防下肢血栓形成。

3.针对颅内出血的观察与护理 严密观察病情变化,注意观察神志、瞳孔、生命体征、肢体活动,及时发现偏瘫、失语、精神症状等病情变化。注意观察头痛、呕吐及视神经乳头水肿情况。

4.针对颅内压增高的综合措施 包括病情观察、体位摆放、消除颅内压增高的因素(呼吸道梗阻、剧烈咳嗽或便秘、癫痫发作)、控制性过度通气($PaCO_2$ 降至 25～30mmHg、氧分压＞70mmHg)、保持正常体温(物理降温、人工冬眠)、血压控制在 160/100mmHg 上下、控制每日输液量(1500～2000mL)、脱水治疗、穿刺引流(腰椎穿刺、脑室引流)、手术治疗、激素治疗等。

5.针对并发症的观察与护理 动脉瘤栓塞术后脑血管痉挛的发生率达 60%～70%,所以应特别注意有无脑血管痉挛、脑梗死发生。术后应予以扩容、解痉、改善微循环等治疗。手术后使用抗痉挛药物尼莫地平 50mL,每 8h 一次,微泵治疗。注意观察药物的不良反应,监测患者血压的变化,匀速注入药物,避光,观察有无静脉炎发生。术后补液维持平均动脉压达 70～80mmHg,以改善微循环。

💡 **知识窗**

开颅动脉瘤夹闭术与血管内介入治疗的优缺点

1.开颅动脉瘤夹闭术

优点:能看清动脉瘤及有关血管的结构;治疗效果稳定而持久;可以清除颅内血肿。

缺点:造成脑和血管的损伤;分离动脉瘤时有可能破裂;开颅手术增加总体危险。

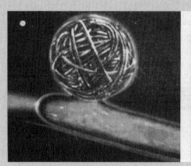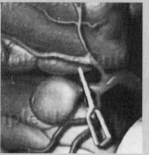

开颅动脉血管夹闭术

2.血管内介入治疗

优点：对动脉瘤周围组织和血管影响小；不需开颅，适用于手术困难的动脉瘤。

缺点：大型动脉瘤的闭塞率较低，动脉瘤的远期效果不够稳定。

▶▶ **问题 5　动脉瘤栓塞术后会出现哪些并发症？**

动脉瘤栓塞术后可能出现的并发症有：脑血管痉挛、血栓形成引起脑梗死、动脉瘤破裂、弹簧圈移位或断裂、动脉瘤再现。

穿刺部位的并发症：腹股沟穿刺部位出血、血肿、假性动脉瘤、血管栓塞、静脉炎等。

【情境 4：并发症护理】

患者术后第 3 天晨起发现右侧肢体乏力，肌力下降，口齿不清，交流困难，予以急诊头颅 CT 检查，未见明显脑梗死灶，CT 血管成像（CTA）未见大血管闭塞，考虑脑血管痉挛后缺血相关症状。予以阿司匹林肠溶片抗血小板聚集，予以羟乙基淀粉氯化钠注射液扩容治疗，予以法舒地尔改善循环，予以腰大池外引流。

▶▶ **问题 6　腰大池外引流的目的是什么？**

1.引流血性脑脊液（见于蛛网膜下腔出血），减轻脑膜刺激征，改善症状。

2.引流感染性脑脊液（见于颅内感染、脑膜炎等），进行脑脊液置换。

3.经腰大池引流管进行蛛网膜下腔药物治疗。

4.留取脑脊液标本避免反复穿刺。

5.持续引流脑脊液降低颅内压，促进颅底脑膜愈合。

▶▶ **问题 7　腰大池外引流的护理要点有哪些？**

1.保持引流通畅　避免引流管折叠、扭曲。一般 24h 的引流量为 150～350mL，短时间内引流量增加或引流液性质改变应及时通知医生。

2.有效固定，防止滑脱　引流管的高度由主管医生根据病情决定。引流管有效固定，向患者及家属宣教腰大池引流管的作用及重要性，不可自行拔管，不能随意抬高床头或床尾，不能随意更改引流袋的悬吊高度，以免影响引流量或引起逆流，护理时避免拉出。如有脱出立即通知医生处理，观察病情，并按导管滑脱管理流程处理。

3.预防感染　更换引流装置，严格无菌操作，保持背部敷料干燥。

4.拔管护理

（1）拔管指征：引流液颜色逐渐转清、脑脊液理化性质正常，可考虑拔管。

（2）拔管前一天应夹管，观察有无颅内压再次升高的表现、有无体温升高，复查 CT 了解颅内情况等。

（3）拔管后应缝合引流口皮肤，注意有无脑脊液漏，如有脑脊液漏，应及时通知医生处理。

患者意识缓慢下降，复查头颅 CT 示脑室进一步扩大伴脑积水。予左侧侧脑室穿刺外引流术，术后予以脱水降颅压、改善循环、抗感染等治疗。

▶▶ **问题 8　脑室外引流的评估要点有哪些？可采取哪些护理措施？**

1. 评估要点

（1）评估脑室外引流管留置日期、高度、固定情况。

（2）评估引流液的颜色、性质及量。

（3）评估引流是否通畅，若引流管不断有脑脊液流出，管内的液面随患者的呼吸、脉搏等上下波动，表明引流通畅。

（4）评估有无出血、感染、低颅压等并发症发生。

2. 护理措施

（1）保持引流通畅　避免引流管折叠、扭曲。一般 1h 的引流量 < 500mL，若引出鲜红色血性液或浑浊液均应及时通知医生处理。

（2）有效固定，防止滑脱　引流管的高度为悬吊最高点需高于外耳道假想连线 15 ～ 20cm 或高于穿刺点 10 ～ 15cm。

（3）预防感染　更换引流装置，严格无菌操作，保持伤口敷料干燥。

（4）拔管护理

① 拔管指征：引流液颜色逐渐转清、脑脊液理化性质正常、患者颅内高压症状缓解，可考虑拔管。

② 拔管前一天应夹管，观察有无颅内压再次升高的表现、有无体温升高，复查 CT 了解颅内情况，等等。

③ 拔管后应缝合引流口皮肤，抬高床头 15° ～ 30°，注意有无脑脊液漏，如有脑脊液漏应及时通知医生处理。

💡 **知识窗**

脑室外引流

脑室外引流指急性脑积水、脑室出血时常通过侧脑室穿刺引流脑脊液，以降低颅内压力缓解颅内高压危象，也可通过引流血性脑脊液减轻脑室反应及防止脑室系统阻塞，或向脑室内注入药物进行治疗。

脑室外引流的常见并发症如下。

1. 出血　短时间内引流量增加，引流液呈鲜红色血性，应及时通知医生。密切监测意识、瞳孔、生命体征等，遵医嘱处理。

2. 感染　表现为引流液浑浊、有絮状物或呈鲜红色血性，常伴有发热、头痛、脑膜刺激征，应立即报告医生并遵医嘱处理。

3. 低颅压　如每日引流量超过 500mL，患者出现头痛、恶心、呕吐等症状，应立即报告医生，遵医嘱处理。

经治疗患者意识缓慢好转，仍留有右侧偏瘫，进一步行高压氧康复治疗。

▶▶ **问题 9　什么是高压氧治疗？进入高压氧治疗前该如何准备？**

高压氧治疗（hyperbaric oxygen therapy，HBOT）是指患者在高于一个大气压的环境里吸入 100% 氧治疗疾病的过程。

治疗前护理要点如下。

1. 评估要点　探视患者，熟悉病情，评估生命体征，确定有无治疗禁忌证。

2. 治疗前准备

（1）向患者及陪舱人员宣教治疗的目的，介绍舱内设备和使用方法。

（2）向患者及陪舱人员说明高压氧治疗的基本特点、方法和注意事项。加强心理护理，消除患者进舱的恐惧心理。

（3）教会患者中耳调压动作。

（4）详细说明吸氧装置的使用方法和注意事项。

（5）对首次进舱治疗的患者，治疗前 15min 常规以 1% 呋麻液滴鼻。

（6）嘱患者排空大小便。

（7）指导患者更衣，穿全棉等不引起静电反应的织物进舱治疗。

（8）检查患者带进舱内的物品，严禁携带易燃、易爆物品，不耐压物品，可产生静电的物品，各种化妆品以及各种电动用具、玩具进舱。

（9）将患者妥善安置于舱内治疗位置，再次试用吸氧装置。

【情景 5：出院护理】

该患者经过积极的治疗后，神志清楚，双侧瞳孔等大，对光反射灵敏，头痛减轻，生命体征平稳，医嘱予以出院。

▶▶ **问题 10　对该患者进行出院宣教应注意什么？**

1. 告知积极治疗原发病对防止再次发生出血性脑血管疾病的重要性。

2. 避免精神紧张、情绪激动、用力排便及过度劳累等诱发因素，指导患者自我控制情绪、保持乐观心态。

3. 用药指导　按医嘱正确按时服药。需服抗凝药物者，服药的周期应严格遵医嘱，不可自行停药；定期复查凝血功能。

4. 半年内避免参加剧烈运动及危险性工作。

5. 饮食宜清淡，摄取低盐、低胆固醇食物，避免刺激性食物及饱餐，多吃新鲜蔬菜和水果，矫正不良的生活方式，戒除烟酒，保持大便通畅。

6. 出院 3～6 个月后复查数字减影血管造影（DSA）、CTA 等检查。

7. 自我监测　高血压者应定时测量血压。若有头痛、肢体麻木、乏力、四肢抽搐、恶心呕吐、血压升高等症状，或者发生原有的症状再次出现或加重等异常情况时应及时就诊。

8. 肢体偏瘫患者继续予以高压氧、针灸等康复治疗。

【想一想】

1. 动脉瘤破裂出血后有哪些临床表现?
2. 开颅动脉瘤夹闭术后的护理要点有哪些?

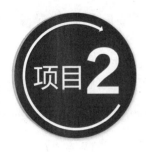

项目 2　甲状腺与乳腺外科疾病患者的护理

任务一　甲状腺功能亢进症患者的护理

【任务情境】

方某某，女，45 岁，农民。

主诉：多食、多汗、易怒 1 年，劳累后心慌、气短 1 年。

现病史：患者于 1 年前起无明显诱因渐出现心悸气短，活动后较明显，伴有双下肢乏力，自觉易疲乏，怕热多汗，多食善饥，情绪易紧张，焦躁易怒，无畏寒发热，无头晕及头痛，无胸痛咯血，无呼吸困难，无腹痛腹胀，无腰痛，无肢体麻木。发病以后患者曾在当地卫生院就诊，诊断为"甲状腺功能亢进症"，口服"甲巯咪唑"治疗（50mg 口服，每日 1 次）至今，1 年来患者上述症状未缓解，今为求进一步诊治来我院就诊。1 年来体重减轻约 10kg。无过敏史。

入院查体：T 37.0℃，P 109 次 / 分，R 20 次 / 分，BP 145/91mmHg；皮肤巩膜无黄染，浅表淋巴结未及肿大，双眼突出，瞬目减少，双眼辐辏不良，双侧甲状腺Ⅰ度肿大，无压痛，未触及包块，颈部未闻及血管杂音，双肺呼吸音清，四肢肌力 5 级，肌张力正常。

辅助检查：T_3 300nmol/L，T_4 10nmol/L。

医疗诊断：甲状腺功能亢进症。

【情境 1：入院护理】

▶▶ **问题 1　作为责任护士，如何做好该患者的入院护理评估？**

1. 入院指导　介绍医院住院指南，包括主管医生、责任护士、护士长及其联系方式、病区环境、住院须知、呼叫器使用、床单位使用、作息制度、订餐制度、医生查房时间、贵重物品保管、皮肤防护措施、预防跌倒措施等，并请患者或家属详细了解后在入院首次护理记录单上签名。

2.完成入院护理评估，包括患者生理、心理及社会状况的评估，测量患者体温、脉搏、呼吸、血压、体重等，并按要求书写体温单、入院首次护理记录单、护理记录单等。

3.评估患者月经婚育史、家族史、既往甲状腺疾病史、生活环境及生活史。评估患者症状，有无甲状腺肿大及淋巴结肿大情况。评估患者对疾病的认知程度，了解患者有何种思想负担，评估家属对患者的关心程度及经济承受能力等。

4.配合医生做进一步的检查，做好护理体检。

5.进行必要的健康指导，简单介绍疾病相关知识，指导患者做相关检查的注意事项。

▶▶ **问题 2　甲状腺功能亢进症患者的主要临床表现有哪些?**

1.**甲状腺肿大**　甲状腺功能亢进症（简称甲亢）患者一般会出现甲状腺肿大，呈弥漫性、对称性，质地不等，无压痛，多无局部压迫症状，临床上会发现颈部变粗，甲状腺触诊可扪及震颤，听诊时可闻及血管杂音。

2.**甲状腺突眼**　一般甲亢患者会出现程度不一的甲状腺突眼，这也是甲亢最典型的临床表现之一。可分为单纯性突眼（与甲亢时交感神经兴奋性增高有关）和浸润性突眼（与眶后组织的自身免疫炎症有关）。严重者上下眼睑难以闭合，甚至不能盖住角膜，瞬目减少，下视时，上眼睑不能随眼球下闭，上视时无额纹出现，两眼内聚能力差，甚至伴眼睑肿胀，结膜充血、水肿等。

3.**甲状腺素分泌过多综合征**　是由甲状腺素分泌过多和交感神经兴奋造成的机体代谢率增加的临床表现，主要表现为性情急躁、易激惹、失眠、手抖、乏力、出汗、心悸，以及体重下降。有些患者还会出现消化系统及生殖系统的症状，如腹泻、月经失调和勃起功能障碍。心悸时，脉快而有力，脉率常在 100 次 / 分以上，休息与睡眠时仍快，脉压增大。其中脉率增快、脉压增大，常作为判断病情程度和治疗效果的重要指标。合并甲状腺功能亢进性心脏病时患者出现心律失常、心脏肥大和心力衰竭。少数患者伴有胫前黏液性水肿。

知识窗

甲亢的分类

1.根据程度分类

（1）亚临床甲亢：指游离 T_3（FT_3）和游离 T_4（FT_4）水平正常，而促甲状腺激素（TSH）低于正常的甲亢。亚临床甲亢可以无任何症状，大多数无须治疗。

（2）临床甲亢：是指甲状腺分泌的 T_3、T_4、FT_3、FT_4 明显升高，由于甲状腺和下丘脑 - 垂体轴的反馈作用，TSH 常常降低。

2.根据病变部位分类

（1）原发性甲亢：最常见，腺体的肿大和功能亢进综合征同时出现，腺体弥漫对称性肿大，患者多有突眼，有时伴有胫前黏液性水肿。

（2）继发性甲亢：较少见，多发于单纯性甲状腺肿的流行地区，由结节性甲状腺肿转变而来。

（3）高功能腺瘤：极少见，甲状腺内有单个的自主性高功能结节，结节周围的腺体组织萎缩，不伴有眼球突出。

【情境2：完善辅助检查】

▶▶ **问题3　甲状腺功能亢进症患者的辅助检查有哪些？**

1. 基础代谢率测定　用基础代谢率测定器测定较可靠。甲亢患者的基础代谢率，根据甲状腺素分泌的水平不同而有所不同。正常基础代谢率的估算公式是（脉率+脉压差-111）×100%，正常范围是-10%～15%，如果发生甲亢，其基础代谢率会增高，20%～30%称为轻度甲亢，30%～60%称为中度甲亢，60%以上称为重度甲亢。须在清晨、空腹和静卧时测定。

2. 实验室检查　①血清促甲状腺激素（TSH）是国际上公认的诊断甲亢的首选指标，可作为单一指标进行甲亢筛查，一般甲亢患者TSH小于0.1mIU/L，垂体性甲亢患者的TSH不降低或升高。②血清T_3、T_4含量测定，甲亢时T_3上升较早而快，约高于正常值的4倍，T_4上升则迟缓，高于正常值的2.5倍，故测定T_3对甲亢的诊断具有较高的敏感性。

3. 甲状腺^{131}I摄取率测定　正常甲状腺24h内摄取的^{131}I量为总入量的30%～40%，若2h内甲状腺摄^{131}I超过25%或24h内超过50%。且吸收^{131}I高峰提早出现，都表示有甲亢，但不反映甲亢的严重程度。

4. 甲状腺核素静态显像　对多结节性甲状腺肿伴甲亢和自主高功能腺瘤诊断意义较人。

▶▶ **问题4　该患者的基础代谢率是多少？**

基础代谢率（%）=（脉率+脉压差-111）×100%=［109+（145-91）-111］×100%=52%

知识窗

^{131}I治疗甲状腺功能亢进症的临床效果

^{131}I治疗甲状腺功能亢进症，主要的目的是破坏甲状腺组织，减少甲状腺素产生，^{131}I被甲状腺摄取以后，局部放出β射线，破坏甲状腺组织细胞。射线在组织内的射程仅有2mm，不会累及毗邻的组织，^{131}I治疗甲亢的治愈率达到85%以上。

甲状腺功能减退症（简称甲减）是^{131}I治疗难以避免的结果，甲减发生率每年增加5%左右，10年后可达到40%～70%。^{131}I治疗以后2～4周症状减轻且甲状腺缩小，6～12周甲状腺功能恢复至正常，没有治愈的患者6个月以后进行第二次治疗，第二次治疗采取首次剂量的1.5倍。^{131}I治疗以后要定期监测甲状腺功能，每4周一次，尽早发现甲减，及时给予左甲状腺素钠替代治疗，这种替代是终身性的服药。

【情境3：术前护理】

患者入院第3天，已完善相关检查，拟行手术治疗。

▶▶ **问题5　该患者的术前护理有哪些？**

1. 休息　保持环境凉爽、通风、安静，避免与病情危重的患者同住一室，使患者得以充分休息。应减少活动，避免体力消耗。如出汗多，及时更换衣物和床单位。必要时可卧床休息或遵医嘱给予镇静药。

2. 饮食　给予高能量、高蛋白、高维生素饮食，鼓励多饮水，忌浓茶、咖啡、烟酒以及辛辣刺激性食物。每周测体重，了解营养状况的变化。

3. 提供情感支持　理解患者情绪激动是由于体内激素失衡造成的，并告知患者家属。避免应激，避免与患者发生冲突。鼓励患者做分散注意力的活动，如看电视、做拼图游戏等。注意发现和满足患者的需要，消除各种心理顾虑。

4. 用药护理

（1）单用碘剂：①常用的碘剂与用法：复方碘化钾溶液口服，每日3次，第1日每次3滴，第2日每次4滴，依此逐日每次增加1滴至每次16滴止，然后维持此剂量。服药2～3周后甲亢症状得到基本控制，表现为患者情绪稳定，睡眠好转，体重增加，脉率稳定在90次/分以下，脉压差恢复正常，基础代谢率恢复至20%以下，便可进行手术。②碘剂的作用：抑制蛋白酶，减少甲状腺球蛋白的分解，逐渐抑制甲状腺素的释放，有助于避免术后甲状腺危象的发生。但由于碘剂不能抑制甲状腺素的合成，一旦停服，贮存于甲状腺滤泡内的甲状腺球蛋白大量分解，将使甲亢症状重新出现，甚至加重。因此，凡不准备施行手术治疗的甲亢患者不宜服用碘剂。

（2）硫脲类药物加用碘剂：先用硫脲类药物，待甲亢症状基本控制后停药，再单独服用碘剂1～2周后再行手术。由于硫脲类药物会使甲状腺肿大充血，手术时极易发生出血，增加手术困难和危险，而碘剂能减少甲状腺的血流量，减少腺体充血，使腺体缩小变硬，因此服用硫脲类药物后必须加用碘剂。

（3）碘剂加用硫脲类药物后再单用碘剂：少数患者服碘剂2周后症状改善不明显，可加服硫脲类药物，待甲亢症状基本控制、停用硫脲类药物后再继续单独服用碘剂1～2周后手术。在此期间应严密观察用药效果与不良反应。

（4）普萘洛尔单用或合用碘剂：对于不能耐受碘剂或硫脲类药物，或对此两类药物都不能耐受或无反应的患者，主张单用普萘洛尔或与碘剂合用做术前准备，每6h服药1次，每次20～60mg，一般服用4～7日后脉率即降至正常水平。由于普萘洛尔半衰期不到8h，故最末一次须在术前1～2h服用，术后继续口服4～7日。术前不用阿托品，以免引起心动过速。

5. 其他　①指导患者练习头颈过伸位。②突眼患者睡前用抗生素眼膏敷眼，可戴黑色眼罩或以油纱布遮盖，以避免角膜过度暴露后干燥受损、发生溃疡。③心率过快者口服利血平或普萘洛尔。④心力衰竭者使用洋地黄类药物。

【情境4：术后护理】

该患者在全麻下行甲状腺大部分切除术。

▶▶ **问题6　如何做好该患者的术后护理？**

1. 体位　回病房后，取平卧位；麻醉清醒、血压平稳后，改半坐卧位，利于呼吸和引流。若有颈部引流管，予以正确连接引流装置。

2. 保持呼吸道通畅，预防肺部并发症。

3.病情观察　严密监测生命体征，注意有无并发症发生。了解患者的呼吸、发音和吞咽情况，判断有无呼吸困难、声音嘶哑、音调降低、误咽、呛咳等。及时发现创面渗血情况，估计渗血量，予以更换敷料。

4.饮食与营养　术后清醒患者，即可给予少量温水或凉水。若无呛咳、误咽等不适，可逐步给予便于吞咽的微温流质饮食，注意过热可使手术部位血管扩张，加重创口渗血。以后逐步过渡到半流质饮食和软食。甲状腺手术对胃肠道功能影响很小，只是在吞咽时感觉疼痛不适，应鼓励患者少量多餐，加强营养，促进愈合。

5.特殊药物的应用　甲亢患者术后继续服用复方碘化钾溶液，由 3 次 / 日、16 滴 / 次开始，逐日每次减少 1 滴，直至病情平稳，遵医嘱术后口服甲状腺素，每日 30 ～ 60mg，连服 6 ～ 12 个月，以抑制甲状腺过度增生，预防甲状腺疾病的复发。

【情境 5：并发症护理】

患者术后当晚出现呼吸困难，大汗淋漓，烦躁不安，脉率 139 次 / 分，血压 180/107mmHg。

▶▶ 问题 7　该患者可能发生了什么并发症？发生的病因与临床表现是什么？

该患者发生了甲状腺危象。

病因：甲状腺危象多与术前准备不足、甲亢症状未能很好控制及手术应激有关。

临床表现：甲状腺危象的典型临床表现为高热、大汗淋漓、心动过速、频繁地呕吐及腹泻、谵妄，甚至昏迷，最后多因休克、呼吸及循环衰竭以及电解质失衡而死亡。①体温升高：本症均有体温骤升，高热常在 39℃以上，大汗淋漓，皮肤潮红，继而可汗闭、皮肤苍白和脱水。高热是甲状腺危象的特征表现，是与重症甲亢的重要鉴别点。②中枢神经系统：精神改变、焦虑很常见，也可有震颤、极度烦躁不安、谵妄、嗜睡，最后陷入昏迷。③循环系统：窦性或异源性心动过速，常达 160 次 / 分以上，与体温升高程度不成比例，可出现心律失常，也可以发生肺水肿或充血性心力衰竭。最终血压下降，陷入休克。一般来说，伴有甲亢性心脏病的患者，容易发生甲状腺危象，当发生甲状腺危象以后，促使心脏功能进一步恶化。④消化系统：食欲极差，恶心、呕吐频繁，腹痛，腹泻明显。恶心、呕吐及腹痛可发生在疾病早期。病后体重锐减。肝脏可肿大，肝功能异常，随病情的进展，肝细胞功能衰竭，常出现黄疸。黄疸的出现则预示病情预后不良。⑤电解质紊乱：由于进食差，呕吐、腹泻以及大量出汗，最终出现电解质紊乱，约半数患者有低钾血症，1/5 的患者血钠减低。

▶▶ 问题 8　发生甲状腺危象时该如何护理？

预防的关键在于术前应准备充分，待血清甲状腺素水平及基础代谢率降至正常范围后再手术，术后早期加强巡视和病情观察，一旦发现患者出现甲状腺危象，立即通知医师予以处理。

1.碘剂　口服复方碘化钾溶液 3 ～ 5mL，紧急时将 10% 的碘化钠 5 ～ 10mL 加入 10% 葡萄糖溶液 500mL 中静脉滴注，以降低循环血液中甲状腺素水平。

2.氢化可的松　每日 200 ～ 400mg，分次静脉滴注，以拮抗应激反应。

3.肾上腺素受体阻断药　利血平1～2mg肌内注射，或普萘洛尔5mg加入葡萄糖溶液100mL中静脉滴注，以降低周围组织对甲状腺素的反应。

4.镇静药　常用苯巴比妥钠100mg或冬眠合剂Ⅱ号半量肌内注射，每6～8h一次。

5.降温　用退热、冬眠合剂或物理降温等综合措施，保持体温在37℃左右。

6.静脉大量输入葡萄糖溶液。

7.氧气吸入，减轻组织缺氧。

8.心力衰竭者加用洋地黄制剂。

【情境6：出院护理】

患者经治疗恢复良好，医嘱予出院。

▶▶ **问题9　如何做好出院健康宣教?**

1.康复与自我护理指导　指导患者正确面对疾病，自我控制情绪，保持心情愉快、心境平和。合理安排休息与饮食，维持机体代谢需求。鼓励患者尽可能生活自理，促进康复。

2.用药指导　说明甲亢术后继续服药的重要性并督促执行。教会患者正确服用碘剂的方法，如将碘剂滴在饼干、面包等食物上，一并服下，以保证剂量准确，减轻胃肠道不良反应。

3.复诊指导　嘱出院患者定期至门诊复查，以了解甲状腺的功能，出现心悸、手足震颤、抽搐等情况及时就诊。

【想一想】

1.甲亢的治疗原则有哪些?手术治疗的适应证是什么?

2.甲状腺术后患者出现手足抽搐的原因是什么?如何预防该情况发生?

3.患者方女士，35岁，体检发现甲状腺功能亢进1个月余，表现为多饮、多食、食欲亢进却体重减轻，怕热多汗。清晨空腹脉搏100次/分，血压150/100mmHg，拟行手术。

（1）该患者围术期主要护理诊断有哪些?存在的主要护理问题是什么?

（2）该患者基础代谢率是多少?

（3）如何做好患者的术前指导?

任务二　甲状腺癌患者的护理

【任务情境】

吴某，女，27岁，导购员，未婚未孕。

主诉：体检发现左侧甲状腺结节1个月。

现病史：患者1个月前因单位常规体检发现颈部有一肿块，大小约2cm×3cm，无红肿热痛，无呼吸困难，无声音嘶哑，无怕热多汗及食欲亢进，未重视一直未治疗。本次因左侧甲状腺肿块1个月收治入院。患者自发病以来精神、睡眠可，大小便正常，体重无明显减轻。

入院查体：T 36.6℃，P 72次/分，R 18次/分，BP 116/66mmHg；颈部肿块无红肿，质硬，边界不清，无压痛，活动度差。

辅助检查：

（1）实验室检查：白细胞计数$4.7×10^9$/L，血红蛋白118g/L。

（2）B超：甲状腺左侧叶异常低回声。

医疗诊断：甲状腺癌。

【情境1：入院护理】

▶▶ **问题1　作为责任护士，如何接待该患者？如何做好该患者的入院护理评估？**

1.入院指导　介绍医院住院指南，包括主管医生、责任护士、护士长及其联系方式、病区环境、住院须知、呼叫器使用、床单位使用、作息制度、订餐制度、医生查房时间、贵重物品保管、皮肤防护措施、预防跌倒措施等，并请患者或家属详细了解后在入院首次护理记录单上签名。

2.完成入院护理评估，包括患者生理、心理及社会状况的评估，测量患者体温、脉搏、呼吸、血压、体重等，并按要求书写体温单、入院首次护理记录单、护理记录单等。

3.评估患者月经婚育史、家族史、既往甲状腺疾病史、有无童年放射线接触史、生活环境及生活史。评估患者症状，有无乳房肿块、乳房外形情况及有无淋巴结肿大。评估患者对疾病的认知程度，了解患者有何种思想负担，评估家属对患者的关心程度及经济承受能力等。

4.配合医生做进一步的检查，做好护理体检。

5.进行必要的健康指导，简单介绍疾病相关知识，指导患者做相关检查的注意事项。

【情境2：术前辅助检查】

该患者入院后第1天，行各种术前检查。

问题 2　术前辅助检查有哪些?

1. 影像学检查　①B超:可区分结节为实体性或囊肿性,结节若为实体性并呈不规则反射,则恶性可能性大。②X线:胸部及骨骼X线片可了解有无肺及骨转移;颈部X线片可了解有无气管移位、狭窄、肿块钙化及上纵隔增宽;若甲状腺部位出现细小的絮状钙化影,则可能为癌。

2. 放射性核素扫描　甲状腺癌的放射性 ^{131}I 或 ^{99m}Tc 扫描多提示为冷结节,边缘一般较模糊。

3. 细针穿刺细胞学检查　将细针自 2～3 个不同方向穿刺结节并抽吸、涂片。据此诊断的正确率可高达 80% 以上。

4. 血清降钙素测定　有助于诊断髓样癌。

知识窗

甲状腺癌的病理分类

1. 乳头状癌　约占成人甲状腺癌的 70% 和儿童甲状腺癌的全部。多见于 21～40 岁女性,低度恶性,生长较缓慢,较早出现颈部淋巴结转移,预后较好。

2. 滤泡状癌　约占甲状腺癌的 15%,常见于 50 岁左右女性,中度恶性,发展较快,有侵犯血管倾向,33% 经血运转移至肺、肝、骨及中枢神经系统,预后不如乳头状癌。

3. 未分化癌　约占 5%～10%。多见于 70 岁左右的老年人,高度恶性,发展迅速,约 50% 早期有颈部淋巴结转移,或侵犯喉返神经、气管或食管,常经血运转移至肺、骨等处,预后很差。

4. 髓样癌　占 7%,常有家族史。来源于滤泡旁细胞(C细胞),分泌大量降钙素。恶性程度中等,较早出现淋巴结转移和血行转移,预后不如乳头状癌及滤泡状癌,但较未分化癌好。

【情境 3: 临床表现】

科室新来一批实习医生,如何向他们做好疾病知识讲解。

▶▶ 问题 3　甲状腺癌患者的临床表现主要有哪些?

1. 乳头状癌和滤泡状癌初期多无明显症状,随着病程进展,肿块逐渐增大、质硬、表面高低不平,吞咽时肿块移动度减小。

2. 未分化癌上述症状发展迅速,并侵犯周围组织。晚期癌肿常因压迫喉返神经、气管或食管而出现声音嘶哑、呼吸困难或吞咽困难等;若压迫颈交感神经节,可产生 Horner 综合征;若颈丛浅支受侵犯,可有耳、枕、肩等部位的疼痛。可有颈部淋巴结转移及远处脏器转移。颈部淋巴结转移在未分化癌发生较早,有的患者甲状腺肿块不明显,先发现转移灶,就医时应想到甲状腺癌的可能;远处转移多见于扁骨(颅骨、胸骨、盆骨等)和肺。

3. 髓样癌组织可产生激素样活性物质(5-羟色胺和降钙素等),患者可出现腹泻、心悸、颜面潮红和血钙降低等症状,并伴有其他内分泌腺体的增生。

知识窗

甲状腺癌的处理原则

手术切除是各型甲状腺癌（除未分化癌）的基本治疗方法。根据患者情况再辅以放射性核素治疗、内分泌治疗及放射外照射治疗等疗法。

1. 非手术治疗

（1）放射性核素治疗：甲状腺组织和分化型甲状腺癌的细胞具有摄取 ^{131}I 的功能，利用 ^{131}I 发出的 β 射线电离辐射的生物效应作用，可以破坏残余甲状腺组织和癌细胞，从而达到治疗的目的。

（2）内分泌治疗：即口服甲状腺素片或左甲状腺素钠片，因甲状腺癌术后出现甲状腺功能低下，及时口服补充甲状腺素属于一种替代疗法。另外，这些药物可以通过负反馈调节，抑制癌细胞生长，属于一种抑制疗法。

（3）放射外照射治疗：对于未分化癌或者手术效果差的患者，可以进行放射外照射治疗。

2. 手术治疗

（1）腺叶切除术。

（2）腺叶+峡部切除术。

（3）甲状腺近全/全切除术+中央区颈部淋巴结清扫/改良颈部淋巴结清扫。

【情境4：术前护理】

患者入院第3天，已完善相关检查，拟行手术治疗。

▶▶ **问题4 患者的术前护理有哪些?**

1. 心理护理，加强沟通，告知患者甲状腺癌的有关知识，说明手术的必要性、手术的方法、术后恢复过程及预后情况，消除其顾虑和恐惧。

2. 术前准备，配合医生完成术前检查及准备。

3. 指导患者练习术时体位，即将软枕垫于肩部，保持头低、颈过伸位。必要时，剃除其耳后毛发，以便行颈部淋巴结清扫术。

4. 手术前一晚必要时遵医嘱予以镇静催眠类药物，使其身心处于接受手术的最佳状态。

【情境5：术后护理】

该患者在全麻下行甲状腺腺叶+峡部切除术，现术后返回病房。

▶▶ **问题5 如何做好该患者的术后护理?**

1. 体位 回病房后，取平卧位；麻醉清醒、血压平稳后，改半坐卧位，利于呼吸和引流。指导患者保持头颈部于舒适体位，颈部相对制动，在改变卧位、起身和咳嗽时可用手固定颈部以减少震动。术后第一天逐步下床活动。

2. 保持呼吸道通畅，鼓励和协助患者进行深呼吸及有效咳嗽，及时清除呼吸道分泌物。预防肺部并发症。

3. 导管护理　做好切口引流管护理，正确连接引流装置。密切观察记录引流液的颜色、量、性质。

4. 病情观察　严密监测生命体征，水、电解质情况，了解患者的呼吸、发音和吞咽情况，判断有无呼吸困难、声音嘶哑、音调降低、误咽、呛咳等。及时发现创面渗血情况，估计渗血量，予以更换敷料。评估有无呼吸困难和窒息、喉返神经损伤、喉上神经损伤、甲状旁腺损伤、乳糜漏等并发症发生。

5. 饮食　病情平稳、麻醉清醒后，一般术后 6h 先进食少量温凉流质，若无呛咳、误咽等不适，鼓励进食或经吸管吸入便于吞咽的流质饮食，克服吞咽不适的困难，逐步过渡为温凉半流质饮食及软食，禁忌过热饮食。

6. 遵医嘱用药，补充水、电解质。

▶▶ 问题 6　术后如何对患者进行健康教育？

1. 功能锻炼　卧床期间鼓励患者床上活动，促进血液循环和切口愈合。头颈部在制动一段时间后，可开始逐步练习活动，以促进颈部功能恢复。行颈部淋巴结清扫术者，斜方肌不同程度受损，故切口愈合后应开始肩关节和颈部的功能锻炼，随时注意保持患肢高于健侧，以防肩下垂，功能锻炼应至少持续至出院后 3 个月。

2. 心理调适　不同病理类型的甲状腺癌预后有明显差异，指导患者调整心态，积极配合后续治疗。

3. 后续治疗　指导甲状腺全切除者遵医嘱坚持服用甲状腺素制剂，预防肿瘤复发。术后遵医嘱按时行放疗等。

💡 **知识窗**

术后并发症的护理

1. 呼吸困难、窒息　是最危急的并发症，多发生在术后 48h 内。表现为进行性呼吸困难、烦躁、发绀，甚至窒息，可有颈部肿胀、切口渗出鲜血等。针对引起呼吸困难的不同原因，给予紧急处理：①出血、血肿压迫应立即拆开缝线、敞开伤口，清除血肿、彻底止血。②痰液堵塞应立即吸除喉腔及气管内痰液。③喉头水肿，症状轻者使用激素治疗，严重者准备气管切开。④气管塌陷、双侧喉返神经损伤、严重低钙抽搐致呼吸肌麻痹者立即准备气管切开。⑤损伤胸膜顶引起气胸应予胸腔闭式引流。

2. 喉返神经损伤　一侧喉返神经损伤引起声音嘶哑，多为暂时性损伤，一般在 3～6 个月内逐步恢复；双侧喉返神经损伤引起失音、呼吸困难，甚至窒息，需作气管切开。

3. 喉上神经损伤　喉上神经内支(感觉支)损伤，引起误咽、饮水呛咳，发生呛咳时可坐起进食或进半流质饮食，少量进食、缓慢吞咽；喉上神经外支(运动支)损伤引起音调降低。一般轻症患者常出现面部、唇部及手足部针刺样麻木感或强直感，可口服乳酸钙或葡萄糖酸钙，适当限制肉类、乳类和蛋类等高磷食物。严重者可出现手足抽搐，抽搐发生时立即遵医嘱补钙。

4.乳糜漏　多发生于颈部淋巴结清扫术后2～3天。表现为引流液量突然增多，开始为淡黄色或淡红色血清样，继而为乳白色。予持续负压吸引，颈根部加压包扎，低脂或无脂饮食。

【情境6：出院护理】

术后第7天，医嘱予出院。

▶▶ 问题7　如何做好该患者的出院指导？

1.自我监测　告知患者颈部硬结一般2～3个月会逐渐消退。教会患者自检颈部的方法，若发现结节、肿块等异常及时就诊。

2.饮食指导　术后需行放射性碘治疗者治疗前后四周禁食含碘的食物。

3.颈部功能锻炼　颈部向上、下、左、右转动，防止瘢痕收缩。行颈部淋巴结清扫术者，应进行肩关节和颈部的功能锻炼，并随时保持患侧上肢高于健侧的体位，以防肩下垂。

4.药物指导　遵医嘱终身口服甲状腺素片，每日定时服用。定期复查甲状腺功能。

5.定期复诊　出院后定期复诊，检查颈部、肺部及甲状腺功能等。若发现结节、肿块及时就诊。

【想一想】

1.患者毛女士，50岁，发现甲状腺肿块1个月。来院体检：颈部可扪及3cm×3cm大小的肿物，质地硬而固定，表面不光滑，伴颈部淋巴结肿大。拟行甲状腺癌根治术。

（1）该患者围术期主要护理诊断有哪些？存在的主要护理问题是什么？

（2）患者同意手术后，术前护理要点有哪些？

（3）如何做好该患者的出院指导？

2.患者高女士，54岁，甲状腺癌根治术后24h，出现烦躁、呼吸频率增快、呼吸费力，出现三凹征。

（1）甲状腺癌术后并发症有哪些？

（2）该患者出现的术后并发症是什么？

任务三　乳腺癌患者的护理

【任务情境】

余某，女，44岁，农民。

主诉：发现左乳肿块半年。

现病史：患者半年前无意中发现左乳有一肿块，约鸽蛋大小，按压明显疼痛，局部皮肤无红肿、破溃，乳头无溢液溢血，无乳头糜烂脱屑，无局部外伤史，未予重视治疗。半年来肿块持续存在，无明显增大或缩小迹象，为求进一步治疗来我院就诊，门诊以"左乳肿块（性质待查）"收治入院。

18岁时月经初潮，未绝经，月经量正常，周期规则，25岁结婚，育有2女，女儿体健，现丧偶。兄弟姐妹均体健，家族中无类似疾病者，既往有脾出血、脾切除手术史。

入院查体：T 37.2℃，P 87次/分，R 17次/分，BP 114/68mmHg，SO$_2$ 99%，疼痛评分0分。左乳12点钟方向可及一肿块，约3cm×2cm×2cm大小，表皮无红肿破溃，质地中等，边界清，活动可，无触压痛，右乳未及明显肿块，双乳头、皮肤无改变，左侧腋下及明显肿大淋巴结。

辅助检查：

（1）实验室检查：血红蛋白131g/L；白细胞计数6.1×10^9/L；红细胞计数4.30×10^{12}/L；血小板计数244×10^9/L。

（2）乳腺彩超检查：左乳低回声区（BI-RADS分级5类），右乳结节（BI-RADS分级3类），左乳囊肿（BI-RADS分级2类），左侧腋下淋巴结肿大，右侧腋下淋巴结可见。

（3）腹部彩超常规检查：肝回声增粗，右肝钙化灶，脾脏切除术后脾窝结节，考虑再生脾。

（4）B超：左乳低回声结节伴钙化，左侧腋下淋巴结肿大，双乳小叶增生。

（5）双乳钼靶：左乳外上象限肿块，首先考虑乳腺癌。

（6）左乳术中快速病理：左乳浸润性导管癌。

医疗诊断：左侧乳腺癌。

【情境1：入院护理】

▶▶ **问题1　作为责任护士，如何接待该患者？如何做好该患者的护理评估？**

1. 积极安置患者，介绍病区环境、主管医生及护士。

2. 评估患者的月经婚育史、哺乳情况、家族史、既往有无乳腺疾病及长期应用雌激素史、生活环境及生活史。评估患者症状，有无乳房肿块、乳房外形情况及有无淋巴结肿大。

评估患者对疾病的认知程度，了解患者有何种思想负担，评估家属对患者的关心程度及经济承受能力等。

3. 配合医生做进一步的检查，做好护理体检。

4. 进行必要的健康指导，简单介绍疾病相关知识，指导患者做相关检查的注意事项。

🔎 知识窗

乳腺癌的临床表现

（一）常见乳腺癌的临床表现

1. 乳房肿块

（1）早期出现无痛性、单发小肿块，肿块多位于乳房外上象限，质硬、表面不光滑，与周围组织分界不清，在乳房内不易被推动。

（2）晚期：①肿块固定。②卫星结节：癌细胞侵犯大片乳房皮肤时，可出现多个坚硬小结节或条索，呈卫星样围绕原发病灶；铠甲胸：若结节彼此融合，弥漫成片，可延伸至背部和对侧胸壁，致胸壁紧缩呈铠甲状，患者呼吸受限。③皮肤破溃：癌肿处皮肤可溃破而形成溃疡，常有恶臭，易出血。

2. 乳房外形改变 ①酒窝征：若肿瘤累及 Cooper 韧带，可使其缩短而致肿瘤表面皮肤凹陷，出现"酒窝征"。②乳头内陷：邻近乳头或乳晕的癌肿因侵入乳管使之缩短，可将乳头牵向癌肿一侧，进而可使乳头扁平、回缩、凹陷。③橘皮征：如皮下淋巴管被癌细胞堵塞，引起淋巴回流障碍，可出现真皮水肿，乳房皮肤呈"橘皮样"改变。

3. 转移征象 ①淋巴转移：最初多见于患侧腋窝淋巴结肿大。②血行转移：乳腺癌转移至肺、骨、肝时，可出现相应症状。如肺转移可出现胸痛、气急，骨转移可出现局部骨痛，肝转移可出现肝大或黄疸等。

（二）特殊类型乳腺癌的临床表现

1. 炎性乳腺癌 发病率低，年轻女性多见，尤其在妊娠期及哺乳期，发展迅速，转移早，预后极差。表现为乳房增大，皮肤红、肿、热、痛，似急性炎症表现，触诊整个乳房肿大发硬，无明显局限性肿块。

2. 乳头湿疹样乳腺癌（又称 Paget 病） 少见。乳头有瘙痒、烧灼感，之后出现乳头和乳晕皮肤发红、糜烂，如湿疹样，进而形成溃疡；有时覆盖黄褐色鳞屑样痂皮，病变皮肤较硬。部分患者于乳晕区可扪及肿块。本病恶性程度低，发展慢，腋淋巴结转移较晚。

📋 【情境2：术前护理】

该患者入院后第 1 天，因为担心疾病的治疗和预后，一直伤心哭泣。

▶▶ 问题2 如何做好该患者的心理护理？

肿瘤患者心理变化可分为 5 期。

1. 震惊否认期 明确诊断后，患者震惊，不敢相信，表现为眼神呆滞，不言不语，知觉淡漠甚至晕厥，继之极力否认，甚至辗转多家医院就诊、咨询，企图推翻诊断。对此期患者，医护人员应鼓励家属给予情感上的支持和生活上的关心，使之有安全感。

2. 愤怒期 当患者接受疾病现实后，随之会产生恐慌、愤怒、烦躁、不满，甚至对医护人员做出冲动性行为。对此期患者，护士应给予更多的宽容、关爱和理解，通过沟通尽量让其表达自身的感受和想法，以宣泄情绪，帮助他们正视现实。

3. 协议期 此期，患者求生欲最强，常心存幻想，祈求生命的延长。在此期间，患者容易接受他人的劝慰，有良好的遵医行为。因此，护士应加强对患者的健康教育，维护患者的自尊，兼顾身心需要，提供心理护理。

4. 抑郁期 当治疗效果不理想时，患者往往感到绝望无助，对治疗失去信心，表现为悲伤抑郁、沉默寡言，甚至有自杀倾向。因此，应给予更多关爱，加强巡视，避免患者独处，加强沟通交流，防止发生意外。

5. 接受期 患者经过激烈的内心挣扎，接受事实，心态变得平和，处于消极被动的状态。对接受期患者，护士应加强交流，尊重其意愿，满足其需求，尽可能降低患者的痛苦。

【情境3：化疗护理】

该患者接到医嘱，行术前新辅助化疗。

▶▶ **问题3 静脉化疗如何保护和选择血管？该患者最佳静脉给药方式是什么？**

1. 保护和选择血管的方法 避免外周静脉化疗，选择深静脉置管、外周中心静脉导管（peripherally in serted central venous catheter，PICC）、输液港。

2. 经评估该患者第一次化疗即制订方案，行输液港植入术。

知识窗

输液港

输液港全称为植入式静脉输液港（implantable venous access port），是可反复穿刺使用的全植入式血管通道装置。用于需要反复进入血管进行治疗的患者，可用于静脉化疗，输注药物、肠外营养液、血液制品或采血等，80%用于癌症治疗。

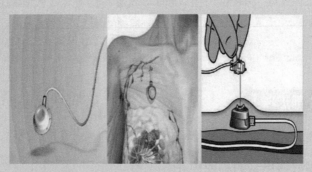

使用输液港时的健康教育如下。

1. 保持局部皮肤清洁干燥，观察输液港周围皮肤有无发红、肿胀、灼热感、疼痛等炎性反应。

2. 不影响从事一般性日常工作、家务劳动、轻松运动。

3. 避免使用同侧手臂提过重的物品、过度活动等。不用这一侧手臂做引体向上、托举哑铃、打球等活动度较大的体育锻炼。

4. 避免重力撞击输液港部位。

5. 治疗间歇期每4周对静脉输液港进行冲管、封管等维护一次，建议回医院维护。

6. 需要高压注射前请确认输液港及无损伤针是否为耐高压产品，非耐高压产品严禁高压注射造影剂，防止导管破裂。

▶▶ 问题4　如何做好该患者的化疗后护理?

1. 胃肠道反应的护理　化疗患者常出现恶心、呕吐、食欲不振，严重影响治疗进程及效果。为减轻恶心、呕吐发生，化疗前1h禁食并给予止吐药。化疗期间，应鼓励患者少食多餐，进食营养、清淡易消化的食物，并多进食蔬菜、水果等绿色食品，注意食品卫生，多饮水。

2. 防止静脉炎、静脉栓塞的发生　化疗最常见的给药途径为静脉给药，通常经深静脉或中心静脉置管给药。根据药性选用适宜的溶媒稀释；合理安排给药顺序，掌握正确的给药方法，减少对血管壁的刺激；进针后，妥善固定针头以防滑脱、药物外渗。一旦发生药物外渗，及时停止药物输注，使用注射器回抽外渗药液，根据药物特性，相应选择局部封闭治疗等措施。

3. 脏器功能障碍的预防和处理　了解化疗方案，熟悉化疗药物剂量、作用途径、给药方式及不良反应，做到按时、准确用药。化学治疗药物要现配现用，不可久置。推注过程中注意控制速度，并严密观察患者的反应。化疗过程中密切观察病情变化、监测肝肾功能、了解患者的不适、准确记录24h出入水量，鼓励多饮水，采用水化疗法、碱化尿液等以减少或减轻化疗所致的不良反应。

4. 骨髓抑制的护理　由于骨髓抑制，化疗患者会出现白细胞、红细胞、血小板减少。应该定期查血常规，白细胞计数低于$3.5 \times 10^9/L$，应遵医嘱停药或减量。白细胞计数低于$1.0 \times 10^9/L$时，应做好保护性隔离，预防交叉感染，加强病房空气消毒，减少探视；预防医源性感染；对大剂量强化化疗者实施严密的保护性隔离或置于层流室。监测血小板计数，低于$50 \times 10^9/L$时避免外出，低于$20 \times 10^9/L$时要绝对卧床休息，限制活动。协助做好生活护理，注意安全、避免受伤，同时监测患者的生命体征和神志的变化。尽量避免肌内注射及用硬毛牙刷刷牙。

5. 其他　注意休息，协助患者逐渐增加日常活动；保持病房整洁，创造舒适的休养环境，减少不良刺激。协助脱发患者选购合适的发套，避免因外观改变所致的负性情绪。

💡 **知识窗**

新辅助化疗

新辅助化疗又称术前化疗，是指对于非转移性肿瘤在局部治疗前进行的化疗。新辅助化疗可以使原发病灶缩小，达到提高手术切除率的目的。同时也可以测定肿瘤对化疗的敏感性，清除或抑制可能存在的微转移。

【情境 4：化疗后护理】

化疗后第 6 天，患者诉乏力、口腔溃疡、四肢酸痛，T 37.9℃，P 102 次 / 分，R 22 次 / 分，BP 138/88mmHg。血常规示：白细胞计数 0.7×10^9/L，红细胞计数 3.5×10^{12}/L，血红蛋白 88g/L，血小板计数 180×10^9/L。

▶▶ **问题 5 患者目前首优的护理问题是什么？应该采取哪些护理措施？**

首优问题：有感染的危险（与化疗后骨髓抑制致白细胞下降有关）。应采取以下护理措施。

1. 层流室隔离或单人病房，每日紫外线消毒 2 ～ 3 次。

2. 指导患者多卧床休息，限制访客，接触患者前后手要消毒。

3. 严格无菌操作。

4. 鼓励患者进食高蛋白、高维生素食物，如鱼、牛奶、新鲜蔬菜等，少量多餐。避免进食刺激性及粗糙食物，如酸辣食物、腌制品、油炸食品。注意饮食卫生。

5. 指导患者多饮开水，每日 2000mL 以上，以减轻药物毒性反应。

6. 注意个人卫生，餐后睡前清水漱口，使用软毛牙刷。及时更换衣裤，修剪指（趾）甲。便后温水清洗肛周。

7. 遵医嘱使用人粒细胞刺激因子等升白细胞药物，定期复查血常规、肝肾功能。

8. 观察生命体征变化、口腔黏膜情况、四肢酸痛有无好转，观察药物疗效。

【情境 5：术后护理】

经过 4 次化疗，该患者左侧乳房肿块缩小，查体左乳外上象限肿块 2.0cm×2.0cm×2.0cm 大小，该患者在气管插管全麻下行左侧乳腺癌改良根治术，术中左腋下及胸骨旁放置一次性负压引流管，各 1 根，术后返回病房。患肢夹紧内收抬高，无肿胀麻木，血运良好。

左侧乳腺癌改良根治标本示：①（左乳）浸润性导管癌，WHO 分级 Ⅲ 级，部分为导管内癌，高级别（约占 70% 左右），瘤体 2.5cm×2cm×2cm，未见明确神经及脉管侵犯，乳头、乳房皮肤及基底阴性。②腋窝淋巴结 26 枚，其中 4 枚见癌转移（4/26）。

▶▶ **问题 6 如何做好该患者术后护理？**

1. 一般护理

（1）体位：麻醉清醒、生命体征平稳后取半卧位，有利于引流和呼吸。

（2）饮食：术后 6h，无恶心、呕吐等麻醉反应后即可进食流质，慢慢过渡到普食。鼓励患者多饮水，进食高蛋白、能量充足、高维生素、富含纤维、易消化饮食，有利于患者康复。

2. 病情观察

（1）严密观察生命体征：注意血压、心率（HR）的变化，伤口敷料有无渗血渗液的情况；对乳腺癌扩大根治术的患者严密观察呼吸，如有呼吸困难、胸闷气促，应判断术中有无损伤胸膜而发生了气胸。

（2）皮瓣颜色、皮瓣下积液情况：若皮瓣颜色暗红、皮瓣下有积液应判断是否因皮瓣血液循环差而发生了坏死或皮瓣难以与胸壁紧贴，应及时报告医生处理。

（3）患侧上肢的血运情况：注意有无手指发麻、皮肤发绀、皮温下降、动脉搏动不能扪及等循环障碍的情况，一旦出现以上情况提示腋部血管受压，立即通知医生，及时调整绷带的松紧度。

3. 治疗配合

（1）妥善固定皮瓣：手术部位用弹性绷带加压包扎，皮瓣贴紧胸壁，维持 7 ～ 10 天，松紧度以容纳一根手指为宜，告知患者不能自行松解，瘙痒时不能将手指伸入敷料下搔抓。患肩制动 3 天，10 日之内不外展患肢，行动需人搀扶，只扶健侧肢体，防止皮瓣滑动影响愈合。

（2）妥善固定引流管，维持有效引流：术后放置负压引流管，保证引流通畅，防止产生皮瓣下积液，有利于皮瓣的存活。

（3）观察引流液的颜色和量：术后 1 ～ 2 日，每日引流血性液约 50 ～ 100mL，以后颜色逐渐变淡、减少。

（4）拔管：术后 4 ～ 5 日，若引流液转为淡黄色、每日量少于 10 ～ 15mL，创面与皮肤紧贴，手指按压伤口周围皮肤无空虚感，即可考虑拔管。若拔管后仍有皮下积液，可在严格消毒后抽液并局部加压包扎。

（5）预防患侧上肢淋巴肿胀：平卧位时患肢下垫枕抬高 10° ～ 15° 并制动，半卧位时屈肘 90° 放于胸腹部，下床活动时用吊带托将患肢抬高于胸前，避免患肢下垂过久。避免在患侧上肢抽血、测血压、静脉注射，以免加重循环障碍。可进行患肢按摩或握拳及屈肘、伸肘运动以促进淋巴回流。

▶▶ 问题 7　术后如何指导患者进行患肢功能锻炼？

1. 手术后即可抬高患肢，保持内收状态。可用特制小枕头垫高患侧上臂。

2. 术后 24h　活动手指及腕部，可做伸指、握拳、屈腕等锻炼。

3. 术后 1 ～ 3 日　可用健侧上肢或他人协助患侧上肢进行屈肘、伸臂等锻炼，逐渐过渡到肩关节的小范围前屈、后伸运动（前屈小于 30° ，后伸小于 15° ）。

4. 术后 4 ～ 7 日　患者可坐起，鼓励患者用患侧手洗脸、刷牙、进食等，并做以患侧手触摸对侧肩部及同侧耳朵的锻炼，避免上臂外展，练习肩关节抬高运动。

5. 术后 1 ～ 2 周　术后 1 周皮瓣基本愈合，可开始肩关节锻炼。锻炼方法包括手指爬墙运动、转绳运动、展肘、推墙运动等。

6. 功能锻炼的内容和活动量要根据实际情况而定，术后 7 ～ 10 天内不外展肩关节，不以患肢支撑身体，以免皮瓣移位影响创面愈合。

💡 **知识窗**

乳腺癌术后并发症

1. 出血　术后 24 ～ 48h 内常见，表现为皮瓣下、腋窝饱满，引流管内血性引流液增多。

2. 腋窝及皮下积液　表现为皮下、腋窝有波动感。可能与皮下积液未能彻底引流、皮下淋巴管开放、皮瓣张力过大等有关。

3. 上肢淋巴水肿 表现为术侧上肢肿胀，皮肤色泽一般无变化。可能与腋窝淋巴结侧支循环建立不全，上肢淋巴结回流障碍有关。

4. 皮瓣坏死 一般发生在术后 24h，表现为皮瓣缺血，皮肤逐渐发紫发黑。

5. 其他 如气胸、神经损伤等。

【情境6：出院护理】

术后第 10 天，该患者已拔除引流管，胸壁皮瓣无坏死，缝线未拆除，腋下无积液，左侧上肢无肿胀，医嘱予出院。

▶▶ **问题 8 如何做好该患者的出院指导？**

1. 活动 术后继续锻炼，近期避免患肢测量血压、拎提重物、穿紧身衣、背较重的包等，睡觉时避免患肢受压。

2. 给予患肢支持，避免长时间下垂 平卧时患肢下方垫小枕头抬高，半卧位时可将患肢放在胸腹部，避免患肢受压，长时间静态工作时将患肢适度抬高，避免下垂过久。

3. 避免患肢外伤或皮肤破损 避免在患肢进行输液、注射、抽血等，劳动时尽量戴手套避免外伤，发现皮肤破损尽早处理。

4. 促进淋巴回流 平时多做向心性患肢按摩，进行屈伸肘关节活动。出现肢体水肿可戴弹力袖促进淋巴回流。

5. 避孕 术后 5 年内避免妊娠，以免乳腺癌复发。

6. 乳房定期检查 术后每月一次乳房自我检查（最好在月经周期的第 7 ～ 10 天），并定期到医院复查。40 岁以上的女性或乳腺癌术后患者每年应行钼靶 X 线检查。

知识窗

乳房自我检查的方法

1. 视诊 站在镜前，分别取三种体位（两臂下垂、两臂高举过头、双手叉腰向前倾），观察两侧乳房的形状、大小和位置是否对称，有无局限性隆起或凹陷，乳房皮肤有无"橘皮样"改变，乳头有无回缩等。

2. 触诊 抬高被检侧上肢，手置于枕后，乳房较大者，取平卧位在被检侧肩下垫软薄枕进行触诊。一侧手的示指、中指和无名指并拢，用指腹在对侧乳房沿顺 / 逆时针紧贴皮肤做环形触摸。检查的顺序依次是外上、外下、内下、内上象限，然后乳头、乳晕，最后检查腋窝，有无肿大的淋巴结，乳头有无透明或血性分泌物。同法检查对侧。

【想一想】

张女士，40 岁，发现左侧乳房无痛性肿块 6 个月，比较焦虑。来院体检：左侧乳房外上象限可扪及直径约 4cm 的肿块，边界不清，质地硬，局部乳房皮肤出现"橘皮样"改变。

组织病理学检查提示乳腺癌。拟行乳腺癌改良根治术。

（1）该患者存在的护理问题是什么？

（2）患者同意手术后，值班护士需做哪些护理工作？

（3）如何指导该患者的术后功能锻炼？

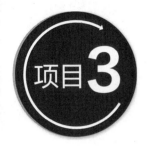

项目3 胸部外科疾病患者的护理 →》

任务一 胸部损伤患者的护理

【任务情境】

李某某，男，50岁，工人。

主诉：摔伤致胸痛胸闷6h。

现病史：患者2h前在工地不慎踩空从楼梯摔下，稍感胸部不适，休息后症状减轻，自行返回家，到家后突然感胸闷胸痛，疼痛较前加剧，持续存在，无一过性的意识障碍，无恶心呕吐，无腹痛腹胀，无肢体抽搐，四肢活动正常，立即至我院急诊就诊，胸片示右侧第5～8肋骨骨折、右侧血气胸（肺压缩15%），急诊收入院。

既往史：患者有高血压病史10余年，口服硝苯地平缓释片降压，每日1次，1次1片，自诉血压控制可。

入院查体：T 36.2℃，P 118次/分，R 22次/分，BP 108/62mmHg，SO_2 95%，疼痛评分5分，痛苦貌，神志清楚，精神差，双侧瞳孔等大等圆，对光反射灵敏，右侧胸壁塌陷，可见反常呼吸，气管向左侧移位，左肺呼吸音清，右肺呼吸音偏低，可闻及少许湿啰音，胸廓挤压征阳性，心律齐，腹平软，无压痛及反跳痛，双肾区无叩痛。

辅助检查：

（1）实验室检查：血红蛋白104g/L；白细胞计数11.0×10^9/L；红细胞计数3.36×10^{12}/L；血小板计数172×10^9/L；D-二聚体6.59mg/L FEU。

（2）胸部CT：右侧肺挫伤，少量气胸，右侧胸腔积血。右侧多发肋骨骨折、错位，右侧胸壁广泛挫伤。

（3）头颅CT平扫：未见异常。

医疗诊断：1.右侧胸部闭合伤，右肺挫伤。

2.右侧多根多处肋骨骨折。

3.右侧血气胸。

【情境1: 院前及院内急救】

▶ **问题 1　如何对胸外伤患者进行院前及院内急救?**

处理原则: 处理胸部损伤, 以抢救生命为首要原则, 其次是修复损伤的组织器官及恢复生理功能。

1. 院前急救　包括基本生命支持与严重胸部损伤的紧急处理。

(1) 基本生命支持原则: 维持呼吸道通畅、给氧, 控制外出血、建立静脉通路、补充血容量, 镇痛, 固定长骨骨折、保护脊柱, 并迅速转运。

(2) 威胁生命的严重胸外伤需在现场实行特殊急救处理: 张力性气胸需放置具有单向活瓣作用的胸腔穿刺针或胸腔闭式引流; 开放性气胸需迅速包扎和封闭胸部吸吮伤口; 对大面积胸壁软化的连枷胸伴呼吸困难者, 予以人工辅助呼吸。

2. 院内处理

(1) 非手术治疗: ①保持呼吸道通畅, 及时清除呼吸道分泌物和呕吐物。根据损伤部位、范围和性质给予相应处理, 如封闭伤口、胸腔穿刺或胸腔闭式引流等, 以改善呼吸和循环功能。②维持有效血容量: 建立静脉通路, 根据病情及时补液、输血等, 防治休克。③镇痛和预防感染: 对剧烈疼痛影响呼吸、咳嗽和活动的患者可使用镇痛药物; 有开放性损伤的患者, 给予创口换药。

(2) 手术治疗: 主要为剖胸探查, 根据损伤部位及程度给予相应处理。有下列情况时应急行剖胸探查手术: ①心脏大血管损伤; ②严重气管、支气管损伤或肺裂伤; ③胸腔内进行性出血; ④食管破裂; ⑤胸腹联合伤; ⑥大面积胸壁损伤; ⑦胸内存留较大异物。

【情境2: 入院护理】

▶ **问题 2　作为责任护士如何接待该患者? 如何做好护理评估?**

1. 接到急诊室电话, 初步了解患者性别、年龄、疾病诊断, 目前患者的病情等情况。

2. 通知医生。

3. 准备床单位, 重症胸外伤患者安置在抢救室, 准备气垫床。

4. 准备吸氧、吸引装置、心电监护仪, 备齐一切抢救物品及药品。

5. 与急诊室送入病房的护士详细交接, 做好护理记录。

6. 评估患者神志, 了解受伤时间、部位和经过, 察看有无昏迷、恶心、呕吐, 观察尿量尿色, 感受四肢末梢皮温, 了解接受过何种处理、有无药物过敏史; 评估患者生命体征是否平稳, 何种呼吸形态, 有无呼吸困难或发绀; 是否有咳嗽、咳痰, 痰量及性质; 有无咯血, 咯血次数和量; 有无反常呼吸运动, 气管位置是否偏移, 有无颈静脉怒张或皮下气肿, 有无活动障碍; 根据胸部 X 线等结果评估气胸的程度、性质以及有无胸内器官损伤; 评估患者有无恐惧或焦虑, 程度如何, 患者和家属对损伤及其预后的认知、心理承受程度和期望及经济承受能力等。

7. 配合医生做好进一步检查。

8.进行必要的健康指导　简单介绍疾病相关知识，指导患者卧床休息及床上活动，保持呼吸道通畅，及时咳出呼吸道分泌物等。

💡 知识窗

肋骨骨折

根据骨折断端是否与外界相通，肋骨骨折可以分为开放性肋骨骨折和闭合性肋骨骨折。根据损伤程度，肋骨骨折又分为单根单处肋骨骨折、单根多处肋骨骨折、多根单处肋骨骨折和多根多处肋骨骨折。

单根或多根肋骨单处骨折时，其上、下仍有完整肋骨支撑胸廓，对呼吸功能影响不大；若尖锐的肋骨断端内移刺破胸膜和肺组织，可产生气胸、血胸、皮下气肿、血痰、咯血等；若刺破肋间血管，尤其是动脉，可引起大量出血，导致病情迅速恶化。多根多处肋骨骨折将使局部胸壁失去完整肋骨支撑而软化，可出现反常呼吸运动，即吸气时软化区胸壁内陷，呼气时外突，称连枷胸（flail chest）。若软化区范围较大，可引起呼吸时双侧胸腔内压力不均衡，使纵隔左右扑动，影响换气和静脉血回流，导致体内缺氧和二氧化碳滞留，严重者可发生呼吸和循环衰竭。

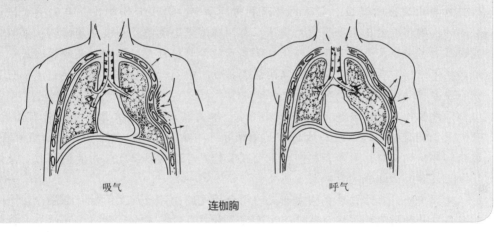

吸气　　　　　　　　　　　　呼气

连枷胸

▶▶ **问题3　目前患者首优的护理问题是什么？应采取哪些护理措施？**

1.患者目前首优的护理问题是气体交换障碍，与肋骨骨折导致的疼痛、胸廓运动受限、反常呼吸有关。

2.护理措施

（1）对于反常呼吸的患者，予胸带加压包扎以减轻或消除胸壁的反常呼吸运动，促进患侧肺复张。

（2）给氧，氧流量为3～5L/min。

（3）加强呼吸道护理，鼓励患者做深呼吸、咳痰，咳出呼吸道分泌物和血性痰液，必要时吸痰。

（4）雾化吸入每日2次。

（5）患者咳痰时，协助或指导其用双手按压患侧胸壁以减轻疼痛，必要时遵医嘱使用镇痛药。

（6）病情观察：①密切观察生命体征、神志、胸腹部活动及呼吸等情况，若有异常，及时报告医生并协助处理；②观察患者有无皮下气肿，记录气肿范围，若气肿迅速蔓延，应立即告知医生。

💡 知识窗

气胸的分类及处理

1. 闭合性气胸　空气通过胸壁或肺的伤道进入胸膜腔后，伤道立即闭合，气体不再进入胸膜腔，胸腔内负压被抵消，但胸膜腔内压仍低于大气压，使患侧肺部分萎陷、有效气体交换面积减少，影响肺的通气和换气功能。胸膜腔积气量决定伤侧肺萎陷的程度。少量气胸（肺压缩小于30%），没有呼吸困难者，无须特殊处理，一般可在1～2周内自行吸收；中量气胸（肺压缩30%～50%）可进行胸膜腔穿刺抽气；大量气胸（肺压缩大于50%）需立即行胸腔闭式引流术。后两者均可出现明显的低氧血症的症状。体征：可见患侧胸部饱满，叩诊呈鼓音；呼吸活动度降低，气管向健侧移位，听诊呼吸音减弱甚至消失。

2. 开放性气胸　胸膜腔通过胸壁伤口或软组织缺损处与外界大气相通，外界空气可随呼吸自由进出胸膜腔。空气的进出量与胸壁伤口大小密切相关，当胸壁缺损直径＞3cm时，胸膜腔内压几乎等于大气压，患侧肺将完全萎陷致呼吸功能障碍；若双侧胸膜腔内压力不平衡，患侧胸膜腔内压显著高于健侧时，可致纵隔向健侧移位，进一步使健侧肺扩张受限，表现为吸气时纵隔向健侧移位，呼气时又移回患侧，导致纵隔位置随呼吸而左右摆动，称为纵隔扑动。

开放性气胸患者表现为明显呼吸困难、鼻翼扇动、口唇发绀，重者伴有休克症状。可见患侧胸壁的伤道，颈静脉怒张，呼吸时可闻及气体进出胸腔伤口发出吸吮样声音，称为胸部吸吮伤口；颈部和胸部皮下可闻及捻发音；心脏、气管向健侧移位；患侧胸部叩诊呈鼓音，听诊呼吸音减弱或消失。

处理要点：将开放性气胸立即变为闭合性气胸；可使用无菌敷料在患者用力呼气末封盖伤口并加压包扎，然后做进一步处理，如吸氧、补充血容量、纠正休克；清创、缝合胸壁伤口并作闭式引流、抗感染等。

3. 张力性气胸　由气管、支气管或肺损伤裂口与胸膜腔相通，且形成活瓣，气体在每次吸气时从裂口进入胸膜腔，而呼气时裂口活瓣关闭，气体不能排出，使胸膜腔内积气不断增多，压力逐步升高，导致胸膜腔压力高于大气压，又称为高压性气胸。

患者表现为严重或极度呼吸困难、烦躁、意识障碍，大汗淋漓、发绀，气管明显移向健侧，颈静脉怒张，多有皮下气肿，伤侧胸廓饱满，叩诊呈鼓音，呼吸音消失。紧急处理是使用粗针头穿刺胸膜腔减压并外接单向活瓣装置。进一步用胸腔闭式引流并行抗感染等处理。

📋 【情境3：血胸护理】

患者入院后2h出现面色苍白、呼吸急促、脉搏细速、四肢湿冷。

▶▶ **问题 4　从哪些方面评估该患者病情？通过评估考虑该患者可能存在何种情况？**

1. 护理评估

（1）快速评估患者生命体征：HR 123 次 / 分，R 30 次 / 分，BP 88/47mmHg。

（2）评估气管位置、两侧呼吸音、有无皮下气肿、有无颈静脉怒张。结果：气管向左侧移位，右侧呼吸音减低，无皮下气肿，无颈静脉怒张。

（3）评估患者神志、尿量、肢端温湿度。结果：患者神志清楚、尿量少、四肢湿冷。

（4）评估静脉通路通畅情况。

（5）评估患者及家属的心理动态。

2. 经过评估该患者可能存在进行性血胸。

▶▶ **问题 5　如何动态观察该类患者病情变化？**

1. 严密监测生命体征，尤其注意呼吸形态、频率及呼吸音的变化，有无缺氧征象，如有异常，立即报告医生予以处理。

2. 观察胸腔引流液的量、颜色和性质。

（1）每小时引流量超过 200mL 并持续 3h 以上，引流出的血液很快凝固。

（2）持续脉搏加快，血压下降。

（3）补充血容量后血压仍不稳定，血压不回升或升高后又迅速下降。

（4）红细胞计数、血红蛋白及血细胞比容持续下降。

（5）胸腔积血的血红蛋白和红细胞计数与周围血相接近，且离体后迅速凝固。

（6）胸膜腔穿刺因血液凝固抽不出血液，但 X 线检查显示胸膜腔阴影继续增大。

以上情况则提示有活动性出血的可能，应积极做好开胸手术的术前准备。

▶▶ **问题 6　针对该情况，作为责任护士该如何处理？**

1. 安置体位　改半卧位为平卧位，准备急诊手术。

2. 维持有效循环血量和组织灌注量　立即建立两路以上静脉通道（必要时一路输血、一路输液）。积极补充血容量和抗休克，遵医嘱合理安排输注晶体和胶体溶液，根据血压和心肺功能状态等控制补液速度。

3. 通知患者禁食、禁饮。

4. 送检急诊血常规、凝血功能、血气分析，备皮、备血。

5. 协助患者更换手术衣裤，备好带入手术室中用物，如水封瓶等，取下义齿、手表等贵重物品，交予家属保管。

6. 通知电梯及手术室，带便携式心电监护及氧气小钢瓶与医生共同护送患者入手术室，途中做好监护，并与手术室护士做好交接班。

🔬 **知识窗**

血胸

血胸是指胸膜腔积血。血胸与气胸可同时存在，称为血气胸。

1. 病因　多由胸部损伤所致，肋骨断端或利器损伤胸部均可能刺破肺、心脏、血管而导致胸膜腔积血。

2. 临床表现

（1）症状：血胸的症状与出血量相关，小量血胸（成人 ≤ 0.5L）可无明显症状。中量（0.5 ~ 1.0L）血胸和大量（> 1.0L）血胸，特别是急性出血时，可出现低血容量性休克表现，表现为面色苍白、脉搏细速、血压下降、四肢湿冷、末梢血充盈不良等，同时伴有呼吸急促等胸腔积液的表现。血胸患者多并发感染，表现为高热、寒战、出汗和疲乏等全身表现。

（2）体征：患侧胸部叩诊呈浊音、肋间隙饱满、气管向健侧移位、呼吸音减弱或消失等。

3. 辅助检查

（1）实验室检查：血常规检查显示血红蛋白和血细胞比容下降。继发感染者，血白细胞计数和中性粒细胞比例增高，积血涂片和细菌培养可发现致病菌。

（2）影像学检查：①胸部 X 线：小量血胸者，胸部 X 线检查仅显示肋膈角消失。大量血胸时，显示胸膜腔有大片阴影，纵隔移向健侧；合并气胸者可见液平面。②胸部 B 超：可明确胸腔积液位置和量。

4. 处理原则

（1）非进行性小量血胸：小量积血不必穿刺抽吸，可自行吸收。

（2）中、大量血胸：早期行胸膜腔穿刺抽除积血，必要时行胸腔闭式引流，以促进肺膨胀，改善呼吸。

（3）进行性血胸：及时补充血容量，防治低血容量性休克；立即开胸探查、止血。

（4）凝固性血胸：为预防感染和血块机化，于出血停止后数日内需经手术清除积血和血凝块；对于已机化血块，待病情稳定后早期行血块和胸膜表面纤维组织剥除术；已感染血胸按脓胸处理，及时作胸腔引流，排尽积血、积脓，若无明显效果或肺复张不良，尽早手术清除感染性积血，剥离脓性纤维膜。

📋 **【情境 4：术后护理】**

患者在全麻下行剖胸探查、止血术，术后返回病房，带胸膜腔闭式引流管、导尿管、颈内深静脉置管各一根。

▶▶ **问题 7　该患者手术结束返回病房，作为责任护士应该如何接待？**

1. 安全搬移患者至病床，全麻未清醒时予去枕平卧位，头偏向一侧，防止误吸，麻醉清醒、血压平稳后改半卧位，以利胸腔引流。

2. 评估患者意识及生命体征，评估感知觉恢复情况和四肢活动度。

3. 遵医嘱吸氧、心电监护。

4. 检查切口部位及敷料包扎情况，有效固定引流管并观察引流液的颜色、量、性质，按要求做好标识。

5. 检查输液通路并调节滴速。

6. 与麻醉医生或复苏室护士交接班并签字。

7. 告知患者及家属注意事项。

8. 核对并执行术后医嘱。

9. 做好护理病情记录。重点记录：患者返回病房时间、麻醉方式及手术方式、麻醉清醒状态、生命体征、术后体位、切口敷料情况、引流情况、输液用药、氧疗情况、饮食、有无压疮、跌倒坠床评估等；术后主要医嘱执行情况及重要的告知如镇痛药使用情况。

▶▶ **问题 8　该如何做到维持循环稳定？**

1. 严密监测患者的心率、心律、血压、脉搏，必要时监测中心静脉压。

2. 观察患者有无胸闷、心悸、出汗，观察末梢循环情况。

3. 观察患者卧位，能否平卧，有无端坐呼吸。

4. 遵医嘱记录 24h 尿量和（或）出入量。

5. 评估水、电解质、酸碱是否平衡。

6. 合理安排补液速度和顺序。

▶▶ **问题 9　如何做该患者的术后宣教？**

1. 饮食指导　麻醉完全清醒，4 ～ 6 个小时后，无恶心、呕吐即可饮水，若无不适即可进食，饮食宜高蛋白、高能量、高维生素、易消化食物。

2. 休息与活动　根据病情循序渐进增加活动量，鼓励患者早期活动。施行特殊固定、有制动要求、休克、心力衰竭、严重感染、出血等情况的患者不宜早期活动。活动时注意观察病情，若有头晕、呼吸困难等不适，及时休息，避免劳累。

3. 加强护理安全防护措施，防止坠床跌倒等。

4. 呼吸道护理　加强翻身，鼓励深呼吸及有效咳嗽，雾化吸入协助排痰。

5. 做好基础护理，防止并发症发生，加强健康宣教，促进患者早日康复。

知识窗

胸腔闭式引流放置的位置

1. 引流气体　锁骨中线第 2 肋间，选用质地较软、管径为 1cm 的塑胶管，既能达到引流的目的，又可减少局部刺激，减轻疼痛。

2. 引流液体　腋中线和腋后线之间第 6 ～ 8 肋间，宜选用质地较硬、管径为 1.5 ～ 2cm 的硅胶管，不易折叠堵塞而利于引流通畅。

3. 脓胸　常选在脓液积聚的最低位。

▶▶ **问题 10　如何做好胸膜腔闭式引流管护理？**

1. 评估胸膜腔闭式引流管外露长度，妥善固定，定时挤压，翻身时避免受压、扭曲、折叠，保持引流管通畅。

2. 鼓励患者作咳嗽、深呼吸运动和变换体位，以利胸腔内液体、气体排出，促进肺扩张。

3. 保持管道的密闭，引流瓶长管没入水中 3 ～ 4cm，并保持直立；严格无菌操作，防止逆行感染，引流瓶应低于胸壁引流口 60 ～ 100cm；密切观察引流液的性质、颜色、量的变化，有无气体溢出并做好记录。

4. 一般术后引流 48～72h 后，临床观察无气体溢出，或引流量明显减少且颜色变浅，24h 引流液小于 50mL 即可拔管。

【情境 5：出院护理】

患者术后第 12 天，体温 36.8℃，呼吸 18 次 / 分，脉搏 76 次 / 分，血压 112/62mmHg。神志清楚，呼吸平稳，无咳嗽咳痰，肺复张良好，胸腔引流管已拔除，胸痛减轻，疼痛评分 1 分，切口愈合良好，准备出院。

▶▶ **问题 11　作为责任护士，如何为该患者做好出院指导？**

1. 注意休息，根据体力适当活动，避免剧烈运动及重体力劳动。
2. 合理饮食，多食高蛋白、富含维生素、易消化食物。
3. 保持呼吸道通畅，注意保暖，预防呼吸道感染。
4. 1 个月后门诊复查，肋骨骨折者 3 个月后复查 X 光胸片。

【想一想】

宋先生，32 岁，3h 前车祸致树枝刺入右胸部。伤后半小时由救护车送入院，自诉胸痛、胸闷、呼吸困难、呼吸受限。查体：HR 105 次 / 分，BP 90/62mmHg，R 26 次 / 分。右胸壁有一直径约 3cm 树枝刺入但未闻及空气出入的声音，右胸部触压痛明显。胸部 X 线提示：右侧第 4、5、6 肋多发肋骨骨折，右肺萎陷 40%，右侧胸腔积气，气管、纵隔略向左移位，右胸壁异物。此患者初步诊断为开放性胸外伤、开放性气胸、多根多处肋骨骨折。

（1）针对以上情况，现场应采取哪些急救措施？
（2）此患者主要的护理诊断 / 问题有哪些？主要的护理措施有哪些？

任务二　肺癌患者的护理

◎ ◀◀【任务情境】

周某某，男，65 岁，退休干部。

主诉：发现肺部阴影 7 年余。

现病史：患者 7 年余前胸部 CT 检查提示肺部阴影，无胸闷气闭，无咳嗽咳痰，无畏寒发热，无盗汗乏力，无胸痛咯血等不适。定期复查，发现结节无缩小。8 个月前检出甲状腺功能亢进症，未进行手术治疗。近 1 个月前出现活动后胸闷，程度不剧烈，持续约数分钟，休息后可缓解，现建议住院治疗。门诊以"肺部阴影待查"收入院。

既往史：患者有颈椎手术史、甲状腺功能异常病史。吸烟 20 余年，每天 1 包，现已戒烟。

入院查体：T 36.5℃，P 79 次 / 分，R 20 次 / 分，BP 140/59mmHg，SO_2 97%，疼痛评分 0 分。神志清，精神可，气管居中，颈部及锁骨上浅表淋巴结未及肿大，双肺呼吸音清，双肺未闻及明显干湿啰音，心律齐，心音中等，腹软，无压痛，双下肢无水肿。

辅助检查：

（1）肺功能检查 + 弥散功能检查：通气功能正常，弥散功能正常。

（2）胸部 CT 增强扫描 + 病灶三维重建：①右肺上叶前段磨玻璃结节，直径 28mm，考虑微浸润腺癌可能，请结合临床；②两肺尖少量纤维灶，两肺散在含气囊腔；③少量心包积液。

（3）实验室检查：血红蛋白 115g/L；白细胞计数 4.6×10^9/L；红细胞计数 3.77×10^{12}/L；血小板计数 163×10^9/L。

医疗诊断：1. 孤立性肺结节（右肺上叶结节：肺癌？）。

　　　　　2. 颈椎术后。

　　　　　3. 甲亢。

▤ 【情境 1：入院护理】

▶▶ **问题 1　作为责任护士如何接待该患者？如何做好护理评估？**

1. 积极安置患者，介绍病区环境、主管医生及护士。

2. 评估要点

（1）健康史及相关因素：①有无吸烟史、患者职业、有无接触有害化学物史。②家族中有无肺癌或其他肿瘤病史。③有无慢性肺部疾患史、其他部位肿瘤病史或手术治疗史，有无伴随疾病，如糖尿病、冠心病、高血压、慢性支气管炎等。

（2）症状体征：有无咳嗽、咳痰、发热、咯血、胸痛、呼吸困难，有无发绀、贫血、杵状指，有无低蛋白血症，等等。

（3）辅助检查：了解 X 光胸片、肺功能检查、胸部 CT、纤维支气管镜、颈部及腹部 B 超头颅 CT、ECT 等辅助检查的结果。

（4）心理和社会支持状况：评估患者对疾病的认知程度，了解其有何思想负担，评估家属对患者的关心程度及经济承受能力等。

3. 护理体检。

4. 配合医生做好进一步检查。

5. 进行必要的健康指导　简单介绍疾病相关知识，指导痰标本的留取及相关特殊检查注意事项。

知识窗

肺癌

肺癌（lung cancer）是多数起源于支气管黏膜上皮的恶性肿瘤，因此也称支气管肺癌。肺癌的病因至今尚不完全明确，认为与下列因素有关。

1. 吸烟　是肺癌的重要致病因素。烟草内含有苯并芘等多种致癌物质。吸烟量越多、时间越长、开始吸烟年龄越早，则肺癌发病率越高。资料表明，多年每日吸烟达 40 支以上者，肺鳞癌和肺小细胞癌的发病率比不吸烟者高 4～10 倍。

2. 化学物质　已被确认可导致肺癌的化学物质包括石棉、铬、镍、铜、锡、砷、二氯甲醚、氡、芥子体、氯乙烯、煤烟焦油和石油中的多环芳烃等。

3. 空气污染　包括室内污染和室外污染。室内空气污染主要指煤、天然气等燃烧过程中产生的致癌物。室外空气污染包括汽车尾气、工业废气、公路沥青在高温下释放的有毒气体等。

4. 人体内在因素　如免疫状态、代谢活动、遗传因素、肺部慢性感染、支气管慢性刺激、结核病史等，也可能与肺癌发病有关。

5. 其他　长期、大剂量电离辐射可引起肺癌。癌基因（如 *ras*、*erb-B2* 等）的活化或肿瘤抑制基因（*p53*、*RB* 等）的丢失与肺癌发病也有密切联系。

▶▶ **问题 2　作为心胸外科的护士，在带教过程中该如何向实习医生介绍该疾病的临床表现？**

肺癌的临床表现与癌肿的部位、大小、是否压迫和侵犯邻近器官及有无转移等密切相关。

1. 早期　多无明显表现，癌肿增大后常出现以下表现。

（1）咳嗽：最常见，为刺激性干咳或咳少量黏液痰，抗炎治疗无效。当癌肿继续长大引起支气管狭窄时，咳嗽加重，呈高调金属音。若继发肺部感染，可有脓性痰，痰量增多。

（2）血痰：以中心型肺癌多见，多为痰中带血点、血丝或断续地少量咯血；癌肿侵犯大血管可引起大咯血，但较少见。

（3）胸痛：为肿瘤侵犯胸膜、胸壁、肋骨及其他组织所致。早期表现为胸部不规则隐痛或钝痛。

（4）胸闷、发热：当癌肿引起较大支气管不同程度的阻塞，发生阻塞性肺炎和肺不张时，临床上可出现胸闷、局限性哮鸣音、气促和发热等症状。

2. 晚期 除发热、体重减轻、食欲减退、倦怠及乏力等全身症状外，还可出现癌肿压迫、侵犯邻近器官及组织或发生远处转移的征象。

（1）压迫或侵犯膈神经：引起同侧膈肌麻痹。

（2）压迫或侵犯单侧喉返神经：引起声带麻痹、声音嘶哑。

（3）压迫上腔静脉：引起上腔静脉综合征，表现为上腔静脉回流受阻，面部、颈部、上肢和上胸部静脉怒张，皮下组织水肿，上肢静脉压升高。可出现头痛、头晕或晕厥。

（4）侵犯胸膜及胸壁：可引起剧烈持续的胸痛和胸腔积液。若侵犯胸膜则为尖锐刺痛，呼吸及咳嗽时加重；若压迫肋间神经，疼痛可累及其神经分布区；若侵犯肋骨或胸椎，则相应部位出现压痛。胸膜腔积液常为血性，大量积液可引起气促。

（5）侵入纵隔、压迫食管：可引起吞咽困难、支气管-食管瘘。

（6）上叶顶部肺癌：亦称 Pancoast 肿瘤。可侵入纵隔和压迫位于胸廓上口的器官或组织，如第 1 肋间、锁骨下动静脉、臂丛神经等而产生剧烈胸肩痛、上肢静脉怒张、上肢水肿、臂痛和运动障碍等；若压迫颈交感神经则会引起同侧上眼睑下垂、瞳孔缩小、眼球内陷、面部无汗等颈交感神经综合征（Horner 综合征）表现。

（7）肿瘤远处转移征象：①脑：头痛最为常见，出现呕吐、视觉障碍、性格改变、眩晕、颅内压增高、脑疝等。②骨：局部疼痛及压痛较常见，转移至椎骨等承重部位则可引起骨折、瘫痪。③肝：肝区疼痛最为常见，出现黄疸、腹水、食欲减退等。④淋巴结：引起淋巴结肿大，多位于前斜角肌区，无痛，质硬。

3. 非转移性肺外表现 包括内分泌、神经肌肉、结缔组织、血液系统和血管的异常改变，又称副肿瘤综合征。常见有：①内分泌紊乱与代谢异常：库欣综合征、类癌综合征、抗利尿激素（ADH）分泌增加、促性腺激素（HCG）分泌增加。②神经肌肉系统表现：肌无力和多发性肌炎；末梢神经病，肌肉疼痛和感觉异常；小脑变性；共济失调，眩晕，眼球震颤。③结缔组织和骨骼系统：肥大性肺性骨关节病；黑棘皮症：腋窝或肢体屈面皮肤增厚，色素沉着；硬皮病。④血液系统：血栓性表现：移动性栓塞性静脉炎、心内膜炎；出血性表现：弥散性血管内凝血（DIC）、贫血、血小板减少性紫癜。

【情境 2：术前护理】

该患者支气管镜活体组织检查（简称活检）示：中低分化鳞癌。目前诊断明确，无明显手术禁忌证，拟手术治疗。

▶▶ **问题 3 术前如何指导患者进行呼吸功能锻炼？**

1. 呼吸功能锻炼前的准备 使全身肌肉尽量放松，通过减轻其紧张度减少能量消耗，消除紧张情绪。

2. 缩唇呼吸 从鼻子自然吸气 1 次，此时一边数 1、2，再从自然状态开始呼气缩唇（口形如吹口哨状）缓慢把气体呼出来，此时一边数 1、2、3、4，注意呼气时间是吸气时间的两倍。

3. 腹式呼吸 一只手放于胸前，呼吸时这只手几乎感觉不到在动。另一只手放在腹部，吸气时确认腹部突出，想象着使腹中的气球膨胀起来的感觉；呼气时确认腹部向里凹陷，想象着气球放气时的情景，反复练习5min。

▶▶ **问题4　如何做好术前准备？术前需做哪些健康指导？**

1. 立即做必要的检查化验，如血常规、血气分析等。

2. 做好以下术前准备

（1）右胸部皮肤准备。

（2）备血。

（3）必要时做药敏试验。

（4）做好手术标识。

（5）更换手术衣裤等。

（6）准备好水封瓶等带入手术室。

3. 术前健康指导

（1）简单介绍疾病，解释手术的名称、手术的必要性、手术前准备的内容，取得患者的配合。

（2）告知麻醉的方法和麻醉中的注意事项，解除患者的紧张。

（3）告知患者术前不能进食、进水，并解释原因，防止术中发生意外。

（4）告知患者术中的注意事项、需要的配合等。

（5）指导腹式深呼吸及有效咳嗽。

📋🗂 【情境3：术后护理】

完善术前准备，患者在气管插管全麻下行胸腔镜下胸腔粘连松解＋右上肺癌根治术（右上肺前段切除＋纵隔淋巴结活检）。术中冰冻切片快速病理检查示：（右上肺结节）首先考虑原位腺癌。带回第5肋间胸腔引流管一根接引流瓶，导尿管一根。

▶▶ **问题5　作为责任护士，如何做好肺癌患者的术后护理？**

1. 安置患者体位

（1）一般体位：患者未清醒前取平卧位，头偏向一侧，以免呕吐物、分泌物吸入而致窒息或并发吸入性肺炎。清醒且血压稳定者，可改为半坐卧位，以利于呼吸和引流。避免采用头低足高仰卧位，以防因膈肌上升而妨碍通气。若有休克现象，可抬高下肢或穿弹性袜以促进下肢静脉血液回流。

（2）特殊情况下患者体位：①肺段切除术或楔形切除术者，尽量选择健侧卧位，以促进患侧肺组织扩张。②一侧肺叶切除者，如呼吸功能尚可，可取健侧卧位，以利于手术侧残余肺组织的膨胀与扩张；如呼吸功能较差，则取平卧位，避免健侧肺受压而限制肺的通气功能。③全肺切除术者，避免过度侧卧，可取1/4侧卧位，以预防纵隔移位和压迫健侧肺而致呼吸循环功能障碍。④血痰或支气管瘘者，取患侧卧位。

2. 加强呼吸道护理

（1）氧气吸入。

（2）观察呼吸频率、幅度及节律，健侧呼吸音，有无气促、发绀等缺氧征象以及血氧饱和度等。

（3）鼓励并协助患者深呼吸及有效咳嗽，每 1～2h 1 次。定时给患者叩背，叩背时由下向上，由外向内轻叩震荡，使存在于肺叶、肺段处的分泌物流至支气管中并咳出。咳嗽时，护士站在患者健侧，双手紧托伤口部位以固定胸部伤口。固定胸部时，手掌张开，手指并拢。

（4）雾化吸入，以稀释痰液，利于痰液咳出。

（5）必要时吸痰。

3. 观察病情　观察患者神志、面色、生命体征，手术后 2～3h 内，每 15min 测量生命体征 1 次；脉搏和血压稳定后改为 30min 至 1h 测量 1 次；次日 2～4h 测量 1 次；生命体征平稳者改为每日测量 3 次，连续观察 1 周。定时观察呼吸并呼唤患者，防止因麻醉不良反应引起的呼吸暂停。注意观察有无呼吸窘迫，若有异常，立即通知医生。肺癌术后 24～36h，患者血压常会有波动，需严密观察肢端温度、甲床、口唇及皮肤色泽，周围静脉充盈情况，等等。若血压持续下降，应考虑是否存在心功能不全、出血、疼痛、组织缺氧或循环血量不足等情况。

4. 饮食和活动

（1）全肺切除术后患者如无不适，应鼓励早期离床活动，根据患者情况逐渐增加活动量，若出现头晕、气促、心动过速和出汗等症状时应立即停止活动。

（2）促进手术侧手臂和肩关节的运动，预防术侧胸壁肌肉粘连、肩关节强直及失用性萎缩。患者麻醉清醒后，可协助进行臂部、躯干和四肢的轻度活动，术后第 1 天开始做肩、臂的主动运动，如伸臂、内收并前屈上肢、肩臂弯曲、上举、内收肩胛骨等，鼓励患者取直立的功能位，预防脊柱侧弯，以维持正常姿势。为使患者锻炼术侧肩臂，可将床旁桌放在术侧，鼓励患者使用术侧手臂去拿东西、吃饭及牵拉布条，自己练习坐起及卧下。

（3）麻醉清醒后且无恶心现象即可饮水，若无不适即可进食，宜食高蛋白、高能量、高维生素、易消化食物。注意有无胃扩张引起的膈肌上抬，导致余肺受压，出现呼吸困难、心率加快等现象。腹胀的患者应给予腹部热敷、按摩，必要时行胃肠减压。

5. 维持体液平衡　术后严格控制输液的量和速度，防止前负荷过重而导致肺水肿。全肺切除术后患者应控制钠盐摄入量。一般而言，24h 补液量宜控制在 2000mL 以内，速度以 20～30 滴 / 分为宜。

6. 维持胸腔引流通畅

（1）观察病情：定时观察胸腔引流管是否通畅，注意负压波动，定期挤压，防止堵塞。观察引流液的量、颜色和性质，一般术后 24h 内引流量约 500mL，为手术创伤引起的渗血、渗液及术中冲洗胸腔残余的液体。

（2）全肺切除术后胸腔引流管的护理：一侧全肺切除术后的患者，由于两侧胸膜腔内压力不平衡，纵隔易向手术侧移位。因此，全肺切除术后患者的胸腔引流管一般呈钳闭状态，以保证术后患侧胸壁有一定的渗液，减轻或纠正纵隔移位。随时观察患者的气管是否居中，有无呼吸或循环功能障碍。若气管明显向健侧移位，应立即听诊肺呼吸音，在排除肺不张后，可酌情放出适量的气体或引流液，气管、纵隔即可恢复中立位。但每次放液量不宜超过 100mL，速度宜慢，避免快速多量放液引起纵隔突然移位，导致心搏骤停。

（3）拔管：术后 24 ～ 72h 患者病情平稳，暗红色血性引流液逐渐变淡、无气体及液体引流后，可拔除胸腔引流管。

7. 伤口护理　观察伤口是否干燥，有无渗血，伤口周围有无皮下气肿，等等。

8. 并发症的观察　出血、肺部感染、心律失常、肺水肿、急性呼吸衰竭、支气管胸膜瘘、肺动脉栓塞等。

【情境 4：胸腔闭式引流护理】

患者术后带回第 5 肋间胸腔引流管一根接引流瓶。

▶▶ **问题 6　如何做好胸腔闭式引流的护理？**

1. 评估要点

（1）评估胸管留置日期、深度、固定情况。

（2）评估引流液的颜色、性质及量，如每小时超过 200mL 连续 3h 以上，且血色过深或伴有血块，遵医嘱做好开胸止血准备。

（3）评估水柱波动情况及有无漏气。若出现漏气或漏气程度加重，应报告医生及时处理。（Ⅰ度漏气：咳嗽时有气泡溢出；Ⅱ度漏气：深呼吸或讲话时有气泡溢出；Ⅲ度漏气平静呼吸状态下有气泡溢出。）

（4）评估患者的呼吸情况及局部有无渗液、出血、皮下气肿等。如发现异常，应及时处理。

（5）评估有无出血、感染、气胸等并发症发生。

2. 护理措施

（1）保持引流通畅：①取半卧位，以利引流及呼吸。②鼓励患者深呼吸及咳嗽，促使胸膜腔内液体及气体排出，使肺复张。③避免引流管受压或曲折，经常挤压，防止引流管被血块或脓块堵塞。④引流液多时及时更换水封瓶（胸管长管液面下不要超过 6cm），保持引流瓶水平面低于胸腔引流出口平面不少于 60cm。

（2）保持引流系统的密闭性：①胸管长管保持在液面下 2 ～ 3cm。②更换水封瓶及转运患者时需用两把血管钳夹闭胸管。胸管有漏气的患者在转运途中不能夹闭胸管。

（3）预防感染：严格无菌操作，每天更换水封瓶，防止感染。保持引流瓶低于胸膜腔，防止逆行感染。

（4）有效固定，防止滑脱。一旦胸管滑脱，立即压住敷料或将管口两边的皮肤向中间挤压，以免空气进入胸膜腔，立即通知医生。如胸管不慎与水封瓶接口脱开，应立即将上段胸管反折，按流程更换水封瓶，并鼓励患者咳嗽，排出胸膜腔内气体。

（5）健康教育：①翻身及活动时保持水封瓶直立并低于腰部。②防止引流管扭曲滑脱及滑脱后的应急方法。

（6）拔管指征：引流管中无气体排出，胸腔引流量在 100mL/24h 以下，引流管中液面波动小或固定不动，听诊余肺呼吸音清晰，胸部 X 线片显示肺复张良好，即可拔除胸管。

拔管 24h 内观察患者的呼吸情况及局部有无渗液、出血、漏气、皮下气肿等。发现异常，及时处理。

📖 **知识窗**

肺动脉栓塞

肺动脉栓塞（PE）是内源性或外源性栓子堵塞肺动脉或其分支引起肺循环障碍的临床和病理生理综合征。其中最主要、最常见的种类为肺动脉血栓栓塞，肺动脉栓塞后发生肺出血或坏死者称肺梗死。

肺动脉血栓栓塞的三要素：①血流停滞；②血液高凝状态；③血管壁损伤。

肺动脉栓塞的临床表现取决于肺栓塞的程度及部位。基本包括以下四个临床综合征。

①急性肺源性心脏病：突发呼吸困难、濒死感、发绀、右心衰竭、低血压、肢端湿冷，见于突然栓塞两个肺叶以上的患者。

②肺梗死：突发呼吸困难、胸痛、咯血，伴胸膜摩擦音或胸腔积液。

③"不能解释的呼吸困难"：栓塞面积相对较小，是提示无效腔增加的唯一症状。

④慢性反复性肺血栓栓塞：起病缓慢，发现较晚，主要表现为重症肺动脉高压和右心功能不全。

📋 **【情境 5：并发症护理】**

患者术后第一天，出现烦躁不安，胸腔闭式引流瓶中 2h 引流出鲜红色血性液体 300mL，伴有血凝块，2h 尿量 50mL，BP 92/54mmHg，P 112 次 / 分。

▶▶ **问题 7　该患者发生了什么？该如何处理？**

该患者出现了术后出血的并发症。

原因：手术时胸膜粘连紧密、止血不彻底或血管结扎线脱落，胸腔内大量毛细血管充血及胸腔内负压等因素均可导致胸腔内出血。

处理方式如下。

（1）应密切观察患者的生命体征。

（2）定时检查伤口敷料及引流管周围有无渗血情况，胸腔引流液的量、颜色和性质。

（3）当引流的血性液体量多（每小时 100 ~ 200mL）、呈鲜红色、有血凝块，患者出现烦躁不安、血压下降、脉搏增快、少尿等血容量不足的表现时，应考虑有活动性出血。需立即通知医生。

（4）遵医嘱使用止血药、补液、输血及监测血常规、凝血功能等，协助做好床边 B 超及 X 线检查。

（5）保持胸腔引流管的通畅，确保胸内积血能及时排出，注意保温。

（6）如果成人患者胸管引流量 > 200mL/h，持续 3h 以上，或总量 > 1000mL，遵医嘱做好再次开胸手术的准备。

【情境6：出院护理】

现患者胸腔引流管已拔除，切口愈合好，T 36.8℃，R 20次/分，P 84次/分，BP 128/70mmHg，精神状态良好，予出院。

▶▶ **问题8　作为责任护士，应如何为该患者做好出院指导？**

1. 注意休息，避免重体力劳动，每天保证充分休息与活动。

2. 保持良好的口腔卫生，避免出入公共场所或与上呼吸道感染者接近，避免居住或工作于布满灰尘、烟雾及化学刺激物品的环境。

3. 保持愉快的心情，消除一切不良习惯，劳逸结合，提高自身免疫力。

4. 保持良好的营养状况，进食高蛋白、高能量、高维生素、易消化食物，戒烟。

5. 出院后数星期内，仍应进行术侧上肢功能锻炼。

6. 自我检测　若出现伤口疼痛、剧烈咳嗽、咯血或有进行性倦怠等情况，应立即回院就诊。

7. 定期复查　来院咨询是否需要术后化疗（或放疗）等辅助治疗。

知识窗

吸烟与肺癌

吸烟人群中易患肺癌者与下列因素有关。

① 吸烟20年以上。

② 20岁以下开始吸烟。

③ 每天吸烟20支以上。

④ 一支接一支抽，吸剩的烟头短。

⑤ 每天吸进的烟量多，且大部分吸入肺部。

⑥ 有慢性支气管炎且吸烟者。

知识窗

出现哪些情况应怀疑肺癌？

有下列情况应怀疑肺癌，尤其是40岁以上吸烟者。

① 刺激性干咳，持续2～3周，治疗无效，或原有咳嗽性质改变。

② 反复咯血或胸痛。

③ 同一部位反复出现肺炎。

④ 单侧局限性哮鸣音或局限性肺气肿、肺不张。

⑤ 原因不明的四肢关节痛及杵状指（趾）。

⑥ 肺结核经抗结核治疗后阴影无变化或增大。

⑦ 原因不明的肺脓肿，无中毒症状、无大量脓痰。

⑧ 血性胸腔积液或胸腔积液在治疗过程中增长迅速。

【想一想】

1. 肺癌除了手术治疗，还有哪些治疗方法？

2. 李先生，55 岁。胸闷、咳嗽、痰中带血、低热 3 个月余。胸部 X 线示：右肺门旁 3.4cm×3.5cm 块状阴影，同侧肺门淋巴结肿大。纤维支气管镜检查确诊为右侧中心型肺癌。该患者在全麻下行右侧全肺叶切除术＋淋巴结清扫术。术后麻醉清醒拔除气管插管返回病房，自诉疼痛、胸闷、咳嗽、痰液难以咳出，且呼吸费力。查体：患者呈痛苦面容，口唇发绀，T 37.2℃，P 97 次 / 分，BP 123/79mmHg，R 29 次 / 分，左肺可闻及痰鸣音。

（1）该患者目前主要的护理诊断 / 问题是什么？

（2）针对该问题，如何进行护理？

3. 肺癌术后常见并发症的临床表现及处理包括哪些内容？

任务三 | 食管癌患者的护理

【任务情境】

董某某，男，59岁，农民。

主诉：进行性吞咽困难2个月余。

现病史：患者2个月余前无明显诱因出现进食哽噎感，进食米饭尤甚，进流质、半流食可，当时无胸闷气闭，无畏寒发热，无胸骨后烧灼感，未重视及就诊，上述症状持续存在，并进行性加重，10天前进食米汤即感吞咽困难。患者近期体重下降7.5kg。4天前就诊我院门诊，胃十二指肠镜检查（普通）示：食管中下段恶性肿瘤（溃疡型）。门诊以"食管恶性肿瘤"收入院。

既往史：患者既往有喉癌根治手术史，声音嘶哑。有饮酒史，饮酒30年，常饮白酒，平均每日饮酒半斤，已劝戒。有抽烟史30年，平均每日吸烟20支，已戒烟4年。

入院查体：T 36.6℃，P 88次/分，R 18次/分，BP 125/84mmHg，SO$_2$ 98%，疼痛评分0分。神志清，精神可，双肺呼吸音清，心律齐，浅表淋巴结未及肿大，双下肢无水肿。

辅助检查：

（1）实验室检查：血红蛋白147g/L；白细胞计数9.6×10^9/L；红细胞计数4.90×10^{12}/L；血小板计数246×10^9/L；超敏C反应蛋白29.19mg/L。

（2）胃十二指肠镜检查（普通）：食管中下段恶性肿瘤（溃疡型）。

（3）内镜病理切片：（食管）鳞状细胞癌。

医疗诊断：1. 食管鳞状细胞癌。

　　　　　2. 喉癌根治术后。

【情境1：入院护理】

▶▶ **问题1　如何接待该患者？如何做好护理评估？**

1. 积极安置患者，介绍病区环境、主管医生及护士。

2. 评估健康史　①一般情况：评估患者的年龄、性别、婚姻、职业、居住地和饮食习惯等。②疾病史：评估患者在吞咽食物时，有无哽噎感，胸骨后烧灼样、针刺样或牵拉摩擦样疼痛；有无进行性吞咽困难等病史。③既往史：患者有无糖尿病、冠心病、高血压等病史。④家族史：家族中有无肿瘤患者等。

3. 评估身体状况　①局部：了解患者有无吞咽困难、呕吐等；有无疼痛，疼痛的部位和性质，是否因疼痛而影响睡眠。②全身：评估患者的营养状况，有无消瘦、贫血、脱水或衰弱；了解患者有无锁骨上淋巴结肿大和肝肿块；有无腹水、胸腔积液等。③辅助检查：了解食管造影、内镜及超声内镜检查、CT等的结果，以判断肿瘤的位置、有无扩散或转移。

4. 评估心理 - 社会状况　评估患者对该疾病的认知程度以及主要存在的心理问题；评估患者家属对患者的关心程度、支持力度、家庭经济承受能力如何等。

5. 护理查体。

6. 配合医生做好进一步检查。

7. 进行健康指导　介绍疾病相关知识，指导患者戒烟，解释戒烟的必要性和重要性。指导患者进食高蛋白、富含维生素饮食，避免刺激性食物；少量多餐，细嚼慢咽，保持口腔清洁，餐后漱口；指导正确留取相关标本，及时完善各项检查；指导并训练有效咳嗽及腹式深呼吸。

💡 知识窗

食管癌的临床表现

早期：症状常不明显，但在吞咽粗硬食物时可能有不同程度的不适感觉，包括咽下食物时的哽噎感，胸骨后烧灼样、针刺样或牵拉摩擦样疼痛。食物通过缓慢，并有停滞感或异物感。哽噎停滞感常通过吞咽水后缓解消失。症状时轻时重，进展缓慢。

中晚期：食管癌典型的症状为进行性吞咽困难，先是难咽干的食物，继而是半流质食物，最后滴水难进。常吐黏液样痰，为下咽的唾液和食管的分泌物。患者逐渐消瘦、脱水、乏力。持续胸痛或背痛表示为晚期症状，癌已侵犯食管外组织。当癌肿梗阻所引起的炎症水肿暂时消退，或部分癌肿脱落后，梗阻症状可暂时减轻，常误认为病情好转。若癌肿侵犯喉返神经，可出现声音嘶哑；若压迫颈交感神经节，可产生 Horner 综合征；若侵入气管、支气管，可形成食管气管瘘或食管支气管瘘，出现吞咽水或食物时剧烈呛咳，并发生呼吸系统感染。最后出现恶病质状态。若有肝、脑等脏器转移，可出现黄疸、腹水、昏迷等症状。

📋 【情境 2：术前放疗护理】

医嘱予术前放疗。

▶▶ **问题 2　作为责任护士如何做好放疗护理？**

1. 放疗前，由于对放疗缺乏正确认识，患者存在不同程度的焦虑、恐惧心理，情绪低落，护士应关心、体贴患者，耐心做好解释安慰工作，告知治疗的重要性，向患者讲解放疗的相关护理知识，治疗中可能出现的并发症及需要配合的注意事项，主要的放疗不良反应及应对方法，并请康复放疗患者现身说法，以取得患者配合。

2. 照射野皮肤的护理　照射前应向患者说明保护照射野皮肤对预防放射性皮炎的重要性。如选用全棉柔软内衣，避免粗糙衣物摩擦；照射野可用温水和柔软毛巾轻轻沾洗，局部禁用肥皂擦洗或热水浸浴；局部皮肤禁用酒精等刺激性消毒剂，避免冷热刺激如热敷、冰敷，避免涂抹化妆品；等等。多汗区皮肤如腋窝、腹股沟、外阴等处保持清洁干燥。

3. 营养和饮食护理　放疗期间嘱患者戒烟酒，避免吃过硬、过酸、过甜等刺激性的食物；保持口腔清洁，反应明显时可服用清热解毒药、消炎镇痛药，或维生素 B_{12} 含服；口腔黏膜疼痛严重者，进食前可用 1% 利多卡因 + 庆大霉素 + 地塞米松 + 生理盐水含漱，以缓解疼痛。

食管癌照射 1～2 周后，出现食管黏膜充血水肿、局部疼痛、吞咽困难加重、黏液增多等现象，应做好解释工作，说明照射后组织水肿，并非病情加重，以减轻患者的焦虑，需给予细软易消化的饮食，禁止进食刺激性食物及烟酒。在食物的调配上，注意色、香、味，少量多餐，细嚼慢咽。对严重咽下困难、食后呕吐或随吃随吐者，应按医嘱及时补液。

经常观察患者疼痛的性质、有无咳嗽及生命体征的变化，以便及时发现食管穿孔、出血，一旦出现上述情况需立即汇报医生，并告知患者禁食、禁水。在每次进食后，让患者自饮少量温开水冲洗食管，起到减轻食管炎症和水肿的作用，还可按照医嘱给予 1% 新霉素碘含片、度米芬等药物粘于食管壁上，以保护、修复食管黏膜，减轻疼痛和进食困难；鸡蛋清与庆大霉素混合对食管黏膜有保护和消炎作用。禁食熏烤、腌制、霉变及油炸食物。

▶▶ **问题 3　放疗常见的并发症有哪些?**

放疗常见的并发症如下。

1. 放射性皮炎　多在放疗 2～3 周后出现，表现为照射野区瘙痒、红斑、色素沉着、干性脱皮、起泡、糜烂等，严重的可继发溃疡。

2. 放射性食管炎　多在放疗 1～2 周后出现，表现为胸骨后不适，进食和饮水时有灼痛感，严重时可出现吞咽堵塞，甚至滴水不进。

3. 放射性食管穿孔　表现为发热、胸骨疼痛或胸部不适、咳嗽、饮水呛咳等。

4. 放射性肺炎　主要表现为放疗中或放疗后 1～3 个月出现低热、刺激性干咳、胸闷、胸痛、呼吸困难等。

5. 骨髓抑制　主要表现为白细胞减少和血小板下降。

💡 **知识窗**

术前放疗的优势

① 术前放疗可使肿瘤细胞活性降低，减少肿瘤的医源性播散。
② 消灭瘤体周围的亚临床灶，缩小手术范围，最大程度地保留器官功能。
③ 无手术因素的干扰，肿瘤血供未被破坏，增加放疗敏感性。
④ 术前估计切除困难者，通过放疗提高切除率。
⑤ 便于观察放疗效果。
⑥ 提高远期生存率。

📋 **【情境 3: 术前护理】**

经过放疗，医嘱拟行手术治疗。

▶▶ **问题 4　如何做好术前护理?**

1. 心理护理　从以下几个方面进行心理护理。

（1）加强与患者及家属的沟通，仔细了解患者及家属对疾病和手术的认知程度，了解患者的心理状况。根据患者的具体情况，实施耐心的心理疏导。讲解手术和各种治疗与护理的意义、方法、大致过程、配合与注意事项。

（2）营造安静舒适的环境，以促进睡眠。必要时使用镇静催眠类、镇痛类药物，以保证患者充分休息。

2. 营养支持和维持水、电解质平衡　大多数食管癌患者因不同程度吞咽困难而出现营养素摄入不足，导致营养不良和水、电解质失衡，使机体对手术的耐受力下降。故术前应保证患者营养素的摄入。①能进食者：鼓励患者进食高能量、高蛋白、富含丰富维生素的饮食；若患者进食时感食管黏膜有刺痛，可给予清淡无刺激的食物；告知患者不可进食较大、较硬的食物，宜进半流质或水分多的软食。②若患者仅能进食流质而营养状况较差，可遵医嘱补充液体、电解质或提供肠内、肠外营养。

3. 呼吸道准备　吸烟者，术前 2 周劝其严格戒烟。指导并训练患者有效咳痰和腹式深呼吸，以减少术后呼吸道分泌物、有利于排痰、增加肺部通气量、改善缺氧、预防术后肺炎和肺不张的发生。

4. 胃肠道准备

（1）饮食：术前 3 日改流质饮食，术前 1 日禁食。

（2）预防感染：食管癌出现梗阻和炎症者，术前 1 周遵医嘱给予患者分次口服抗生素溶液，可起到局部抗感染作用。

（3）冲洗胃及食管：对进食后有滞留或反流者，术前 1 日晚遵医嘱予以生理盐水 100mL加抗生素经鼻胃管冲洗食管及胃，可减轻局部充血水肿、减少术中污染、防止吻合口瘘。

（4）肠道准备：拟行结肠代食管手术者，术前 3～5 日口服肠道抗生素，如甲硝唑、庆大霉素或新霉素等；术前 2 日进食无渣流质，术前晚行清洁灌肠或全肠道灌洗后禁饮禁食。

（5）置胃管：胃管通过梗阻部位时不能强行进入，以免穿破食管，可置于梗阻部位上端，待手术中直视下再置于胃中。

【情境 4：术后护理】

经过术前放疗，肿块明显缩小，休息 3 周后经充分术前准备在全麻下行食管癌根治术，术后返回病房，放置胃肠减压管、空肠造瘘管、胸腔引流管、导尿管各一根。

▶▶ **问题 5　作为责任护士，如何做好该患者的术后护理？**

1. 安置患者体位　麻醉未清醒时取平卧位，头偏向一侧，以免呕吐物、分泌物吸入而致窒息或并发吸入性肺炎。麻醉清醒、生命体征平稳后改为半卧位。

2. 使用心电监护仪监测并记录生命体征。观察伤口是否干燥、有无渗血。

3. 呼吸道护理

（1）氧气吸入。

（2）观察呼吸频率、幅度及节律，听诊双肺呼吸音，观察有无气促、发绀等缺氧征象。

（3）鼓励并协助患者深呼吸及有效咳嗽，每 1～2h 1 次。定时给患者叩背，叩背时由下向上，由外向内轻叩震荡，使存在于肺叶、肺段处的分泌物流至支气管中并咳出。咳嗽时，护士站在患者健侧，双手紧托伤口部位以固定胸部伤口。固定胸部时，手掌张开，手指并拢。

（4）雾化吸入，以稀释痰液，利于痰液咳出。

4.饮食护理

（1）术后禁食期间不可下咽唾液，禁食期间口腔护理每日2次。

（2）禁食期间持续胃肠减压，经静脉补充营养。

（3）术后3～4天待肛门排气、胃肠减压引流量减少后，拔除胃管。

（4）停止胃肠减压24h后，若无呼吸困难、胸内剧痛、患侧呼吸音减弱及高热等吻合口瘘的症状，可开始进食。先试饮少量水，术后5～6天可给全量清流质饮食，每2h 100mL，每日6次，由流质饮食、半流质饮食、软食向普食逐渐过渡。术后3周后若无特殊不适可进普食，但仍应少量多餐，细嚼慢咽。避免进食生、冷、硬的食物。

（5）食管癌术后，可发生胃液反流至食管，指导患者饭后2h内避免平卧，睡眠时将床头抬高。

5.引流管的护理

（1）胃肠减压管的护理：术后3～4天内持续胃肠减压，妥善固定胃管，防止脱出，严密观察引流液的量、颜色及性质。经常挤压胃管，勿使管腔堵塞。胃管不通畅者，可用少量生理盐水冲洗并及时回抽。若胃管脱出，应严密观察病情，不应盲目再插入，以免戳穿吻合口，造成吻合口瘘。

（2）空肠造瘘管的护理：观察造瘘管周围有无渗出液，及时更换渗湿的敷料并在造瘘口周围涂氧化锌软膏或置凡士林纱布保护皮肤。

（3）维持胸腔闭式引流管通畅，观察引流液的量、颜色及性质。

6.活动指导

（1）食管癌切除术后患者如无不适，应鼓励早期离床活动，根据患者情况逐渐增加活动量，若出现头晕、气促、心动过速、心悸和出汗等症状应立即停止活动。

（2）促进手术侧手臂和肩关节恢复的运动：预防术侧胸壁肌肉粘连、肩关节强直及失用性萎缩。患者麻醉清醒后，可在协助下进行躯干和四肢的轻度活动，术后第1天开始做肩、臂的主动运动，如伸臂、内收并前屈上肢、肩臂弯曲、上举、内收肩胛骨等。为使患者锻炼术侧肩臂，可将床旁桌放在术侧，鼓励患者术侧手臂去拿东西、吃饭及牵拉布条，自己练习坐起及卧下。

7.并发症的观察　出血、肺不张或肺部感染、心律失常、吻合口瘘、乳糜胸、食管气管瘘、吻合口狭窄等。

📋【情境5：并发症护理——吻合口瘘】

术后6天，患者进食后突然出现呼吸困难，寒战、高热，T 39.5℃，P 118次/分，R 29次/分，BP 110/64mmHg，SO_2 93%。

▶▶ **问题6　该患者出现了什么情况？是什么原因引起的？该采取哪些措施？**

考虑该患者出现吻合口瘘。

可能由以下原因引起。

（1）食管的解剖特点，如无浆膜覆盖、肌纤维呈纵行走向，易发生撕裂。

（2）食管血液供应呈节段性，易造成吻合口缺血。

（3）吻合口张力大。

（4）感染、营养不良、贫血、低蛋白血症等。应积极预防。

应立即通知医生并配合处理，处理措施如下。

（1）立即禁食、胃肠减压。

（2）保持胸腔闭式引流通畅，观察引流液的量、颜色及性质。

（3）遵医嘱予抗感染治疗及肠内、肠外营养支持。

（4）严密观察生命体征变化，若出现休克症状，应积极抗休克治疗。

（5）加强基础护理，保持口腔清洁及皮肤清洁，预防并发症，促进患者舒适。

（6）如需再次手术者，做好急诊术前准备。

▶▶ 问题 7　如何做好肠内营养的护理？

1. 妥善固定空肠造瘘管，每班记录并评估外露长度。观察造瘘管周围有无渗出液，及时更换渗湿的敷料并在造瘘口周围涂氧化锌软膏或置凡士林纱布保护皮肤。

2. 协助患者取半卧位，每次输注肠内营养液前及期间，每隔 4h 抽吸并估计有无残留，若残留量大于 100～150mL，应延迟或暂停输注。若患者突然出现呛咳、呼吸急促、腹痛或咳出类似营养液的痰或空肠造瘘管周围有类似营养液渗出，应疑有喂养管移位或误吸的可能，应立即停止输注并报告医生处理。

3. 每次输注前及每隔 4h 用温开水冲洗营养管，通畅后开始输注，结束后再次用温开水冲洗管道，以免管道堵塞。若营养管不慎脱出，立即通知医生处理。

4. 输注时注意温度、速度及浓度。营养液宜从少量开始，逐渐增加到全量。输注速度以 20mL/h 起，逐渐加速并维持滴速 100～120mL/h。营养液的温度以接近体温为宜，一般以 38℃～40℃为宜。

5. 避免营养污染、变质，营养液应现配现用，每日更换输液皮管。

6. 保持营养管输注通畅，避免营养管扭曲、折叠、受压，注意观察有无腹痛、腹胀、腹泻、反流等不适，若有此症状，立即减慢速度或停止输注，并报告医生。

🔖 知识窗

肠内营养并发症

1. 机械性并发症　主要与喂养管的放置、柔软度、位置及护理有关。

（1）鼻咽部及食管黏膜损伤：常因喂养管质硬、管径粗、置管时用力不当或放置时间较长，压迫损伤鼻咽部黏膜所致。

（2）喂养管阻塞：常见原因：①营养液未调匀；②药丸未经研碎即注入喂养管；③所加药物与营养液不相溶，形成凝结块；④营养液较黏稠、流速缓慢，黏附于管壁；⑤管径太细。

2. 感染性并发症

（1）误吸致吸入性肺炎：多见于鼻胃管喂养者。原因：①胃排空迟缓；②喂养管移位；③体位不当，营养液反流；④咳嗽和呕吐反射受损；⑤精神障碍；⑥应用镇静剂及神经肌肉阻滞剂。

（2）腹膜炎：偶见因空肠造瘘管滑入游离腹腔及营养液流入而并发急性腹膜炎。

3. 胃肠道并发症　是肠内营养治疗时最多见的并发症，包括恶心、呕吐、腹胀、腹痛、便秘和腹泻等。其中最常见的是腹泻，约占肠内营养治疗患者的 5% ~ 30%。导致腹泻的原因：①伴同用药；②肠内营养剂的类型选择不当；③营养液的渗透压过高；④低蛋白血症；⑤营养液污染；⑥输注速度过快或温度过低。

4. 代谢性并发症　如高血糖或水、电解质紊乱。

【情境6：并发症护理——乳糜胸】

患者术后第 10 天，出现了胸闷、气促、心悸等症状，胸腔闭式引流出乳糜样液体，送检乳糜试验呈阳性。

▶▶ 问题 8　请问该患者可能出现了什么情况？如何处理？

考虑该患者出现了乳糜胸。食管、贲门癌术后并发乳糜胸是比较严重的并发症，多因伤及胸导管所致，多发生在术后 2 ~ 10 日，少数患者可在 2 ~ 3 周后出现。术后早期由于禁食，乳糜液含脂肪甚少，胸腔闭式引流可为淡红色血性或淡黄色液，但量较多；恢复进食后，乳糜液漏出量增多，大量积聚在胸腔内，可压迫肺及纵隔并使之向健侧移位。由于乳糜液中 95% 以上是水，并含有大量脂肪、蛋白质、胆固醇、酶、抗体和电解质，若未及时治疗，可在短时期内造成全身消耗、衰竭而死亡，故须积极预防和及时处理。其主要护理措施如下。

1. 加强观察　注意患者有无胸闷、气促、心悸，甚至血压下降。

2. 协助处理　若诊断成立，迅速处理，即置胸腔闭式引流管，保持胸腔引流管通畅。及时引流胸腔内乳糜液，使肺膨胀。可用负压持续吸引，以利胸膜形成粘连。

3. 予禁食或进食无脂、高糖、高蛋白饮食。

4. 给予肠外营养（TPN）支持。

5. 如仍无好转，可手术结扎胸导管。

【情境7：出院护理】

患者经禁食、胃肠减压、充分引流、营养支持、抗感染等治疗后，病情好转，准备出院。

▶▶ 问题 9　作为责任护士，应如何为该患者做好出院指导？

1. 饮食　少量多餐，由稀到干，逐渐增加进食量，避免进食刺激性食物和碳酸饮料，避免进食过快或进食过量、过硬的食物，质硬的药片碾碎后服用，避免进食花生、豆类等。患者进食 2h 内不宜立即平卧，睡眠时垫高枕头，以免食物反流。

2. 活动和休息　保证充分睡眠，劳逸结合，避免重体力劳动，逐渐增加活动量。术后早期不宜下蹲大小便，以免引起直立性低血压或发生意外。

3.保持心情舒畅，加强自我监测。若术后 3～4 周再次出现吞咽困难，可能为吻合口狭窄，应及时回院就诊。若出现进食哽噎、发热、咳嗽、气促、剑突后及上腹部烧灼感等，应及时就诊。

4.定期复查，坚持后续治疗。

【想一想】

1.食管癌常用的辅助检查有哪些？

2.食管癌治疗方法有哪些？

3.食管癌的病理分型及转移方式有哪些？

任务四　心脏疾病患者的护理

【任务情境】

李某某，女，46 岁，务农。

主诉：胸闷、心悸伴咳嗽半年余。

现病史：患者半年前活动后出现胸闷、心悸伴咳嗽，休息后症状缓解，未重视。近半个月上述症状加重，无头晕头痛、无胸痛咯血、无盗汗乏力，无畏寒发热。遂来我院就诊。

入院查体：T 36.6℃，P 77 次 / 分，R 20 次 / 分，BP 126/77mmHg，SO_2 99%，胸廓无畸形，无压痛，双侧语音震颤对称无增强，双肺叩诊呈清音，呼吸音清，未闻及干湿啰音，心前区无隆起，未触及明显震颤，心浊音界不大，心率 86 次 / 分，心律齐，胸骨左缘第 2、3 肋间可闻及三级收缩期杂音，无心包摩擦音。

辅助检查：

（1）超声心动图：①先天性心脏病——房间隔缺损（继发孔型，左向右分流）；②主动脉瓣关闭不全（轻度）；③肺动脉瓣关闭不全（轻度）；④左心室舒张功能减退。

（2）心电图：窦性心律，右心室肥大待排除。

（3）胸部 X 线：肺血流量增多，心脏增大，以右心系统为主，符合左向右分流先天性心脏病（房间隔缺损）。

医疗诊断：1. 先天性心脏病——房间隔缺损（继发孔型，左向右分流）。

2. 主动脉瓣关闭不全（轻度）。

3. 肺动脉瓣关闭不全（轻度）。

【情境 1：入院护理】

▶▶ **问题 1　作为责任护士，如何对该患者进行入院宣教？如何做好该患者的护理评估？**

1. 积极安置患者，介绍病区环境、主管医生及护士、基本设施、住院相关制度。

2. 评估患者的家族史、过敏史、手术史、月经史、生育史等，既往有无出血性疾病和出凝血系统的异常，有无颅脑外伤史或其他伴随疾病，生活环境及生活史。

3. 评估患者的生命体征及心肺功能状况，包括是否出现心悸、气短、乏力、呼吸困难、发绀等表现。

4. 配合医生做进一步的检查，做好护理体检，了解重要器官功能状态；评估患者的饮食习惯、生长发育和营养状况；评估患者活动耐力和自理能力，判断其对手术的耐受力。

5. 及时查看辅助检查结果，了解彩色超声心动图、心电图、X 线检查等的阳性结果。

6. 进行必要的健康指导，简单介绍疾病相关知识，指导患者做相关检查的注意事项。

介绍疾病治疗方案、手术风险、术前配合、术后康复和预后知识。

7. 评估患者和家属对接受手术及其可能导致的并发症、生理功能的变化和预后是否存在焦虑、恐惧和无助的心理。评估患者常见的心理反应，识别并判断其所处的心理状态。

8. 评估患者家属的经济承受程度，及家庭和所在社区的社会支持网。

【情境2：术前护理】

患者拟在气管插管全麻体外循环下行房间隔缺损修补术，患者担心疾病的治疗和预后。

▶▶ **问题 2　如何做好该患者的心理护理？**

根据患者及其家庭的具体情况，给予有针对性的心理疏导。

1. 从语言、态度、行为方面与患者及家属建立信任关系，鼓励患者和家属提问题，及时为他们解答。鼓励其说出恐惧、焦虑的内心感受。

2. 引导患者熟悉环境，介绍疾病治疗相关知识，以减轻与检查、治疗相关的焦虑和恐惧。讲解手术相关知识，让患者认识到手术的必要性，列举成功手术的病例，让患者及其家属了解手术的安全性，减轻其对手术的恐惧心理。

3. 安排患者与手术成功的患者交流，增强其对手术治疗的信心。

4. 帮助家庭建立有效的沟通，缓解家庭内部的压力。

▶▶ **问题 3　如何做好该患者术前常规护理？**

1. **注意休息**　嘱患者尽量减少活动量，密切观察有无心力衰竭、感冒或肺部感染等症状，出现异常及时通知医生，尽早处理。

2. **充分给氧**　予以间断或持续吸氧，提高肺内氧分压，利于肺血管扩张，增加肺的弥散功能，纠正缺氧。

3. **并发症护理**　积极预防并发症的发生。

知识窗

房间隔缺损

房间隔缺损（atrial septal defect，ASD）是左、右心房之间的间隔先天性发育不全导致的左、右心房之间形成异常通路，是常见的小儿先天性心脏病之一，占我国先天性心脏病的 5%～10%。

1. **病因**　与胎儿发育的宫内环境因素、母体情况和遗传基因有关。

2. **分类**　房间隔缺损可分为原发孔缺损和继发孔缺损。

（1）原发孔缺损：位于冠状静脉窦前下方，缺损下缘靠近二尖瓣瓣环，多伴有二尖瓣大瓣裂缺。

（2）继发孔缺损：多见，位于冠状静脉窦后上方。绝大多数为单孔缺损，少数为多孔缺损，也有筛状缺损。根据缺损的解剖位置又分为中央型（卵圆孔型）缺损、上腔型（静脉窦型）缺损、下腔型缺损和混合型缺损。继发孔缺损常伴有其他心内畸形，如肺动脉瓣狭窄、二尖瓣狭窄等。

【情境 3：术后护理】

入院第三天患者在气管插管全麻体外循环下行房间隔缺损修补术，术毕转入 ICU 监护治疗，呼吸机辅助呼吸，麻醉清醒，留有导尿管、心包纵隔引流管以及右颈深静脉置管各一路。

▶▶ **问题 4　术后患者返回 ICU 后，24h 内重点监测的内容有哪些?**

术后严密监测病情。

1. 心功能　术后 48h 内，每 15min 连续监测并记录生命体征，待平稳后改为每 30min 1 次；监测心电图，及时发现不同类型的心律失常；监测左心房压、右心房压、肺动脉压和肺动脉楔压，为恢复并维持正常的血流动力学提供客观依据，在测定压力时注意防止导管折断或接头脱落、出血；若患者有咳嗽、呕吐、躁动、抽搐或用力，应在其安静 10 ～ 15min 后再测定，否则将影响所测结果。

2. 血压　心脏外科手术患者常经桡动脉置管进行有创动脉压监测，可以连续观察动脉收缩压、动脉舒张压和平均动脉压的数值。动脉测压时应注意：①严格执行无菌操作，防止感染发生；②测压前调整零点；③测压、取血、调零点等过程中严防空气进入导致空气栓塞；④定时观察动脉穿刺部位有无出血、肿胀，导管有无脱落，以及远端皮肤颜色和温度等。

3. 体温　由于患者一般在低温麻醉下手术，术后要做好保暖工作。四肢末梢循环差者可用热水袋缓慢复温，但水温不宜超过 37℃；注意患者皮肤色泽和温度、口唇、甲床、毛细血管和静脉充盈情况。若体温 > 38℃，可采用冰袋或酒精擦浴等方式物理降温。

4. 循环血容量　记录每小时尿量、24h 液体出入量，以估计循环血容量是否足够或超负荷。

5. 观察患者的意识和肢体反应，并记录意识清醒的时间。

6. 呼吸机辅助通气的护理

（1）妥善固定气管插管，定时测量气管插管距门齿的距离并做好标记，必要时镇静，防止气管插管脱出或移位。

（2）密切观察呼吸频率、节律和幅度，关注呼吸机是否与患者呼吸同步，注意有无发绀、鼻翼扇动、点头或张口呼吸，检查双肺呼吸音，监测动脉血气分析，根据以上情况及时调整呼吸机参数。

（3）保持呼吸道通畅，及时吸痰。

7. 伤口及引流液的观察　定时挤压引流管。观察伤口有无渗血；注意引流液的量及性质，观察其是否在单位时间内突然增多。有异常及时汇报处理。

知识窗

体外循环

体外循环 (extracorporeal circulation or cardiopulmonary bypass,CPB) 指将回心的上、下腔静脉血和右心房静脉血引出体外，经人工心肺机进行氧合并排出 CO_2，经过调节温度和过滤后，再由人工心泵输回体内动脉，继续血液循环的生命支持技术。体外循环可暂时取代心肺功能,在心肺转流、阻断患者心脏血流的状态下,维持全身器官的血液供应和气体交换。进行体外循环的目的是在实施心脏直视手术时,为实施心内直视手术提供无血或少血的手术野,并维持全身组织器官的血液供应。随着临床医学的发展,体外循环应用范围不断扩展,不仅在心脏、肝、肾、肺等大血管手术中获得应用,在肿瘤治疗、心肺功能衰竭患者的生命支持方面也取得令人瞩目的成绩,成为临床医学的一门重要技术。

【情境 4:术后并发症护理】

患者夜间突发呼吸困难,咳嗽、咳大量白色泡沫黏痰,大汗淋漓。查体:T 36.2℃,P 120 次/分,R 34 次/分,BP 150/85mmHg,心律齐,腹软,双下肢无水肿。

▶▶ 问题 5　该患者突发呼吸困难的原因是什么?

急性左心衰竭:房间隔缺损修补术后,左向右分流消除,左心血容量增大,输液量过多、速度过快均可诱发急性左心衰竭,临床表现为呼吸困难、咳嗽、咳痰、咯血等急性肺水肿症状。

▶▶ 问题 6　该如何护理?

1.绝对卧床休息,取半坐卧位,双腿下垂或放低,以减少静脉回流,减轻肺水肿。

2.吸氧　对于缺氧患者,立即给予高流量鼻导管吸氧改善肺通气功能,纠正低氧血症。严重缺氧者亦可采用无创呼吸机持续加压或双水平气道正压给氧,增加肺泡内压,既可增加肺泡通气,又可对抗组织液向肺泡内渗透,待缺氧纠正后改为常规供氧。

3.迅速建立静脉通道　遵医嘱给予强心药、利尿药,并观察用药后的疗效和副作用。

4.采集用于电解质、肾功能等检测的血液标本,留置导尿管,尽快送检血气标本。

5.监测 24h 出入量、心电图、血压、血氧饱和度等,以随时处理可能存在的各种严重的心律失常及血氧饱和度下降情况。

6.术后早期应控制静脉输入晶体液,以 1mL/(kg×h)为宜,并注意观察及保持左房压不高于中心静脉压。

【情境 5:出院护理】

术后 10 天,手术切口一期愈合,无不适主诉,予带抗凝药出院。

▶▶ 问题 7　如何做好该患者的出院指导?

1.适当地活动,可促进患者的康复。避免做跑跳或过于激烈的运动,防止造成心脏的负担。术后因疼痛,可能出现形体的变化,要注意头、颈部肌肉多活动,防止双肩下垂。术后两周应多休息,预防感染,尽量回避人员聚集的场所。2 个月后,逐渐鼓励患者过正常人的生活。术后 4～6 周逐渐增加活动量。胸骨需要 6～8 周方可愈合,要注意前胸防止冲击和过分活动。

2. 合理饮食　食用高蛋白、高维生素、低脂肪的均衡饮食，少食多餐，避免过量进食加重心脏负担。

3. 预防感染　嘱咐其注意个人和家庭卫生，减少细菌和病毒入侵；天气变化时注意防寒保暖，避免呼吸道感染；勿在寒冷或湿热的地方活动，以防加重心脏负担。

4. 用药指导　告知用药的目的及药物的作用、注意事项，用药期间应定期到医院检查血常规、凝血功能、心肺功能等，并教会患者及家属观察用药后反应，如尿量、脉搏、体温、皮肤颜色等情况，并在医生的指导下根据情况调整用药剂量或停药、换药。

5. 定期复查　一般 3 个月或半年左右复查一次即可；复查内容常常包括超声心动图、心电图、胸部 X 线等，有时还需要查血常规，应用抗凝药的患者还应检查凝血功能，以防出现出血倾向。如果出现以下症状要立即来医院复查：无原因的发热、咳嗽、胸部疼痛、手术部位水肿、发红，明显的食欲不振，疲倦，晕厥，呼吸困难，心律失常等。

📖【想一想】

兰先生，55 岁，工人，因反复活动后乏力、呼吸困难半年，加重 1 个月，以"主动脉瓣关闭不全"收入院。查体：BP 138/56mmHg，心尖搏动增强，可触及明显的抬举性搏动；听诊心率 88 次 / 分，胸骨左缘第 3、4 肋间和主动脉瓣区可闻及叹息样全舒张期杂音，向心尖传导。

心脏彩超示：主动脉瓣瓣叶回声稍增强，重度关闭不全。在全麻体外循环下行"主动脉瓣置换术"，置换机械瓣 1 枚。术毕转入 ICU 监护治疗，呼吸机辅助呼吸，麻醉未清醒，身上留置有导尿管、心包纵隔引流管以及右颈静脉置管各一路，术后第 2 日病情稳定拔除气管导管、心包纵隔引流管及导尿管，返回普通病房。术后第 3 日，体温升高达 38.5℃。

（1）术后返回 ICU 促进该患者有效通气的护理措施有哪些？

（2）术后第 3 日引起体温升高的原因是什么？护士应采取哪些护理措施？

（3）出院前对患者的健康教育有哪些？

项目 4 腹部外科疾病患者的护理 ⟶⟫

任务一 腹外疝患者的护理

【任务情境】

舒某某，男，65岁。

主诉：发现右侧腹股沟区包块7个月余，不能回纳伴腹痛4h。

现病史：患者7个月前触摸右侧腹股沟区，发现一囊性包块，按压可移动减小，平卧消失，站立明显，按压无疼痛。彩超常规检查示：右侧腹股沟区包块，疑似腹股沟疝。当时未予治疗，患者自行外用"苗医神药"、云南白药喷涂，包块未见缩小，伴腹股沟区胀痛。近来患者自感肿块增大，酸胀感增强，4h前用力排便后包块突然增大，不能回纳，伴腹胀疼痛，并逐渐加重，有恶心、呕吐，吐出胃内容物，遂来我院急诊。既往有高血压病史，长期自服硝苯地平控释片30mg，每天一次，血压控制尚可。

入院查体：T 36.7℃，P 88次/分，R 20次/分，BP 167/83mmHg，SO_2为98%，疼痛评分4分。神志清楚，痛苦貌，腹部软，无明显压痛、反跳痛，肠鸣音亢进，右侧腹股沟区可扪及一4cm×5cm大小肿物，张力高，不能回纳，有压痛。膀胱充盈轻度。

辅助检查：

（1）彩超：右侧腹股沟包块内可见类肠管样回声（考虑腹股沟疝伴嵌顿，请结合临床）。

（2）实验室检查：血红蛋白119g/L；白细胞计数$12.1×10^9$/L；红细胞计数$4.15×10^{12}$/L；血小板计数$236×10^9$/L；超敏C反应蛋白34.85mg/L。

医疗诊断：1. 右侧腹股沟疝嵌顿。

2. 高血压。

【情境1：入院护理】

急诊科电话通知有急诊患者入院，患者由急诊科护士及家属儿子陪同平车送入病房。

▶▶ 问题1 作为病房当班护士，需做哪些准备工作？

1.作为当班护士，在接电话时先询问患者的一般情况，以及是否需要准备抢救物品，如吸氧设备、心电监护设备、特殊药物等。

2. 通知值班医师准备。

3. 快速准备床单位。

4. 根据情况准备氧气装置及心电监护设备。

5. 准备就绪通知急诊科送患者，迎接急诊患者。

▶▶ **问题 2　患者入病房后，如何进行接待？如何做好护理评估？**

1. 患者入病房后立即汇报医师。

2. 与急诊科护士做好详细交班，填写转运交接记录单。

3. 安置患者至病床，测量生命体征，有异常情况汇报医师。

4. 正确护理评估

（1）右侧腹股沟肿物 7 个月余，不能回纳伴腹痛 4h。

（2）站立时出现，平卧时可消失。

（3）排便时肿物突然增大，伴疼痛，并逐渐加重，感腹胀伴恶心、呕吐，吐出胃内容物。

（4）肠鸣音亢进，右侧腹股沟区可扪及一 4cm×5cm 大小肿物，张力高，不能回纳，有压痛。

（5）B 超示：右侧腹股沟包块内可见类肠管样回声（考虑腹股沟疝伴嵌顿）。

（6）既往有高血压病史。

5. 向患者及家属介绍病区环境、入院须知、陪护探视管理制度。

💡 **知识窗**

疝

体内某个脏器或组织离开其正常解剖部位，通过先天或后天形成的薄弱点、缺损或孔隙进入另一部位，称为疝。疝多发生于腹部，按位于腹腔内外可分为腹外疝和腹内疝，其中以腹外疝多见。

腹外疝是由腹腔内的脏器或组织连同壁腹膜，经腹壁薄弱点或孔隙，向体表突出所形成的。常见的有腹股沟疝、股疝、脐疝、切口疝等。腹壁强度降低和腹内压力增高是腹外疝发病的两个主要原因。

腹内疝是由脏器或组织进入腹腔内的间隙囊内而形成的，如网膜孔疝。

💡 **知识窗**

腹外疝临床类型

腹外疝有易复性疝、难复性疝、嵌顿性疝、绞窄性疝等临床类型。

1. 易复性疝　最常见，疝内容物很容易回纳入腹腔。

2. 难复性疝　疝内容物不能或不能完全回纳入腹腔内，但并不引起严重症状。原因如下。

（1）疝内容物反复突出：致疝囊颈受摩擦损伤，产生粘连，导致内容物不能回纳，是较常见的原因。

（2）疝内容物多：有些病程长、腹壁缺损大的巨大疝，因内容物较多，腹壁已完全丧失抵挡内容物突出的作用。

（3）滑动性疝：常见于病程较长的巨型腹股沟斜疝，因内容物进入疝囊时产生的下坠力量将囊颈上方的腹膜逐渐推向疝囊，尤其是髂窝区后腹膜与后腹壁结合得极为松弛，更易被推移，以致盲肠（包括阑尾）、乙状结肠或膀胱随之下移而成为疝囊壁的一部分。

难复性疝同易复性疝一样，其内容物并无血运障碍，故无严重的临床症状。

3. 嵌顿性疝　疝环较小而腹内压突然增高时，疝内容物可强行扩张疝囊颈而进入疝囊，随后因囊颈的弹性回缩而将内容物卡住，使其不能回纳。此时肠系膜内动脉的搏动可扪及。嵌顿若能及时解除，病变肠管可恢复正常。

4. 绞窄性疝　嵌顿如不能及时解除，肠管及其系膜受压情况不断加重可使动脉血流减少，最后导致完全阻断，即为绞窄性疝。此时肠系膜动脉搏动消失，肠壁逐渐失去光泽、弹性和蠕动能力，最终坏死变黑。疝囊内渗液变为淡红色或暗红色。如继发感染，疝囊内的渗液则为脓性；感染严重时，可引起疝外被盖组织的蜂窝织炎。积脓的疝囊可自行穿破或误被切开引流而发生肠瘘。

嵌顿性疝和绞窄性疝实际上是一个病理过程的两个阶段，临床上很难截然区分。儿童的疝发生嵌顿后，因疝环组织比较柔软，很少发生绞窄。

【情境 2：术前护理】

经医生检查后，拟在气管插管全麻下行右侧腹股沟疝无张力修补术。

▶▶ 问题 3　如何做好该患者的急诊术前准备？

1. 接到医嘱，确认医嘱有效无误，通知手术室该患者拟行急诊手术，携医嘱单至患者床边核对。

2. 告知患者手术的必要性，宣教患者禁食、禁饮，取得配合。

3. 遵医嘱做好术前准备，护送患者做必要的术前检查，送检血常规＋血型鉴定、凝血功能、血清生化及乙型肝炎病毒标志物等传染病指标，必要时备血及做抗生素皮试。

4. 由医师备皮。

5. 备皮后更换手术衣裤，检查有无活动性义齿及首饰，取下交由家属保管。

6. 测量生命体征，评估患者情况，按要求填写手术转运交接单。

7. 必要时留置胃管。

8. 准备就绪，通知送手术患者。

▶▶ 问题 4　患者入手术室后，病房护士应做哪些准备工作？

1. 准备麻醉床。

2. 准备氧气装置。

3. 备齐心电监护仪，设置患者信息，调节参数。

4. 通知家属准备一次性物品，如护理垫、便盆、口腔护理棒、食用盐等。

【情境3：术后护理】

患者在气管插管全麻下行右侧腹股沟疝无张力修补术，3h后返回病房，麻醉清醒，腹股沟区切口敷料干燥，带导尿管一根，尿色黄，切口处予盐袋压迫6h。

▶▶ **问题5　如何接待该术后患者？**

1. 安置患者体位，生命体征平稳后低半卧位休息，有呕吐时头偏向一侧。
2. 予2L/min双鼻塞吸氧，心电监护，测量生命体征，与复苏室护士做好交接。
3. 妥善固定导尿管（不夹管），保持引流通畅，做好引流管护理。
4. 保持静脉输液通畅，遵医嘱给予抗感染、补液治疗。
5. 检查腹股沟区切口敷料情况，继续盐袋压迫。
6. 向患者及家属交代术后注意事项。
7. 评估要点　评估生命体征、水电解质及酸碱平衡、切口情况，评估下肢皮肤温度、色泽，评估有无腹内压增高因素。

▶▶ **问题6　该患者术后如何护理？有哪些注意事项？**

1. 活动与休息　术后当日生命体征平稳后可取低半卧位，膝下垫一软枕，使髋关节微屈，以降低腹股沟区切口张力和减少腹腔内压力，利于切口愈合和减轻切口疼痛。卧床期间鼓励床上翻身及活动肢体，翻身时应妥善固定各引流管，防止滑脱。传统疝修补术后3～5日患者可离床活动，采用无张力疝修补术的患者一般术后次日即可下床活动，年老体弱、复发性疝、绞窄性疝、巨大疝等患者可适当推迟下床活动的时间。

2. 饮食管理　如术后6～12h无恶心呕吐可进食流质饮食，次日进食半流质饮食或普食。

3. 避免腹内压增高的因素　注意保暖，防止剧烈咳嗽，保持大便通畅，避免用力排便，积极处理尿潴留。

4. 并发症护理

（1）阴囊水肿：可用丁字带将阴囊托起，并密切观察阴囊肿胀情况。

（2）切口感染：一般发生在术后2～3天，表现为切口部位出现红肿、压痛、波动感，伴有体温升高。一旦出现应尽早处理。

💡 **知识窗**

腹股沟疝

发生在腹股沟区的腹外疝，统称为腹股沟疝，男性多见，男女发病率之比约为15：1，右侧较左侧多见。

疝囊经过腹壁下动脉外侧的腹股沟管深环（内环）突出，向内、向下、向前斜行经过腹股沟管，再穿出腹股沟管浅环（皮下环），并可进入阴囊，称为腹股沟斜疝。腹股沟斜疝是最常见的腹外疝，发病率占全部腹外疝的75%～90%，占腹股沟疝的85%～95%，多见于儿童及青壮年。

疝囊经腹壁下动脉内侧的直疝三角区直接由后向前突出，不经过内环，也不进入阴囊，称为腹股沟直疝。多见于老年人。

斜疝与直疝的临床特点

	斜疝	直疝
发病年龄	多见于儿童及青壮年	多见于老年人
突出途径	经腹股沟管突出，可进阴囊	由直疝三角突出，不进阴囊
疝块外形	椭圆或梨形，上部呈蒂柄状	半球形，基底较宽
回纳疝块后压住深环	疝块不再突出	疝块仍可突出
精索与疝囊的关系	精索在疝囊后方	精索在疝囊前外方
疝囊颈与腹壁下动脉的关系	疝囊颈在腹壁下动脉外侧	疝囊颈在腹壁下动脉内侧
嵌顿机会	较多	极少

知识窗

腹股沟疝的治疗

腹股沟疝最有效的治疗方法是手术修补。疝手术方法可归纳为 3 种。

1. 传统的疝修补术

（1）疝囊高位结扎术：显露疝囊颈，予以高位结扎或是贯穿缝合，然后切去疝囊。单纯性疝囊高位结扎适用于婴幼儿或儿童，以及绞窄性斜疝因肠坏死而局部严重感染者。

（2）加强或修补腹股沟管管壁：成年腹股沟疝患者都存在程度不同的腹股沟管前壁或后壁的薄弱或缺损，只有在疝囊高位结扎后，加强或修补薄弱的腹股沟管前壁或后壁，才能彻底治疗。

2. 无张力疝修补术（tension-free hernioplasty）　概念是美国医师 Lichtenstein 首先于 1986 年提出的。这种修补以人工生物材料作为补片用以加强腹股沟管的后壁，此法克服了传统手术（即不用补片的缝合修补法）对正常组织解剖结构的干扰，层次分明，而且修补后周围组织无张力，故命名为"无张力疝修补术"。

目前常用的有平片无张力疝修补术和疝环充填式无张力疝修补术。

3. 腹腔镜疝修补术（laparoscopic inguinal herniorrhaphy，LIHR）　其基本原理是从腹腔内部用网片加强腹壁缺损或用钉使内环缩小。

【情境 4：出院护理】

患者术后 2 天，恢复良好，进食可，无恶心呕吐，无腹痛腹胀，切口愈合好，大小便正常，医嘱予出院。

▶▶ **问题 7**　作为责任护士，如何对该患者进行出院指导？

1. 自我监测　注意保持伤口干燥清洁，注意腹股沟区域或外阴部有无隆起的肿块，若疝复发，应及早就诊。

2. 活动与休息　患者出院后逐渐增加活动量，3 个月内应避免体力劳动或提举重物。

3. 多饮水，进食新鲜蔬菜水果，加强营养。

4. 预防腹内压增高　避免造成腹内压升高的因素，如剧烈咳嗽、用力排便等。

5. 按医嘱继续服用降压药物，勿自行停药。

6. 定期复诊。

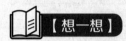

【想一想】

1. 腹外疝发生的基本原因有哪些？

2. 腹外疝的常见临床类型有哪些？

任务二　急性阑尾炎患者的护理

【任务情境】

郭某某，女，67 岁，退休。

主诉：右下腹痛 3 天余。

现病史：患者 3 天前无明显诱因出现右下腹痛，呈持续性隐痛，不剧烈，可忍，按压或憋尿时疼痛加剧，未予重视治疗。今日疼痛转移并固定于右下腹，且疼痛加剧，恶心、呕吐 2 次，吐出胃内容物，腹泻 2 次，为黄色水样液。自发病以来饮食睡眠欠佳。为寻求进一步治疗，今日来我院门诊就诊。

既往史：10 余年前行子宫肌瘤手术和卵巢脓肿手术，2019 年行肺癌手术。有青霉素过敏史，表现为四肢麻木。

入院查体：T 37.3℃，P 76 次 / 分，R 18 次 / 分，BP 170/100mmHg，SO_2 为 98%，疼痛评分 2 分。神志清，精神稍差，心肺听诊无异常，腹部平软，未见胃肠型及蠕动波，麦氏点压痛、反跳痛阳性，其他部位轻压痛，未及包块，移动性浊音阴性，肠鸣音 3 次 / 分。

辅助检查：

（1）实验室检查：C 反应蛋白 63.0mg/L；血红蛋白 133g/L；白细胞计数 8.9×10^9/L；红细胞计数 4.58×10^{12}/L；血小板计数 225×10^9/L。

（2）阑尾彩超常规检查：右下腹阑尾炎声像图。

医疗诊断：1. 急性化脓性阑尾炎。

　　　　　2. 高血压病。

　　　　　3. 子宫肌瘤术后。

　　　　　4. 卵巢脓肿术后。

　　　　　5. 肺癌术后。

【情境 1：入院护理】

▶▶ **问题 1　作为责任护士，如何接待该患者？**

1. 立即安排床位，安置合适的体位——半坐卧位。

2. 通知医生。

3. 测量生命体征，简单询问病情。

4. 介绍病区环境，做好入院及疾病宣教，签署相关告知书。

5. 书写护理文书。

6. 安排护送患者行常规术前检查。

▶▶ **问题 2 该类疾病术前评估要点有哪些?**

1. 健康史及相关因素

(1) 有无经常进食高脂肪、高糖、少纤维的食物。

(2) 有无胃肠道疾病史,如急性肠炎、炎症性肠病等。

(3) 有无全身性疾病,如急性上呼吸道感染、急性扁桃体炎等,有无手术治疗史。对老年人还需了解是否有心血管、肺部等方面的疾病及有无糖尿病、肾功能不全的病史等。

2. 症状体征

(1) 转移性右下腹痛。

(2) 腹膜刺激征。

(3) 胃肠道反应,如恶心、呕吐、腹泻等。

(4) 全身表现,如早期乏力、低热等。

3. 辅助检查 了解腹部 B 超及血常规检查等的阳性结果。

4. 心理和社会支持状况。

💡 **知识窗**

急性阑尾炎

急性阑尾炎是指由于阑尾管腔阻塞、细菌入侵、其他胃肠道疾病或饮食因素等引起的发生在阑尾的急性炎症反应,是外科常见的急腹症之一。根据其病理生理变化及临床过程,分为急性单纯性阑尾炎、急性化脓性阑尾炎、坏疽性及穿孔性阑尾炎、阑尾周围脓肿四种病理类型。

1. 症状

(1) 腹痛:典型表现为转移性右下腹痛,疼痛发作始于上腹部,逐渐移向脐周,之后疼痛转移并局限于右下腹,呈持续性。

(2) 胃肠道症状:早期可有轻度厌食、恶心呕吐、腹泻,弥漫性腹膜炎可致麻痹性肠梗阻而表现为腹胀、排气排便减少。

(3) 全身表现:早期有乏力。炎症重时出现中毒症状,可表现为心率增快,体温升高可达 38℃左右。阑尾穿孔形成腹膜炎者,出现寒战、体温明显升高(39℃或 40℃)。若发生门静脉炎则可出现寒战、高热和轻度黄疸。

2. 体征

(1) 右下腹压痛:是急性阑尾炎最常见的体征。压痛点始终固定在一个位置,通常位于麦氏点。脐与右侧髂前上棘连线中、外 1/3 交叉点为麦氏点,是阑尾根部的体表投影。

(2) 腹膜刺激征:包括腹肌紧张、压痛、反跳痛和肠鸣音减弱或消失等。为壁腹膜受到炎症刺激的一种防御性反应,常表示阑尾炎症加重,有渗出、化脓、坏疽或穿孔等病理改变。但小儿、老人、孕妇、肥胖、虚弱者或盲肠后位阑尾炎时,腹膜刺激征不明显。

(3) 右下腹包块:查体时如在右下腹扪及压痛性包块,边界不清,固定,可考虑阑尾炎性肿块或阑尾周围脓肿形成。

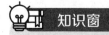 知识窗

特殊类型的阑尾炎

1. 老年人急性阑尾炎。
2. 小儿急性阑尾炎。
3. 妊娠期急性阑尾炎。

这三种特殊类型的阑尾炎发生后并发症比较多见，预后较差，确诊后要尽早手术治疗。

【情境2：非手术患者的护理】

▶▶ 问题3 如何做好非手术患者的护理?

1. 病情观察　定时监测生命体征；加强巡视，观察患者的腹部症状和体征，尤其注意腹痛的变化；在非手术治疗期间，出现右下腹痛加剧、发热、血白细胞计数和中性粒细胞比例上升，应做好急诊手术的准备。

2. 体位　协助患者安置舒适的体位，如半卧位，可放松腹肌，减轻腹部张力，缓解腹痛。

3. 避免肠内压力增高　非手术治疗期间，予以禁食，甚至胃肠减压，同时给予肠外营养；禁服泻药及灌肠，以免肠蠕动加快、增高肠内压力，导致阑尾穿孔或炎症扩散。

4. 控制感染　遵医嘱及时应用有效的抗生素；脓肿形成者可配合医师行脓肿穿刺抽液，根据脓液的药敏试验结果选用有效的抗生素。

5. 镇痛　已明确诊断或已决定手术的患者疼痛剧烈时，可遵医嘱给予解痉或镇痛药，以缓解疼痛。

6. 并发症的观察和护理

（1）腹腔脓肿：是阑尾炎未经有效治疗的结果。以阑尾周围脓肿最常见，也可在盆腔、膈下或肠间隙等处形成脓肿。临床表现有压痛性肿块，麻痹性肠梗阻所致的腹胀，亦可出现直肠、膀胱刺激症状及全身中毒症状等。B超和CT检查可协助定位。可采用B超引导下穿刺抽脓、冲洗或置管引流。必要时做好急诊手术的准备。

（2）门静脉炎：少见。急性阑尾炎时细菌栓子脱落进入阑尾静脉中，可沿肠系膜上静脉至门静脉，导致门静脉炎。表现为寒战、高热、轻度黄疸、肝大、剑突下压痛等。若进一步加重可致全身性感染，亦可发展为细菌性肝脓肿。一旦发现，除应用大剂量抗生素治疗外，做好急诊手术的准备。

【情境3：术前护理】

患者入院后拟急诊行阑尾切除术。

▶▶ 问题4 如何做好该患者的急诊术前准备?

1. 立即做必要的检查化验。
2. 开放静脉通路，根据医嘱给予补液等治疗。

3.其他准备

（1）通知患者禁饮禁食。

（2）下腹部皮肤准备。

（3）该患者有青霉素过敏史，使用抗生素前应做好药敏试验。

（4）协助患者更换手术衣裤。

（5）填写手术转运交接单。

4.进行必要的健康指导

（1）简单向患者介绍疾病，解释手术的必要性、手术前准备的内容、需要患者配合的方面，取得患者的理解和配合。

（2）告知麻醉的方法和麻醉中的注意事项，解除患者的紧张。

（3）告知患者术前禁饮禁食，解释原因，防止术中发生意外。

（4）告知患者术中的注意事项等。

5.通知工友护送至手术室。

📋 【情境4：术后护理】

患者血压高，长期口服利血平，遵医嘱暂停手术，请心血管内科会诊。入院第二天在气管插管全麻下行阑尾切除术＋肠粘连松解术，带回腹腔引流管一根。术后予禁食、吸氧、心电监护，经验性应用左氧氟沙星每日 0.5g 静脉滴注抗感染，补液对症支持治疗。

▶▶ 问题5　术后如何观察患者病情？

1.观察患者的神志、面色，定时测量生命体征，发现异常及时报告医生，并根据异常的原因，采取适当的护理措施。

2.保持患者伤口清洁干燥，必要时换药，注意观察伤口情况，24h 内密切注意切口内有无渗血，3～5 天内观察有无切口感染的发生。

3.观察患者排尿、排气、排便情况，有无排尿、排便异常等腹腔脓肿的表现。

4.妥善固定腹腔引流管，观察引流液的量、颜色、性质，并做好记录。

5.观察患者有无腹胀、切口疼痛、外科热、恶心呕吐、尿潴留、呃逆等术后不适。

6.观察患者有无切口感染、肺部感染、切口裂开、血栓性静脉炎等并发症发生。

▶▶ 问题6　术后如何指导患者的饮食、活动？

1.对于急性化脓性阑尾炎患者，术后不能早期进食，要等肛门排气后方可进流质饮食，逐步过渡到半流质饮食、普食。早期不宜进食容易产气的食物，如牛奶、豆浆等。

2.告知患者早期活动的重要性，取得患者的理解和配合。

3.患者术后病情稳定后，鼓励患者早期下床活动。活动要循序渐进，并协助患者起床、翻身、离床活动，指导家属正确协助患者进行活动。

📋 【情境5：并发症护理】

该患者术后第五天，体温 38.8℃，切口红肿、疼痛，伴有较多脓性分泌物流出，压痛明显。

▶▶ **问题 7　该患者发生了什么并发症？为什么？**

考虑该患者发生了切口感染。原因如下。

（1）该患者的切口出现了红肿、疼痛、压痛等感染的表现，伴有脓性分泌物，为污染伤口。

（2）手术后第五天体温 38.8℃，体温升高。

▶▶ **问题 8　对该患者的伤口应如何护理？**

1. 评估切口　伤口红肿、疼痛，有脓液流出，说明伤口已经感染化脓，需要进一步处理。

2. 切口拆线　因伤口化脓，所以要立即拆线。

3. 切口换药　每日对伤口进行换药，选择合适的外用药物，若脓液较多，可以选择含氯石灰硼酸洗剂湿敷，配合物理疗法。

4. 根据细菌培养结果给予敏感抗生素。

5. 若伤口较深，待患者伤口清洁后可行二期缝合。

知识窗

阑尾炎术后常见并发症及处理

1. 出血　多因阑尾系膜的结扎线松脱而引起系膜血管出血。表现为腹痛、腹胀和失血性休克等。一旦发生出血，应立即输血、补液，紧急手术止血。

2. 切口感染　最常见的并发症，多见于化脓性或穿孔性阑尾炎。表现为术后 3 日左右体温升高，切口局部红肿、压痛，甚至出现波动等。感染伤口先行试穿抽出脓液，或在波动处拆除缝线敞开引流，排出脓液，定期换药。保持切口敷料的清洁和干燥，遵医嘱使用抗生素。

3. 腹腔脓肿　一般发生在术后 5～7 天，患者体温下降后又升高，且伴有腹痛、腹胀、腹肌紧张或腹部包块等。应密切观察患者体温变化，一经确诊，配合医生做好超声引导下穿刺抽脓、放置引流管、遵医嘱腹腔冲洗、使用抗生素，必要时做好手术准备。

4. 粘连性肠梗阻　与局部炎性渗出、手术损伤和术后长期卧床等因素有关，不完全梗阻者行胃肠减压，完全性肠梗阻者则应手术治疗。

5. 阑尾残株炎　阑尾切除时若残端保留过长（超过 1cm），术后残株易复发炎症，表现为阑尾炎的症状，X 线钡剂检查可明确诊断。症状较重者，应手术切除阑尾残株。

6. 粪瘘　少见，可于术后数日内见切口处排出粪臭分泌物，其余表现类似阑尾周围脓肿。经换药等非手术治疗后，粪瘘多可自行闭合，少数需手术治疗。

【情境 6：出院护理】

▶▶ **问题 9　该患者经治疗后康复出院，如何行出院宣教？**

1. 指导患者改变不良的生活习惯，如改变高脂肪、高糖、低膳食纤维的饮食习惯，注意饮食卫生。积极治疗或控制消化性溃疡、慢性结肠炎等。

2.出院后自我监测　出院后，若出现腹痛、腹胀等不适，应及时就诊。

3.注意休息，避免劳累。

【想一想】

1. 急性阑尾炎的病因有哪些?

2. 急性阑尾炎从病理上如何分型?

3. 急性阑尾炎的临床表现有哪些?

4. 为什么急性阑尾炎患者会引起门静脉炎或肝脓肿?

任务三　腹部损伤患者的护理

【任务情境】

吴某某，女，50 岁，工人。

主诉：外伤致腹部疼痛 2h。

现病史：患者 2h 前骑电瓶车不慎跌倒，左上腹撞于车把上后出现腹部疼痛，呈持续性，可忍受，无头晕恶心、无胸闷气闭、无意识模糊，未做特殊处理，自行回家，返回家中后腹部疼痛突然加剧，不能忍受，感头晕，遂来我院急诊科就诊，以"腹部闭合伤，考虑脾破裂"收住入院。

入院查体：T 36.5℃，P 86 次 / 分，R 22 次 / 分，BP 118/78mmHg，疼痛评分 4 分。神志清，精神差，贫血貌，腹软，左上腹压痛，无明显反跳痛，胸部、腹部皮肤多处软组织挫伤，四肢活动尚可。患者既往体健。

辅助检查：

（1）实验室检查：血红蛋白 86g/L，红细胞计数 2.47×10^{12}/L，白细胞计数 11.4×10^9/L。血生化、尿常规等未见明显异常。

（2）B 超：盆腹腔积液，脾周可见深约 0.7cm 液性暗区。

（3）腹部 CT：脾增大，形态不规则，见大片状不均质影，边界不清，疑似脾破裂。

医疗诊断：1. 腹部闭合伤。

　　　　　2. 脾破裂？

　　　　　3. 胸腹部多处软组织挫伤。

【情境 1：入院护理】

患者由急诊室护士及家属陪同平车送入病房。

▸▸ **问题 1　作为责任护士，如何接待该患者？对该患者入院宣教的重点是什么？**

1. 立即接待患者并通知医生。

2. 快速安置患者至病床，测量生命体征并记录，与急诊科护士做好交班（门诊检查、用药等）。

3. 遵医嘱吸氧、心电监护、用药。

4. 做好入院护理记录。

5. 入院宣教重点　告知患者及家属绝对卧床休息的必要性，避免下床活动、用力咳嗽、用力排便等，如感觉腹痛加剧或头晕等不适及时呼叫。

▸▸ **问题 2　患者目前首优的护理问题是什么？针对该问题，需采取哪些护理措施？**

1. 首优的护理问题潜在并发症——出血（与车祸致脾下血肿形成有关）。

2. 护理措施

（1）严密监测生命体征、尿量，有条件者监测中心静脉压（CVP）。

（2）观察腹部体征及伴随症状，若腹痛加剧请及时告知医师。

（3）保持静脉通路开放。

（4）合理安置体位，避免下床、过度翻身活动、用力咳嗽、用力排便等。

（5）告知患者疼痛不给予镇痛药的原因，取得患者理解和配合。

▶▶ **问题 3　腹部损伤患者在什么情况下可以非手术治疗? 该如何护理?**

非手术治疗关键是要观察是否合并腹腔内脏器损伤。

1. 适应证　①暂时不能确定有无内脏损伤者；②诊断明确，为轻度的单纯性实质性脏器损伤，生命体征稳定者；③血流动力学稳定、收缩压在 90mmHg 以上、心率小于 100 次 / 分；④无腹膜炎体征；⑤未发现其他脏器的合并伤。

2. 治疗措施　①密切观察病情变化，尽早明确诊断；②输血、输液，防治休克；③应用广谱抗生素，预防或治疗可能存在的腹腔内感染；④禁饮食，疑有空腔脏器破裂或明显腹胀时行胃肠减压；⑤对腹部损伤较严重的患者，在非手术治疗的同时做好手术前准备。

▶▶ **问题 4　腹部损伤患者的手术适应证有哪些?**

1. 适应证　已确诊为腹腔内脏器破裂者应及时手术治疗。在非手术治疗期间，经观察仍不能排除腹腔内脏器损伤或在观察期间出现以下情况时，应终止观察，及时行手术探查，必要时在积极抗休克的同时进行手术。

①腹痛和腹膜刺激征进行性加重或范围扩大。

②肠鸣音逐渐减弱、消失或出现明显腹胀。

③全身情况有恶化趋势，出现口渴、烦躁、脉率增快，或体温及白细胞计数上升。

④腹部平片膈下见游离气体。

⑤红细胞计数进行性下降。

⑥血压由稳定转为不稳定甚至下降。

⑦经积极抗休克治疗情况不见好转或继续恶化。

⑧腹腔穿刺抽得气体、不凝血、胆汁或胃肠内容物。

⑨胃肠道出血不易控制。

2. 手术方式　剖腹探查手术是治疗腹腔内脏器损伤的关键，手术包括全面探查、止血、修补、切除、引流有关病灶及清除腹腔内残留液体。根据需要使用胶管引流，若估计引流量很多（如肠瘘、胆瘘、胰瘘）时，需放置双套管进行负压吸引等。

🔖 **知识窗**

腹部损伤的鉴别

（一）实质性脏器破裂

1. 症状

（1）失血性表现：肝、脾、胰、肾等实质性脏器或大血管损伤时，以腹腔内（或腹膜后）出血症状为主，患者表现为面色苍白、脉率加快，严重时脉搏微弱、血压不稳、尿量减少，甚至出现失血性休克。

（2）腹痛：多呈持续性，一般不严重。腹膜刺激征并不明显。但若肝、脾受损导致胆管、胰管断裂，胆汁或胰液漏入腹腔可出现剧烈的腹痛和明显的腹膜刺激征。肩部放射痛常提示肝（右）或脾（左）损伤，在头低位数分钟后尤为明显。

2.体征　移动性浊音是内出血晚期体征，对早期诊断帮助不大。出血量大时可有移动性浊音。血常规检查红细胞计数、血红蛋白可下降；胰腺损伤者血、尿淀粉酶可升高；肾脏损伤时可出现血尿；肝、脾包膜下破裂或系膜、网膜内出血腹部触诊可扪及腹部肿块。B 超、CT 检查可见腹腔积液。腹腔穿刺可抽出不凝血。

（二）空腔脏器破裂

1.症状　胃肠道、胆道、膀胱等破裂时，主要表现为弥漫性腹膜炎，患者出现持续性的剧烈腹痛，伴恶心、呕吐，稍后出现体温升高、脉率增快、呼吸急促等全身性感染症状；严重者可发生感染性休克。空腔脏器损伤也可有某种程度的出血，但出血量一般不大，除非邻近的大血管有合并损伤，可出现呕血、黑便等，直肠损伤时可出现鲜红色血便。

2.体征　有典型腹膜刺激征，其程度因空腔脏器内容物的不同而异。胃液、胆汁或胰液对腹膜的刺激最强，肠液次之，血液最轻。空腔脏器破裂后患者可有气腹征，腹腔内游离气体常致肝浊音界缩小或消失；可因肠麻痹而出现腹胀，肠鸣音减弱或消失；直肠损伤时直肠指检可发现直肠内出血，有时还可扪及直肠破裂口。血常规白细胞计数可明显升高；腹部立位平片可见膈下游离气体及肠胀气、气液平面；腹腔穿刺可抽出食物残渣或粪性物。

【情境 2：术前护理】

入院 2h 后，患者在家属的协助下翻身，突感左腹疼痛加剧，测血压下降，呼之不应。

▶▶ **问题 5　该患者可能出现了何种情况？作为当班护士，如何评估该患者病情？**

该患者可能出现了活动后脾包膜下血肿破裂大出血。此时应从以下几个方面进行评估。

（1）快速评估患者生命体征，监测结果为心率 118 次/分，R 24 次/分，BP 88/48mmHg。

（2）评估患者神志、尿量、肢端温度。

（3）若患者清醒，评估腹痛程度，有无压痛、反跳痛，及压痛的部位；评估腹痛的伴随症状如腹胀、肌紧张、移动性浊音等。

（4）评估静脉通路通畅情况。

（5）评估患者及家属的心理动态。

▶▶ **问题 6　需要立即采取哪些护理措施？**

原则：在抗休克、监护同时积极做急诊术前准备。

（1）立即建立两条以上静脉通路（必要时一路输血、一路输液）。

（2）禁食、禁饮，必要时留置胃管、导尿管。

（3）送检急诊血常规、凝血酶原时间，继续备血。

（4）协助患者更换手术衣裤。

（5）通知电梯及手术室，带便携式心电监护及氧气小钢瓶由医师、护士护送患者入手术室，途中做好监护。

【情境3：术后护理】

患者在全麻下行脾切除术后返回病房，带右侧颈内中心静脉导管（CVC，外露6cm）、胃管、脾窝引流管、导尿管各一根。

▶▶ **问题7　作为当班护士，如何接待该患者？**

1. 安置体位，患者完全清醒前去枕平卧，头偏向一侧。

2. 予双鼻塞2L/min吸氧，予心电监护，测量生命体征，与麻醉医师做好交接。

3. 妥善固定胃管、脾窝引流管、导尿管，保持各管引流通畅。

4. 保持颈内静脉输液通畅，记录尿量，必要时监测CVP。

5. 遵医嘱予抗感染、止血、补液等治疗。

6. 禁食、禁饮，做好口腔护理、会阴护理等基础护理及生活护理。

7. 告知患者及陪护家属患者自控镇痛（PCA）镇痛泵的使用方法及术后注意事项。

▶▶ **问题8　针对患者目前首优的护理问题"体液不足"，需采取哪些护理措施？**

1. 评估体液不足的程度。

2. 评估皮肤弹性、口唇干燥程度。

3. 保持静脉输液通畅，观察记录出入量。

4. 严密监测生命体征、CVP、尿量等。

5. 观察记录各引流管引流液的量、颜色、性质。

6. 实验室动态监测，包括血细胞比容、电解质等。

▶▶ **问题9　患者术后如何护理？**

1. 评估患者疼痛不适的程度，指导患者正确使用PCA镇痛泵，告知术后疼痛属正常反应，难以忍受时可告知医师适当使用镇痛药物，保证睡眠。

2. 合理安置患者体位，术后6h病情允许后可取半卧位。

3. 给予腹带固定。

4. 指导正确的咳嗽、咳痰方法。

5. 妥善固定各引流管，防止翻身时引流管牵拉引起疼痛不适。

6. 做好口腔护理及鼻腔护理，待肛门排气或据病情拔除胃管。

7. 做好会阴护理，术后3～7天可拔除导尿管，待脾窝引流管无血性液流出、无发热等即拔除。

【情境 4：术后并发症护理】

　　患者术后恢复期，进食后无不适，脾窝引流管已拔除，已拆线，切口愈合佳，无咳嗽、咳痰，大小便正常。近 4 天体温 38 ～ 39℃。复查血常规：血红蛋白 96g/L，白细胞计数 13.4×10^9/L，血小板计数 536×10^9/L。B 超示：腹腔无明显积液。

▶▶ **问题 10　患者近几天的体温过高，可能是什么原因？可采取哪些护理措施？**

　　该患者出现了脾切除术后脾热。护理措施如下。

　　1. 评估发热的程度。

　　2. 配合各项检查排除由于感染等原因引起的发热。

　　3. 严密监测体温的变化及伴随症状。

　　4. 做好高热的对症护理，若物理降温无效，体温大于 38.5℃可采取药物降温，如吲哚美辛栓。

　　5. 出汗多者，嘱多饮水，及时更换衣裤、床单，避免受凉。

　　6. 送检血培养、血常规、电解质等实验室检查项目。

　　7. 遵医嘱使用抗生素抗感染、行补液等治疗。

　　8. 做好心理护理，告知患者发热的原因，消除其焦虑心理，取得配合。

▶▶ **问题 11　患者术后血小板计数 536×10^9/L，D- 二聚体 5.28mg/L FEU，该患者目前应防止出现何种并发症？采取哪些护理措施？**

　　该患者目前应重点防止静脉血栓形成。护理措施如下。

　　1. 汇报主管医师。

　　2. 遵医嘱予依诺肝素钠注射液 0.4mL 皮下注射，每 12h 一次，或口服阿司匹林等药物（不能进食者可从胃管注入）。

　　3. 护送患者行四肢彩超检查，确认有无血栓形成。

　　4. 无血栓形成患者，嘱其床上多翻身，病情允许可下床活动，穿戴弹力袜，腓肠肌按摩，行踝泵运动，下肢气压泵治疗以预防血栓。

　　5. 嘱患者多饮水。

　　6. 定期监测血常规、D- 二聚体，必要时行彩超、血管 CT 等检查。

　　7. 告知患者此为脾切除后的常见反应，可以用药物加以控制，请勿过度担忧。

知识窗

脾热

　　脾切除术后 2 ～ 3 周患者出现发热，一般为中等度热，高热少见，经全面检查未见发热的直接原因，此类原因不明的发热，称为"脾热"，在临床上并不少见。

　　对其发生机制至今尚无合理的解释，但据观察发现，手术越复杂，操作时间越长，损伤越重者，发生概率明显增多，温度也偏高，病程也相应延长。除发热外患者可表现为周身不适、精神萎靡等，但都不具有特异性。诊断脾热一定要经过系统的全身检查，排除其他系统、器官疾病以及与脾切除有关的并发症，如胰尾损伤、脾静脉血栓形成、腹腔内积液感染等致发热的可能，诊断方可确立。

【想一想】

1. 腹部损伤患者的院外急救措施有哪些？
2. 在诊断性腹腔穿刺中护士如何做好配合工作？穿刺结果有什么意义？

任务四　胃十二指肠溃疡患者的护理

◎【任务情境】

李某某，男，42岁，从事销售工作。

主诉：呕血伴黑便1天。

现病史：患者昨日晨起后无诱因排糊状便两次，呈柏油样，约500g，伴上腹部隐痛，无恶心呕吐、头晕乏力，未重视。今日中午聚餐饮酒后，上腹部疼痛加剧，呕吐3次，共吐出咖啡色液体约700mL，伴有少量胃内容物，感头晕、乏力，出冷汗、口干明显，遂来我院急诊就诊。

既往史：患者既往有胃溃疡病史5年，幽门螺杆菌阳性，一直未予正规治疗。近2周来不适症状加重，多为餐后1h左右出现中上腹疼痛，经1～2h后缓解，至下次进餐时疼痛再次出现，伴有反酸、嗳气、恶心、呕吐。患者饮食不规律，经常饮酒、暴饮暴食。

入院查体：T 36.5℃，P 120次/分，R 25次/分，BP 92/50mmHg，SO_2为97%。神志清，精神差，面色苍白，腹平软，上腹正中部位轻压痛，肝脾肋下未及，静脉充盈度不佳，四肢皮肤较冷。

辅助检查：

（1）实验室检查：血红蛋白66g/L；血小板计数129×10^9/L；红细胞计数1.97×10^{12}/L；白细胞计数11.4×10^9/L。

（2）大便常规：褐色，稀，隐血试验（++++）。

（3）腹部B超：肝、胆、胰、脾未见异常。

医疗诊断：1. 胃溃疡合并上消化道大出血

　　　　　2. 失血性休克。

▤【情境1：急救护理】

患者12：35由救护车送来我院急诊室。

▶▶ **问题1　作为急诊科护士应该如何进行快速分诊和配合急救护理？**

1. 与救护车医生做好交接，接收患者。

2. 安置患者中凹卧位。

3. 快速评估症状、体征和健康史，正确分诊。明确分诊依据。

（1）昨日晨解黑便2次，呈柏油样，今日中午呕吐3次，为咖啡色胃内容物。

（2）BP 92/50mmHg，面色苍白，静脉充盈度较差，四肢皮肤较冷。隐血试验（++++）。腹部B超提示肝、胆、胰、脾未见异常。

（3）既往有胃溃疡病史 5 年，幽门螺杆菌（HP）阳性。饮酒史 20 年，每日饮白酒 200g，吸烟史 20 年，每日 40 支，饮食不规律，喜喝咖啡，经常暴饮暴食。考虑该患者为胃溃疡并发大出血，立即通知专科医师。

4. 快速建立静脉通道，给予颈内静脉置管，遵医嘱输入羟乙基淀粉氯化钠，同时使用凝血酶原止血，给予奥美拉唑、注射用生长抑素、醋酸奥曲肽等治疗。

5. 予吸氧、心电监护，监测生命体征。

6. 立即抽血、备血。

7. 注意保暖。

8. 观察病情并做好记录，注意神志的变化，有无周围循环障碍症状，如头晕、心悸、口渴和晕厥等。了解呕血和黑便情况，观察有无便意及肠蠕动亢进等便血先兆。

9. 告知患者及家属患者需卧床休息、禁食的方法和原因，取得配合。

10. 必要时遵医嘱放置胃肠减压管，胃管内注入 200mL 含 8mg 去甲肾上腺素的冰生理盐水，每 4h 一次，做好胃肠减压管护理。

💡 知识窗

消化道出血量判断

① 成人每天出血量大于 5mL，粪便隐血试验阳性。

② 每天出血量为 50 ～ 100mL 可引起黑便。

③ 胃内积血 250 ～ 300mL 可引起呕血。

④ 一次出血量超过 400mL，可出现全身症状，如头晕、心悸、出冷汗、乏力等。

⑤ 短期内出血量超过 1000mL 或患者全血量的 20%，可出现周围循环衰竭症状，如心率增快、血压下降等。

患者本次发病后情绪紧张，担心出血不能控制，不能入睡，易惊醒，每天仅能入睡 4h。

▶▶ 问题 2　针对该情况，作为急诊科护士应该如何对患者进行护理？

1. 关心和安慰患者，倾听患者主诉。

2. 告诉患者胃溃疡的发病与精神因素关系非常密切。

3. 在做任何操作之前都要和患者做好解释。

4. 尽量不要在患者睡觉时进行各项操作。

5. 如条件允许可以安排安静的房间。

6. 教会患者做深呼吸放松运动，每次 5 ～ 10min，指导患者进行深而慢有规律的呼吸。

7. 及时除去呕吐物和血便，以免对患者产生不良刺激。

8. 必要时遵医嘱给予镇静药物。

💡 知识窗

消化性溃疡

消化性溃疡主要指发生在胃和十二指肠的慢性溃疡，亦可发生于食管下段、胃空肠吻合口周围及含有异位胃黏膜的梅克尔（Meckel）憩室。这些溃疡的形成与胃酸和胃蛋白酶的消化作用有关，故称消化性溃疡。研究发现溃疡的形成与幽门螺杆菌的存在有关。本病绝大多数（95%以上）位于胃和十二指肠，故又称胃十二指肠溃疡。

典型消化性溃疡疼痛的特点是慢性、周期性、节律性。

胃溃疡疼痛多在餐后半小时出现，持续 1～2h，逐渐消失，直至下次进餐后重复上述规律。胃溃疡疼痛多位于剑突下正中或偏左，多见于中老年。

十二指肠溃疡疼痛多在餐后 3～4h 出现，持续至下次进餐，表现为疼痛—进食—缓解，饥饿感和夜间痛是十二指肠溃疡的特征性症状。十二指肠溃疡位于上腹正中偏右，多见于青壮年。十二指肠溃疡较胃溃疡多见，两者均好发于男性。

【情境 2：胃镜检查护理】

患者入院用药后，一直有黑便，接到医嘱对该患者行急诊胃镜检查，在内镜下止血。

▶▶ 问题 3　如何做好急诊胃镜检查护理？

1. 告知患者及家属急诊胃镜的目的、意义及医师的操作方法，消除他们的紧张和恐惧。

2. 急诊查血常规，监测生命体征，要求患者血压＞90/60mmHg、心率＜110 次/分、血红蛋白＞60g/L 后方可进行检查。

3. 检查前在胃管内注入冰去甲肾上腺素盐水洗胃，使检查视野清晰，容易发现出血灶。

4. 准备好常用的药物如凝血酶、硬化剂（鱼肝油酸钠）。

5. 床旁准备好抢救车，以便抢救。

6. 术中及时吸出口腔内血液及分泌物，保持呼吸道通畅，防止误吸引起呛咳及窒息。同时配合医生做好各项止血治疗措施。

7. 术后继续给予心电监护，密切观察患者生命体征和精神状态。注意有无呕吐，呕吐时观察呕吐物的颜色、量、性状，同时观察大便的颜色、量、性状，尽早发现再出血。

8. 术后卧床休息 1～3 天，床上使用便器，以避免用力排便、过度弯腰等增加腹内压的动作，以后逐渐增加活动量。

9. 术后禁食，无呕血者术后 24h 后可进食温凉、清淡流质饮食。

10. 遵医嘱应用抗酸药、生长抑素类药物，同时根据检查结果积极治疗原发病。

【情境 3：术后护理】

患者收住胃肠外科，当天晚上 8 点再次呕血 400mL，便血 1000mL。于晚上 12 点在全麻下行胃大部切除毕Ⅱ式吻合术。

▶▶ 问题 4　作为责任护士，如何做好术后护理？

1. 全麻未清醒时，患者取平卧位，头偏向一侧，以防呕吐物误吸入气管而引起窒息，清醒后血压平稳者可给予半卧位。

2. 予吸氧、心电监护，监测生命体征，同时观察患者神志、体温、尿量、切口渗血及渗液情况等，按时换药，保持切口清洁。

3.妥善固定各引流管，保持引流通畅，密切观察胃管内引流液的颜色、性质、量并做好详细记录。告知患者保留胃管的重要性，不可随意拔管，并做好基础护理，防止胃管扭曲、阻塞或者滑脱。排气和排便恢复后，停止胃肠减压。

4.遵医嘱应用抗感染、补液、止血等治疗，维持水电解质平衡。保证液体按时、按量补进，保证患者营养摄入，详细记录24h出入液体量。患者禁食期间做好口腔护理。

5.鼓励患者术后早期活动，早期活动可促进肠蠕动，促进呼吸和血液循环，减少术后并发症的发生。

6.饮食护理　术后饮食应视肠道功能恢复情况而定，先禁食，待患者肠蠕动恢复排气、排便可拔除胃管；拔除胃管后第2天可进食清流质饮食，给予水50～80mL，每日6次；第3天进全流质饮食，水100～150mL，避免选择易胀气的米汤、藕粉、菜汤。如无不良反应，术后1周可食用半流质饮食，宜少食多餐，2～3周后可进普食，以易消化高营养食物为宜，忌生冷、刺激性食物。保持心情舒畅，安排好生活起居，以促进患者早日康复。

7.做好心理护理，使患者增强信心，利于早日恢复健康。

知识窗

消化性溃疡常用手术方式

1.胃大部切除术　是胃十二指肠溃疡保守治疗无效或并发穿孔、出血、幽门梗阻、癌变者的首选术式。传统胃大部切除术的范围是胃远端2/3～3/4，包括部分胃体、胃窦部、幽门和十二指肠球部的近胃侧部分，现在主张尽可能保留更多的胃，以保存胃的功能。

胃大部切除术的消化道重建术式包括：毕Ⅰ式胃大部切除术、毕Ⅱ式胃大部切除术、胃大部切除后胃空肠Roux-en-Y吻合术。

2.迷走神经切断术　迷走神经切断术能消除神经性胃酸分泌并减少体液性胃酸分泌，从而成为治疗十二指肠溃疡的另一类术式。

【情境4：并发症护理】

术后第5天中午，患者生命体征平稳，伤口无渗血，伤口疼痛评分2分，胃肠蠕动恢复，进食糖水15min后出现心悸、心动过速、出汗、全身乏力、面色苍白和头晕等，考虑发生了倾倒综合征。

▶▶ **问题5　针对该患者发生的并发症，如何护理?**

1.做好心理护理，告知这是由于吻合口过大，食物排空过快，高渗食物迅速进入空肠，吸入大量细胞外液和刺激腹腔神经丛所致，多数患者半年到1年内症状可自行减轻或消失，以减轻患者的心理负担。

2.指导患者少量多餐，给予高蛋白、高脂肪、低碳水化合物的饮食。

3.避免进食过甜、过咸、过浓的食物，多进干食少进汤。

4.进食后平卧20～30min。

5.餐前半小时根据医嘱服阿托品或溴丙胺太林以减慢肠蠕动。

6.餐前半小时服格列齐特或格列吡嗪或注射胰岛素，以缩短高血糖症的持续时间。

💡 **知识窗**

倾倒综合征

倾倒综合征：系胃大部切除术后，失去幽门对胃排空的控制，导致胃排空过快所产生的一系列综合征。根据进食后症状出现的时间可分为早期与晚期两种。

1.**早期倾倒综合征** 多发生在进食后半小时内，患者以循环系统症状和胃肠道症状为主要表现。循环系统症状包括心悸、心动过速、出汗、全身无力、面色苍白和头晕等；胃肠道症状有腹部饱胀不适或绞痛、恶心呕吐和腹泻等。多因餐后大量高渗性食物快速进入十二指肠或空肠，致肠道内分泌细胞大量分泌肠源性血管活性物质，如5-羟色胺、缓激肽样多肽、血管活性肽、血管紧张素等，加上渗透压作用使细胞外液大量移入肠腔，从而引起一系列血管舒缩功能的紊乱和胃肠道症状。主要护理措施包括：指导患者通过饮食加以调整，即少食多餐，避免过甜、过咸、过浓的流质饮食；宜进低碳水化合物、高蛋白饮食；用餐时限制饮水喝汤；进餐后平卧20min。多数患者经调整饮食后，症状可减轻或消失，术后半年到1年内能逐渐自愈。极少数症状严重而持久的患者需手术治疗。

2.**晚期倾倒综合征** 临床表现为餐后2～4h患者出现心慌、出冷汗、面色苍白、手颤、无力甚至虚脱等表现。主要因进食后，胃排空过快，含糖食物迅速进入空肠后被过快吸收使血糖急速升高，刺激胰岛素大量释放，而当血糖下降后，胰岛素并未相应减少，继之发生反应性低血糖，故又被称为低血糖综合征。出现症状时稍进饮食，尤其是糖类，即可缓解。饮食中减少碳水化合物含量，增加蛋白质比例，少量多餐可防止其发生。

▸▸ **问题6 该患者术后为何要早期下床活动？应如何指导？**

1.告知患者及家属早期活动的好处。术后早期下床活动可有利于肺扩张，预防肺部并发症；促进血液循环，防止下肢静脉血栓；促进肠蠕动，防止腹胀和肠粘连。

2.告知患者及家属早期活动的必要性，取得配合。

3.鼓励患者术后第1天就开始在床上运动，做四肢活动，或自行左右侧身，每2～4h 1次，术后2天床上坐起，术后3天可在护士的协助下床边活动，第4天开始离床活动，以后可逐渐增加活动量。

4.活动时应循序渐进，预防跌倒，观察活动情况，倾听患者的主诉。

📋 **【情境5：出院护理】**

该患者病情稳定，手术后第12天予出院。

▸▸ **问题7 作为责任护士如何进行出院指导？**

1.**心理方面** 胃溃疡是典型的心身疾病，心理因素也是发病的原因之一。因此应让患者了解生活方式对疾病的影响，合理安排生活和工作节奏，注意劳逸结合；避免压力过重、精神紧张及过度劳累；鼓励患者学会自我调节情绪，避免引起溃疡的因素。

2. 建立良好的饮食习惯　告知戒烟戒酒的必要性。少食腌熏煎炸食物，食物避免过冷、过烫，忌辛辣刺激食物以及浓茶、咖啡等饮料，避免暴饮暴食。

3. 制订适宜的饮食方案，宜少量多餐，进食高蛋白质、低脂肪、高维生素和富含纤维素饮食。注意增加钙的摄入，补充铁剂与足量维生素，以后逐渐减餐加量恢复正常饮食。

4. 出院后要注意避免服用对胃黏膜有损伤的药物，如阿司匹林、糖皮质激素、吲哚美辛栓等。

5. 定期复查　评估幽门螺杆菌感染是否存在，必要时继续药物治疗，以根除感染。

6. 自我检测　告知患者如有食欲不振、嗳气、反酸等症状时及时就诊。

知识窗

手术前后使用奥美拉唑的目的

术前使用奥美拉唑，是希望通过该药的抑酸、止血作用，控制出血，是作为保守治疗的措施之一。而术后使用是因为大出血和急诊手术对患者身心而言均是较大的创伤，容易出现消化道的应激性溃疡，从而导致再次出血，使用奥美拉唑有预防应激性溃疡的作用。

应激性溃疡是继发于创伤、休克、烧伤和其他严重的自身病变的一种胃十二指肠黏膜病变，病变过程可出现黏膜急性糜烂或溃疡，主要表现为消化道大出血或穿孔。

【想一想】

涂先生，50岁，上腹部疼痛不适，伴有反酸、呕吐3周。患者2年前曾确诊为胃窦部溃疡，反复发作上腹部疼痛不适，一直未予重视，未规律治疗。3周前开始自觉症状加重。现前来就诊，收住入院。

（1）患者入院后需进一步做哪些辅助检查？

（2）入院后应给予哪些护理措施？

任务五　胃癌患者的护理

【任务情境】

潘某某，男，67 岁，农民。

主诉：反复上腹部胀痛 1 个月余。

现病史：患者 1 个多月前无明显诱因感上腹部胀痛，呈持续性，不剧烈，无放射痛，进食后可缓解。无恶心呕吐，无腹泻，无便血黑便等。自行服用胃药，症状无改善，5 天前至当地医院就诊。胃镜检查示：①胃多发溃疡，胃癌（疑似）；②非萎缩性胃炎伴糜烂；③十二指肠降部黏膜下隆起：脂肪瘤（疑似）。肠镜检查示：乙状结肠息肉。病理检查示：①胃角低分化腺癌；②（距肛门 20cm）管状腺瘤。诊断为"胃癌"。为求进一步治疗特来我院就诊，门诊以"胃癌"收住入院。

既往史：患者有高血压病史 8 年余，口服苯磺酸氨氯地平，5mg，每天 1 次，自诉血压控制尚可。患者自发病以来神志清，精神可，食欲可，睡眠安，大小便无异常。近期体重无明显改变。

入院查体：T 36.8℃，P 77 次 / 分，R 19 次 / 分，BP 136/81mmHg，SO_2 为 99%，疼痛评分 0 分。腹平软，未见胃肠型及蠕动波，脐上压痛阳性，余腹部无明显压痛反跳痛，肝脾肋下未及，肝区、脾区叩击痛阴性，移动性浊音阴性，肠鸣音 3 次 / 分。

辅助检查：

（1）实验室检查：血红蛋白 117g/L；白细胞计数 5.1×10^9/L；红细胞计数 3.94×10^{12}/L；血小板计数 205×10^9/L；血钾 3.40mmol/L。

（2）胃镜检查：①胃多发溃疡，胃癌（疑似）；②非萎缩性胃炎伴糜烂；③十二指肠降部黏膜下隆起：脂肪瘤（疑似）。

（3）肠镜检查：乙状结肠息肉。

（4）病理检查：①胃角低分化腺癌；②（距肛门 20cm）管状腺瘤。

（5）上腹部磁共振增强扫描：①胃窦部胃壁稍增厚伴明显强化，建议胃镜除外胃癌可能；②胃窦周围、肝胃间隙多发肿大淋巴结，性质待定，请结合临床；③胆道系统扩张，请结合临床并复查；④肝多发微小囊肿；⑤左肾小囊肿。

医疗诊断：1. 胃癌（$cT_{2\sim3}N_{1\sim2}M_0$）。

　　　　　2. 高血压病。

　　　　　3. 左肾囊肿。

【情境1：入院护理】

▶▶ **问题1　该患者入院后应从哪些方面做入院评估?**

评估要点如下。

1. 健康史及相关因素

（1）了解患者饮食喜好、生活习惯和工作、生活环境。

（2）有无吸烟史。

（3）家族中有无胃癌或其他肿瘤病史。

（4）既往有无慢性萎缩性胃炎、胃溃疡、胃息肉等病史。

2. 症状体征

（1）早期多无明显症状。部分患者可有上腹不适、嗳气、反酸、食欲减退等消化道症状。

（2）病情进展，症状加重，可有上腹隐痛、恶心、呕吐、乏力、消瘦等。

（3）其他可有进食哽咽感、呕吐宿食、呕血、黑便等不同部位胃癌的表现。

（4）晚期可扪及上腹部肿块，常出现远处转移的迹象，如左锁骨上淋巴结肿大或黄疸、腹水等。

3. 辅助检查　了解胃镜、胃肠钡餐、B超、CT、血常规、肝功能检查等的阳性结果。

4. 心理和社会支持状况。

▶▶ **问题2　如何做好入院后的护理?**

1. 饮食管理　合理膳食，规律进食，给予高能量、高蛋白、高维生素、低脂肪、柔软易消化少渣饮食，避免生、硬、冷、刺激性的食物等。对不能进食者，遵医嘱给予营养支持。

2. 体位与活动　严重贫血或伴呕血患者需绝对卧床休息。

3. 胃肠道准备　对有幽门梗阻的患者，在禁食的基础上，术前3日起每晚用温生理盐水洗胃，以减轻胃黏膜的水肿。术前3日起每天给患者口服肠道不吸收的抗菌药物，必要时遵医嘱给予全肠道灌洗，清洁肠道。

4. 讲解疾病知识，给予心理护理，缓解焦虑与恐惧。

【情境2：术前化疗的饮食护理】

患者入院后给予FAM方案（5-氟尿嘧啶、多柔比星、丝裂霉素）化疗。

▶▶ **问题3　如何做好该患者化疗期间的饮食护理?**

1. 摄入富含营养的高蛋白、低脂肪、易消化的食物，如鱼、瘦肉、猪肝等，以煮、炖、蒸为主，利于减轻胃肠道负担，促进营养素的吸收。多进食红枣、桂圆、牛肉等补血食品，以提高机体免疫力。忌食辛辣、生硬食物，戒烟酒。

2. 多饮水，每日饮水量在2000mL以上，以促进肾脏排泄，减轻药物毒性。

3.保持口腔清洁，做到睡前、餐后漱口，达到预防口腔炎症及促进食欲的目的。

4.恶心、呕吐症状明显时，则遵医嘱选用止吐药，如严重呕吐、腹泻，予静脉补液，维持水、电解质、酸碱平衡。

5.如出现便秘，指导患者进食富含纤维素食物，如韭菜、芹菜等蔬菜，进食蜂蜜、香蕉等，以促进肠蠕动，解除便秘。

【情境 3：术中无瘤技术的护理】

患者入院后予护胃等对症治疗，积极术前准备，排除手术禁忌证后限期行手术治疗。

▶▶ **问题 4　如何做好该患者术中无瘤技术的护理？**

1.严格遵守无瘤操作原则，准备双套敷料、器械和手套，活检时及根治术时各用一套。

2.严格区分"无瘤区"和"有瘤区"。在无菌器械台上建立相对无瘤区，切瘤前器械和切瘤后器械分开放置，开、关腹与术中接触癌肿的器械分别单独使用。凡术中接触过瘤体的器械不再用于正常组织，不得重复使用纱布垫。凡与癌细胞接触过的物品立即弃于污物袋中。

3.肿瘤切除时护理　凡已被暴露出来的肿瘤部分，用生理盐水厚纱布垫严密遮盖，以保护隔离正常组织。器械护士需建立相应的瘤区。准备切除病灶用的相关器械，在切除肿瘤时固定使用。将切除的组织标本，按序放入标本袋中密闭，传递组织时用钳子放入标本袋内，遵医嘱行冰冻切片病理检查。

4.肿瘤切除后护理　病灶切除后，撤去瘤区敷料及纱布垫、器械等物品连同弯盘内切除的组织一并放于指定区域。术者重新刷手、穿无菌手术衣、戴无菌手套、更换用物等，并用 41～43℃灭菌蒸馏水 1000～3000mL 大量冲洗腹腔，浸泡 3～5min 后吸尽。蒸馏水可裂解细胞膜，使肿瘤细胞失去活性，最大限度避免肿瘤细胞的种植与播散。

5.术中抗癌药物应用　在关腹前，无菌蒸馏水冲洗腹腔吸尽后，将化疗药直接注入腹腔，其药物浓度远远高于血浆，使种植或游离的癌细胞充分浸泡在高浓度的化疗药中，增强化疗药的直接杀伤作用。

6.手术器械的处理　①打开器械轴节，完全浸泡于 0.1% 含氯消毒剂 5～10min，再按酶洗—水洗—干燥—消毒等步骤进行器械处置，以达到杀灭癌细胞及其他病菌的目的；②应用冷水刷洗器械，禁用温热水，因癌细胞遇热凝固而附着于器械上不易清除；③先洗正常组织用过的器械，后刷洗接触瘤体的器械；④刷洗器具浸泡于消毒液中，避免交叉感染。

【情境 4：术后护理】

患者在气管插管全麻下行腹腔镜下腹腔粘连松解＋远端胃癌根治＋毕 Ⅱ 式吻合术。手术过程顺利，术后返回病房。带回胃管：置入长度 52cm，固定妥，接负压吸引球；鼻肠管：置入长度 113cm，固定妥，夹闭；左侧、右侧两根腹腔引流管；导尿管通畅，尿液色黄。

▶ **问题5　如何做好术后护理？**

1. 交接　与麻醉医生交接，了解术中情况，严密观察神志、生命体征、腹部体征、水电解质及酸碱平衡情况。

2. 体位　患者麻醉清醒后取平卧位，可与侧卧交替。

3. 吸氧、心电监护　双鼻塞吸氧 2L/min，持续心电监护。

4. 观察切口　观察切口部位、长度，敷料有无松动、渗血、渗液等。

5. 妥善固定引流管，保持有效引流　正确连接胃管、鼻肠管、腹腔引流管及留置导尿管，保持引流通畅，观察记录引流液的性质、颜色、量等。

6. 饮食管理　遵医嘱予肠外营养支持及早期肠内营养支持，合理安排输液，准确记录24 h 出入量。肠蠕动恢复后，视病情遵医嘱进食。术后第二天进少量开水，如无不适后第二天可进半量流质，至术后一个月左右逐步过渡到软食。饮食宜清淡、易消化，少量多餐，荤素搭配。禁食过程中密切观察患者有无腹痛、腹胀、恶心、呕吐等不适。肠内营养护理。

7. 静脉输液　观察静脉输液通畅度、滴速、固定情况及局部有无红肿、渗出等情况。

8. 切口疼痛的护理　评估患者切口疼痛程度，合理调节 PCA 镇痛量。

9. 安全护理　注意术后安全，防止坠床、跌倒、意外拔管等情况的发生。

10. 健康宣教　告知患者手术成功已安返病房、禁食的意义、床上小幅翻身的技巧等，如感不适及时呼叫。

📋 **【情境5：术后并发症护理】**

术后 7 天，患者腹腔引流管引流量增多，24h 引流出 350mL，颜色由澄清转褐色浑浊，用白纱布蘸之可见胆汁样液。患者主诉无明显腹痛、腹胀等症状。查体：T 37.0℃，BP 110/77mmHg，P 88 次 / 分，R 20 次 / 分。复查实验室检查：血红蛋白 90g/L；白细胞计数 15.1×10^9/L，总胆红素 27.9μmol/L，白蛋白 26g/L。

▶ **问题6　该患者发生了什么并发症？如何护理？**

1. 考虑该患者发生了吻合口瘘，因该患者目前无发热及腹痛情况，予保守治疗。吻合口破裂或吻合口瘘是胃大部切除术后的早期严重并发症之一，与缝合不当、吻合口张力过大、组织供血不足有关，以贫血、低蛋白血症和组织水肿者易发生。多发生在术后 1 周内，临床表现为高热、心动过速等全身中毒症状，腹膜炎，以及腹腔引流管引流出含肠内容物的浑浊液体。如发生较晚，多形成局部脓肿或外瘘。

2. 护理措施

（1）观察病情：密切观察病情变化，尤其是体温、脉搏变化及腹部体征、腹腔引流液性质的变化，如出现高热、心动过速、弥漫性腹膜炎应立即手术处理。

（2）维持有效引流：保持胃管及腹腔引流管的通畅引流，若引流不畅可用少量无菌生理盐水冲洗；严密观察引流液的性质、颜色、量的变化，若有异常应及时汇报并处理。

（3）保护瘘口周围皮肤：密切观察瘘口周围皮肤，保持清洁干燥。一旦发生外瘘，局部涂以氧化锌软膏或皮肤保护粉加以保护，防止发生皮肤破损继发感染。

（4）支持治疗的护理：遵医嘱给予肠外营养，通过静脉补充患者所需的水、电解质和营养素，必要时输入血浆、白蛋白，以改善患者的营养状况，促进瘘口愈合。

（5）用药护理：合理应用药物，观察抑制消化液分泌的药物及控制感染药物的疗效与不良反应。

（6）心理护理：吻合口瘘是胃癌根治术后的严重并发症之一，增加了患者的痛苦及经济负担，加重了患者对疾病的恐惧及焦虑心理。护理人员应关心患者，给予适宜的同情与安慰，帮助其正确对待疾病，说服患者遵守医嘱，坚持治疗，鼓励患者树立战胜疾病的信心。

💡 知识窗

胃癌术后常见并发症

1. 出血 表现为术后短期内从胃管引流出大量鲜血，甚至出现呕血和黑便，严重者可伴面色苍白、口干、心率加快、血压下降等低血容量表现。应立即行输液扩容、止血等对症救治护理措施。如果需手术止血，则应做好急诊手术准备。

2. 十二指肠残端破裂 一般多发生在术后3～6天，也有早在术后1～2天。表现为右上腹突发剧痛和局部明显压痛、腹肌紧张等急性弥漫性腹膜炎症状，应立即手术处理，并分别于十二指肠内和腹腔置管，术后予持续减压引流，纠正水电解质失衡，并给予肠外营养或术中行空肠营养，后予肠内营养，遵医嘱使用抗生素，用氧化锌软膏保护引流管周围皮肤。

3. 胃瘫 一般发生在术后7～10天，患者进食后发生上腹饱胀、钝痛和呕吐，呕吐物含食物和胆汁。消化道造影显示残胃扩张、无张力、蠕动波少而弱，且通过胃肠吻合口不畅。应暂禁食，胃肠减压，遵医嘱使用促进胃动力药等。

4. 术后梗阻 常见有吻合口梗阻和急性输入袢梗阻、输出空肠袢梗阻。表现为术后短期内再次出现恶心、呕吐、腹胀，甚至腹痛。予禁食，胃肠减压，维持水电解质、酸碱平衡，给予肠外营养等，必要时手术治疗。

5. 倾倒综合征 根据症状出现的时间分为早期和晚期两种。详见项目四任务四情境三的知识窗。

📋 【情境6：出院护理】

患者经保守治疗6周后，病情好转，予出院并随访。

▶▶ 问题7 如何对该患者进行健康教育？

1. 饮食调节 饮食应少量多餐，进易消化、富含营养、无刺激性、不易胀气的食物，忌食生硬、油炸、腌制及熏烤食品，戒烟酒。如进食后半小时内出现心悸、心动过速、出汗、头晕、全身无力、腹部绞痛、恶心呕吐与腹泻等不适，应立即平卧10～20min，避免进过甜、过咸、过浓的流质饮食，宜进低碳水化合物、高蛋白饮食，用餐时限汤水。如餐后2～4h出现头晕、心慌、出冷汗等表现，可进糖类食物改善症状，注意减少碳水化合物摄入量，增加蛋白质比例。

2. 定期复查　出院后化疗需定期门诊随访，检查肝功能、血常规等，积极预防感染。术后 3 年内每 3 个月复查一次，3 ～ 5 年每半年复查一次，5 年后每年一次。如出现腹部不适、胀满、肝区肿胀、锁骨上淋巴结肿大等表现，应随时复查。

3. 自我监测　若进食后出现腹痛、腹胀、呕吐等不适，或出现黑便、血便等及时就诊。

4. 休息活动　注意休息，劳逸结合，参加适度活动或锻炼，避免过度劳累。

【想一想】

1. 胃癌的治疗原则是什么？辅助检查有哪些？

2. 胃癌的转移途径有哪些？

3. 李先生，62 岁，因上腹疼痛不适 2 个月入院。患者 2 个月前开始出现上腹不适、疼痛、食欲减退，有反酸、嗳气，服抗酸药无明显好转，2 个月来体重下降 5kg。患者既往有胃溃疡病史，喜食腌制食品，有吸烟史 20 年。拟考虑胃溃疡恶变，收住入院。

（1）患者可能存在的护理诊断 / 问题有哪些？

（2）入院后应给予哪些护理措施？

任务六　肠梗阻患者的护理

【任务情境】

吴某某，男，10 岁 5 个月，学生。

主诉：腹痛腹胀 1 天余。

现病史：患儿 1 天前进食龙虾后出现腹痛，为隐痛，不剧烈能忍受，无发热畏寒，无恶心呕吐等不适，伴肛门停止排便排气，未予重视。后出现腹部胀痛较前加重，呈阵发性绞痛，较剧烈，难以忍受，患儿嚎哭，腹软，恶心呕吐 2 次，无腹泻，无畏寒发热，无便血黑便。到当地医院就诊，予以相关对症处理后，仍感腹痛不适。为寻求进一步治疗，来我院门诊就诊，腹部超声提示腹腔肠管扩张、右侧腹肠间隙积液。拟"腹痛待查，肠梗阻（待查）"收住入院。

既往史：患儿 8 个月时行肝移植手术。

查体：T 36.8℃，P 130 次/分，R 25 次/分，BP 122/81mmHg，SO_2 为 98%，疼痛评分 5 分。神志清，精神较差，皮肤巩膜无黄染，心肺听诊无异常，腹部稍膨隆，腹胀明显，未见胃肠型及蠕动波，腹部压痛，无反跳痛，肝区、脾区叩击痛阴性，移动性浊音阴性，肠鸣音 3 次/分，腹部切口愈合佳。

辅助检查：

（1）腹部急诊彩超：腹腔肠管可见扩张，以右侧腹明显，较宽处约 2.8cm；右侧腹肠间隙可见宽约 0.65cm 的液性暗区；其余腹腔扫查未见明显异常包块回声。

（2）全腹部 CT 增强扫描：①提示不完全性肠梗阻可能，建议治疗后短期复查；②肝脏移植术后，请结合临床；③盆腔少量积液。

（3）实验室检查：血小板计数 $189×10^9/L$；血红蛋白 133g/L；白细胞计数 $11.3×10^9/L$；红细胞计数 $4.75×10^{12}/L$；C 反应蛋白 7.7mg/L。

医疗诊断：1. 急性肠梗阻。

　　　　　2. 肝移植术后。

【情境 1：入院护理】

▶▶ **问题 1　作为责任护士，如何接待该患者？如何做好护理评估？**

1. 积极安置患儿，该患儿生命体征平稳，予以半卧位。

2. 评估患儿症状、体征和以往病史，正确分诊：

（1）患儿 8 个月时行肝移植手术。

（2）腹痛腹胀伴肛门停止排气排便 1 天。

（3）恶心呕吐2次。

（4）腹胀明显。

3. 护理体检　腹平软，未见胃肠型及蠕动波，腹部压痛，无反跳痛，腹胀明显，肝区、脾区叩击痛阴性，移动性浊音阴性，肠鸣音3次/分，腹部切口愈合佳。

4. 全腹部CT增强扫描　①提示不完全性肠梗阻可能；②肝脏移植术后；③盆腔少量积液。

5. 正确留取各种标本，配合医师做好进一步检查。

💡 知识窗

肠梗阻

肠梗阻（intestinal obstruction）是指由于各种原因导致肠内容物正常运行发生障碍，不能顺利通过肠道的病变，是常见的外科急腹症之一。常见的临床表现为腹痛、腹胀、呕吐、肛门停止排气排便。

1. 根据肠梗阻发生的基本原因分类

（1）机械性肠梗阻：是由肠腔内堵塞、肠道外受压、肠壁病变等原因导致的肠腔缩窄、肠内容物通过障碍。

（2）动力性肠梗阻：神经反射或毒素刺激引起肠壁肌肉功能紊乱，以致肠内容物无法正常通行，而本身无器质性肠腔狭窄。可分为麻痹性肠梗阻及痉挛性肠梗阻两类。前者常见于急性弥漫性腹膜炎、低钾血症、细菌感染及某些腹部手术后等；后者较少见，可继发于尿毒症、慢性铅中毒和肠功能紊乱等。

（3）血运性肠梗阻：常见于肠系膜血栓形成、栓塞或血管受压等。

2. 根据肠壁血运有无障碍分为单纯性肠梗阻（无肠管血运障碍）、绞窄性肠梗阻（伴有肠管血运障碍）。

3. 根据梗阻部位高低分为高位肠梗阻（如空肠上段梗阻）、低位肠梗阻（如回肠末端梗阻与结肠梗阻）。当发生肠扭转、结肠肿瘤等时，病变肠袢两端完全阻塞，称为闭袢性肠梗阻。

4. 根据肠梗阻的程度分为完全性肠梗阻、不完全性肠梗阻。

5. 根据肠梗阻的发展过程分为急性肠梗阻和慢性肠梗阻。

💡 知识窗

绞窄性肠梗阻的临床表现

（1）腹痛发作急骤，开始即为持续性剧烈疼痛，呕吐出现早、剧烈而频繁。

（2）病情发展迅速，早期出现休克，抗休克治疗效果不明显。

（3）有明显的腹膜刺激征，伴发热，脉搏加快，白细胞计数增高。

（4）腹胀不对称，腹部有局部性隆起或有压痛性肿块。

（5）呕吐物、胃肠减压引出液、肛门排出物、腹腔穿刺抽出液为血性。

（6）经积极非手术治疗无明显改善。

（7）腹部平片检查可见孤立、突出胀大的肠袢，不因时间改变。

▶▶ **问题 2　患儿目前首优的护理问题是什么？应采取哪些护理措施？**

1. 首优护理问题　疼痛（与肠蠕动增强有关）。

2. 护理措施

（1）半卧位，禁食、禁饮，有利于减轻腹痛。

（2）胃肠减压减轻胃肠道张力，同时密切观察引流液性质和量的变化。

（3）建立静脉通路，按医嘱补液、抗感染支持治疗。

（4）诊断明确后可根据医嘱适当给予解痉治疗。

（5）进行必要的健康指导：①简单介绍疾病，解释禁食禁饮的目的，取得配合。②告知胃肠减压的作用和注意事项，解除紧张。③告知其不能应用镇痛药的原因，取得理解。

💡 **知识窗**

急腹症

急腹症是以急性腹痛为主要表现，必须早期诊断和及时处理的一类腹部疾病。

1. 急腹症的原因　①急性炎症：胃十二指肠穿孔、胆道疾病、急性胰腺炎、急性阑尾炎、急性盆腔炎；②空腔脏器梗阻：肠梗阻、尿路结石；③出血性疾病：肝脾破裂、腹腔动脉瘤破裂、异位妊娠破裂；④缺血性疾病：肠系膜动脉栓塞、肠系膜静脉血栓形成、卵巢囊肿扭转等。

2. 急腹症的护理　①正确评估病情，安置合适的体位，给予吸氧、保暖；②心电监护，严密监测神志、生命体征和腹部体征，根据医嘱记录出入量；③禁食，必要时胃肠减压，根据医嘱行补液、抗炎、输血等治疗；④配合医生完成各项辅助检查，及时判断病情变化；⑤做好急诊术前准备；⑥做好心理护理。

📋 **【情境 2：肠梗阻导管置入护理】**

该患儿经过非手术治疗后，仍有腹痛腹胀，肛门无排气排便，准备在内镜下置入肠梗阻导管。

▶▶ **问题 3　如何做好肠梗阻导管置入前准备？置入肠梗阻导管后如何护理？**

1. 置入前准备

（1）向患儿和家属解释肠梗阻导管的重要性和作用，并获取知情同意。

（2）与内镜室联系，告知内镜室护士该患儿的病情，做好相应准备。

（3）协助患儿更换手术衣裤。

（4）心理评估及宣教，完成护理记录。

（5）填写内镜患者转运交接单，护送入内镜室，与内镜室护士进行交接。

2. 置入后护理

（1）观察并记录肠梗阻导管置入的深度。

（2）肠梗阻导管鼻翼处不予固定，保留充足的长度让导管随着肠蠕动进入肠道。

（3）注意保持口腔清洁，做好口腔护理，及时清除口鼻腔分泌物。

（4）注意观察肠梗阻导管进入的速度和深度，记录引流液性质和量的变化以判断肠道功能恢复情况。

（5）密切观察患儿腹部症状和体征、注意肛门排气排便情况，一旦发现肠绞窄的可能，立即报告医生，停止保守治疗，做好术前准备。

（6）拔管指征：腹痛腹胀消失、肛门有排气排便、通过肠梗阻导管造影显示肠道通畅，无积液积气，可以拔除导管。

（7）拔管方法：造影通畅后试夹管 2 天，进食后无腹痛腹胀，可拔除肠梗阻导管。

💡 知识窗

肠梗阻导管简介

1. 结构　是硅橡胶管，全长 300cm，由导管和导丝组成，导管前端有 2 个气囊，有多个侧孔。

2. 适用范围　用于对肠梗阻患者进行减压、吸引及药液注入。

3. 作用　对梗阻近端肠道直接减压，有效降低梗阻近端肠道内的压力，减轻肠壁水肿，有利于肠道的血液循环，让肠道得到休息，从而改善患者全身状况，为进一步手术治疗做肠道准备。

4. 置管　在内镜室完成，置管前充分吸出胃内容物，导管前端要通过幽门，插入到十二指肠降部，决定留置位置后，向前气囊内注入灭菌蒸馏水 10 ～ 15mL，拔出导丝，继续向胃内送入导管，使其在胃内呈松弛状态，确认导管侧孔部分进入肠道内，前气囊会由于肠蠕动被送至阻塞部位，其间进行减压和吸引。

5. 造影　使用后气囊进行选择性小肠造影，先向后气囊注入 30 ～ 40mL 空气使其扩张，防止造影剂逆流，再吸出前气囊的蒸馏水，收缩气囊，向导管内注入造影剂，观察肠道情况。

📋【情境 3：术前护理】

该患儿进行肠梗阻导管治疗后效果欠佳，第二天腹痛加剧、呈持续性，出现腹膜刺激征。肠梗阻导管内引流出棕褐色液体，诊断为绞窄性肠梗阻，拟全麻下急诊行肠粘连松解＋小部分切除术。

▶▶ **问题 4　如何为该患儿做好急诊术前准备？要进行哪些术前健康指导？**

1. 立即做必要的检查，如急诊血常规、血生化、凝血功能。

2. 做好急诊术前准备

（1）通知禁饮禁食。

（2）腹部皮肤准备。

（3）备血。

（4）进行药敏试验。

（5）协助患儿更换手术衣、取下手表首饰等贵重物品，交给家属保管。

3. 保持静脉通畅，密切观察病情变化，严密监测生命体征，遵医嘱用药。

4. 术前健康指导

（1）简单介绍疾病，解释急诊手术的必要性，取得患儿及家属的配合。

（2）告知麻醉的方法和麻醉中的注意事项，解除患儿及家属的紧张。

（3）告知患儿及家属术中的注意事项、需要的配合等。

5. 携带手术用品和手术交接单，护送患儿入手术室，与手术室护士进行交接。

【情境 4：术后护理】

手术后送回病房，带回肠梗阻导管、腹腔引流管、导尿管各一根。

▶▶ 问题 5　如何做好该患儿的术后护理？

1. 安置体位　全麻未清醒时去枕平卧，头偏向一侧，防止误吸，麻醉清醒后，待血压平稳后改半卧位，以利腹腔引流。

2. 观察病情　术后给予吸氧、心电监护，严密观察生命体征、尿量和腹痛、腹胀及肠蠕动恢复情况，注意腹部切口有无渗血、渗液，发现异常及时报告医生处理。

3. 引流管护理　妥善固定，定时挤压，翻身时避免受压、扭曲、折叠，保持引流管通畅，按无菌原则更换引流装置，密切观察引流液的性质和量的变化。术后 3 ～ 4 天肠蠕动恢复、肛门排气后可拔除肠梗阻导管，导尿管在术后 3 ～ 4 天拔除，腹腔引流管在术后 7 ～ 10 天、无液体引出、进食后无腹痛腹胀时可以拔除。

4. 饮食指导　肛门排气拔除肠梗阻导管后，根据医嘱给予流质饮食，注意有无腹痛腹胀情况，以后逐步过渡到半流质、软食，避免生冷刺激性食物。

5. 活动指导　血压平稳后取半卧位，术后 1 天床上翻身活动，术后 2 天告知早期活动的重要性和活动方法，对于无禁忌者应鼓励并协助患者早期下床活动，活动时注意观察病情，有头晕不适，应及时休息，避免劳累。

6. 按医嘱给予补液、抗感染、营养支持治疗。

7. 做好基础护理，防止并发症发生，加强健康宣教，促进患者早日康复。

知识窗

肠梗阻术后并发症

1. 腹腔感染　患者出现持续发热、腹痛腹胀，腹腔引流管引出脓性液体，同时出现腹膜炎表现，要警惕腹腔感染可能，要保持引流通畅，加强营养支持，应用有效抗生素控制感染。

2. 吻合口瘘　吻合口瘘是肠梗阻术后最严重的并发症，患者突然出现腹痛腹胀、腹膜刺激征伴有呼吸急促、心率加快、血压下降、皮肤湿冷、发热、白细胞增高等表现，腹腔引流管引出肠内容物。要保持引流通畅，积极抗休克治疗，做好急诊术前准备。

3. 肠粘连　手术后胃肠道处于暂时麻痹状态，加上腹腔炎症，可再次引起肠粘连，术后要早期活动，促进肠蠕动恢复，一旦出现腹痛腹胀、呕吐等，应积极采取非手术治疗，多可缓解。

【情境 5: 出院护理】

该患儿手术后第 12 天，T 36.5℃，R 20 次 / 分，P 82 次 / 分，BP 128/72mmHg，神志清楚，无腹痛腹胀，引流管已拔除，愈合良好，排便通畅，准备出院。

▶▶ **问题 6　作为责任护士，如何做好出院指导?**

1. 自我监测　若出现腹痛、腹胀、呕吐、排便停止等应及时就诊。
2. 注意饮食卫生，预防肠道感染。
3. 饮食指导　饮食规律，营养丰富、易消化，少食辛辣刺激性食物；少食柿子、糯米等容易引起肠梗阻的食物。避免暴饮暴食，饭后忌剧烈活动。
4. 坚持适当的体能锻炼，保证充足的休息。
5. 保持大便通畅，养成定时排便的习惯，出现便秘及时治疗。
6. 定期复诊。

【想一想】

1. 肠梗阻患者非手术治疗如何护理?
2. 在观察肠梗阻患者的病情变化时，如何判断患者已转变为绞窄性肠梗阻?

任务七 结直肠癌患者的护理

【任务情境】

胡某某，男，53 岁，农民。

主诉：反复便血 8 个月余。

现病史：患者 8 个月前无明显诱因出现便血，血量少，色暗红，伴大便不成形，较稀，每天 3 ～ 5 次，伴排便费力、排便不尽感，伴便时肛门轻度疼痛。无腹痛腹胀，患者未予重视。半个月前至当地医院就诊，行"胃镜、肠镜"等检查，确诊"直肠癌"。遂今至我院门诊就诊，直肠指检提示"直肠右后壁，距肛缘约 5cm 可扪及一隆起型肿块"，为求进一步治疗，收住我院。

患者有饮酒吸烟史。饮酒 30 余年，平均每日饮酒 300mL，未戒酒。吸烟 30 余年，平均每日吸烟 20 支，未戒烟，已劝诫。

入院查体：T 36.5℃，P 68 次 / 分，R 18 次 / 分，BP 125/81mmHg，SO_2 为 98%，疼痛评分 0 分。腹平软，腹部无包块，全腹无压痛反跳痛，肝脾肋下未触及，移动性浊音阴性。

直肠指检：直肠右后壁，距肛缘约 5cm 可扪及一隆起型肿块，可推动，指套见少许暗红色血迹。

患者自从确诊后非常焦虑，不能入睡、食欲很差，担心预后。

辅助检查：

（1）实验室检查：血红蛋白 137g/L，红细胞计数 4.61×10^{12}/L，白细胞计数 5.2×10^9/L，血小板计数 191×10^9/L。

（2）肠镜病理：直肠腺癌。

医疗诊断：直肠恶性肿瘤。

【情境 1：入院护理】

▶▶ **问题 1　如何做好患者的入院护理？**

1. 安置患者以舒适体位，进行入院及疾病相关宣教。

2. 评估症状、体征和以往病史，正确分诊。评估要点如下。

（1）健康史及相关因素：①年龄；②有无不良饮食习惯；③既往有无大肠腺瘤、溃疡性结肠炎、克罗恩病、息肉等病史；④有无家族史，如家族性肠息肉病史。

（2）症状体征：①排便习惯与粪便性状的改变、黏液血便、排便次数增多、肛门坠胀、里急后重、便意不尽。②腹痛、腹胀、粪便变细和排便困难等慢性肠梗阻症状。③晚期可出现低热、消瘦、乏力、贫血等。

（3）辅助检查：了解直肠指检、纤维结肠镜检查、直肠肿块活检、全腹 CT、盆腔 MRI 检查等的阳性结果。

（4）心理和社会支持状况。

3. 护理体检。

4. 配合医生做好进一步检查，正确留取血标本。

🔧 知识窗

大肠癌相关病因

大肠癌发生的确切病因尚未阐明，据流行病学调查结果和临床观察分析，可能与以下因素有关。

1. 饮食习惯　大肠癌的发生与高脂肪、高蛋白和低纤维饮食有一定相关性；此外，过多摄入腌制及油煎炸食品可增加肠道中致癌物质，诱发大肠癌；而维生素、微量元素及矿物质的缺乏均可能增加大肠癌的发病率。

2. 遗传因素　10%～15% 的大肠癌为遗传性结直肠肿瘤，常见的有家族性腺瘤性息肉病（FAP）及遗传性非息肉病性结肠癌。

3. 癌前病变　多数大肠癌来自腺瘤癌变，其中以绒毛状腺瘤及家族性肠息肉病癌变率最高；而近年来大肠的某些慢性炎症改变，如溃疡性结肠炎、克罗恩病及血吸虫性肉芽肿也已被列为癌前病变。

▶▶ **问题 2　患者目前首优的护理问题是什么？应采取哪些护理措施?**

1. 首优护理问题：焦虑（与担心疾病治疗和预后有关）。

2. 护理措施

（1）关心体贴患者，及时解答患者提问，满足其合理需求。

（2）做好肠道准备，尽快完成肠镜检查，以明确诊断。

（3）协助完成各项术前检查如盆腔 MRI、胸部 CT，以了解肿瘤分期及有无转移。

（4）请家属配合，安慰鼓励患者，增强战胜疾病的信心。

（5）进行必要的健康指导

① 简单介绍疾病、治疗方法。

② 讲解肠镜检查目的、泻药服用的方法和注意事项，解除患者顾虑。

③ 解释各项检查的目的、注意事项，取得患者的配合。

④ 告知术前进食少渣易消化、营养丰富的饮食，增强机体抵抗力。

🔧 知识窗

纤维结肠镜检查注意事项

1. 检查前评估

（1）评估被检查者平时排便情况，确认既往肠道手术史、过敏史、高血压及心脏病史等。

（2）施行息肉摘除术的患者评估出凝血时间、血常规、传染病指标等。

（3）妇女询问有无月经来潮或妊娠。

（4）评估意识、生命体征，排除肠穿孔、腹膜炎等禁忌证。

2.检查前 1～2 天进食少渣饮食。

3.检查日晨禁食，服用泻药，服用过程中注意观察有无恶心呕吐，必要时按医嘱予以治疗。常用方法：复方聚乙二醇电解质散 2 盒（内可见 A、B、C 三小包），溶于 2000mL 温水中口服，首次服用 600～1000mL，以后每隔 10～15min 服用一次，应在 2h 内服用完，服用过程中需要主动去排便，直到排出清水样便。

4.检查日午餐禁食，下午进行肠镜检查。

5.注意观察有无低血糖反应，必要时遵医嘱行补液治疗。

6.检查结束后根据病情遵医嘱决定进食时间和进食种类，晚餐进食半流质饮食，如稀饭、面条等，行肠镜下息肉摘除术的患者，术后 2h 后可以进食温流质或半流质饮食，避免刺激性食物。

7.告知患者检查后略有腹胀不适，数小时后可通过打嗝和排气缓解，症状会逐渐消失。如有腹痛、便血、发热等情况及时告知护士。

8.无痛纤维结肠镜检查者卧床休息 1～2h。施行息肉摘除或取活组织检查后告知患者注意休息，3 天内避免剧烈运动，不行钡灌肠检查。

【情境 2：术前护理】

患者诊断明确，肠镜病理报告为中分化腺癌，肿瘤距肛门 5cm，拟行保肛手术，准备在全麻下行腹腔镜下经腹直肠癌切除术。

▶▶ **问题 3　作为责任护士如何做好术前准备？如何进行术前健康指导？**

1.做好心理护理，保持患者情绪稳定，配合治疗。

2.术前完善各项检查。

3.进食少渣易消化食物，以高蛋白、高能量、高维生素食物为宜，增加进食餐数，以满足机体所需营养，必要时补充白蛋白和血浆。

4.充分的肠道准备

（1）术前 3 天进食半流质饮食，术前 2 天进食流质饮食。

（2）术前 3 天口服肠道抗生素和维生素，如甲硝唑、庆大霉素、维生素 K_1 等，预防术后感染、出血。

（3）术前一晚口服泻药，如复方聚乙二醇电解质散剂等，服用后主动排便，注意观察导泻效果，直至排出清水样便。有肠梗阻者禁用泻药，改为术前一晚和术晨清洁灌肠。

5.术前一日完善术前准备　备皮、备血、自身清洁、进行药敏试验、签手术及麻醉同意书。术前晚服完泻药后开始禁食、禁饮。

6.术晨禁食禁饮，取下义齿、饰品，更换手术衣裤，留置胃管。

7.术前健康指导

（1）简单介绍疾病，解释手术的名称、手术的必要性，告知手术前准备的内容，取得患者的配合。

（2）告知麻醉的方法和麻醉中的注意事项，解除患者的紧张。

（3）告知患者术前不能进食、进水，并解释原因，防止术中发生意外。

（4）告知患者术中的注意事项、需要的配合等。

8.携带手术用品和手术交接单，护送患者入手术室，与手术室护士进行交接。

【情境3：术后护理】

患者在气管插管全麻＋神经阻滞下行腹腔镜辅助下直肠癌根治＋腹腔粘连松解＋直肠后间隙游离＋直肠前壁切开缝合＋手术扩肛＋组织筋膜瓣成形术，手术过程顺利，带回胃管、双侧骶前引流管、导尿管各一根。

▶▶ 问题4 如何做好该患者的术后护理？

1.安置患者体位 术后注意保暖，全麻未清醒时去枕平卧，头偏向一侧，防止误吸，麻醉清醒血压平稳后改低半卧位，以利腹腔引流，每2h协助翻身，预防压疮发生。

2.观察病情 术后给予吸氧、心电监护，严密观察生命体征、CVP、尿量，注意腹部切口有无渗血、渗液，观察肠蠕动恢复情况，发现异常及时报告医生处理。

3.引流管护理 妥善固定，定时挤压，翻身时避免牵拉、受压、脱出，保持引流通畅。每次翻身后检查，起床活动时避免抬高引流管，以免引流液逆流导致感染发生。按无菌原则更换引流装置，密切观察引流液的性质和量的变化。术后3～4天肠蠕动恢复、肛门排气后可拔除胃管。导尿管术后7～10天拔除，引流管在术后7～10天无液体引出、患者进食后无腹痛腹胀时可以拔除。

4.饮食指导 术后禁食，胃肠减压3～4天，保持口腔清洁、多漱口，肛门排气拔除胃管后，根据医嘱给予流质饮食，注意有无腹痛腹胀情况，以后逐步过渡到半流质、软食，避免生冷刺激性食物。

5.活动指导 术后指导患者做深呼吸，血压平稳后取低半卧位，术后2天内床上翻身活动，术后3天告知早期活动的重要性和活动方法，对于无禁忌者应鼓励并协助患者早期下床活动，活动时注意观察病情，有头晕不适及时休息，避免劳累。

6.按医嘱给予补液、抗感染、营养支持等治疗。

7.做好基础护理，防止并发症发生，加强健康宣教，促进患者早日康复。

知识窗

直肠癌治疗进展

微创手术是目前直肠癌治疗的趋势，包括以下几种手术方式。

1.腹腔镜下Dixon术和腹腔镜下Miles术 腹腔镜手术创伤小、恢复快，对盆腔自主神经丛的识别和保护作用更确切，超声刀锐性解剖能更完整地切除直肠系膜，从而降低局部复发率，其优势得到广泛认可。

2.经肛门内镜微创手术（transanal endoscopic microsurgery，TEM） TEM手术适用

于距肛门 20cm 以内的早期直肠癌及腺瘤。优点：减少手术创伤、缩短手术时间、保留括约肌功能、减轻疼痛和缩短住院时间。

3.腹腔镜下经括约肌间切除术（intersphinc teric resection，ISR）　适用于超低位直肠癌，肿瘤距肛缘小于 5cm，肿块局限于直肠壁内，未侵犯外括约肌，无肠外器官转移者，可以同时达到切除肿瘤和保留肛门的目的。

【情境 4：术后并发症护理】

患者术后第 6 天下午突发剧烈腹痛，伴寒战高热、心率加快、呼吸急促、血压下降，双侧骶前引流管各引出 50mL 浑浊液，患者神志清楚。

▶▶ 问题 5　如何护理评估该患者病情？

1.快速评估症状、体征和健康史

（1）腹痛的部位、性质、持续时间；全腹有压痛、反跳痛及腹肌紧张，以左下腹明显，听诊肠鸣音减弱或消失，伴恶心、呕吐。

（2）生命体征：心率 140 次 / 分，R 28 次 / 分，T 39.2℃，SO_2 95%，BP 85/51mmHg。

（3）双侧骶前引流管各引出 50mL 浑浊液。

2.按医嘱正确留取血标本，并快速送检　结果显示白细胞 16.2×10^9/L、中性粒细胞百分比 96%、电解质及肾功能正常。

3.进行急诊 CT 检查　报告示直肠癌术后、吻合口瘘。

▶▶ 问题 6　患者目前首优的护理问题是什么？应采取哪些护理措施？

1.首优的护理问题　组织灌注量不足（与吻合口引起的感染性休克有关）。

2.护理措施

（1）立即安置休克卧位，面罩吸氧 5L/min，心电监护，开放两条静脉通路。

（2）禁食、胃肠减压，遵医嘱使用抗生素。

（3）遵医嘱静脉补液，需要时使用血管活性药物，对症治疗。

（4）严密观察神志、生命体征、CVP、尿量的变化。观察腹部体征，注意腹痛的部位和性质，有无恶心呕吐，有无肠鸣音，肛门排气排便情况。

（5）妥善固定引流管，观察引流液的性质、量、气味。

（6）做好高热的护理，协助物理降温，遵医嘱予药物降温。

（7）做好心理护理和基础护理。

知识窗

Dixon 术后并发症

1.吻合口出血　术后早期监测生命体征，注意有无腹痛腹胀及切口渗血情况，观察引流管引流液性质和量的变化，如果血性引流量短时间内增多达 200mL，患者出现烦躁不安、心率加快等表现，要警惕吻合口出血。

2. 吻合口瘘 是直肠癌 Dixon 术后的严重并发症，一般发生在术后 5 ～ 7 天，发生原因与吻合口张力大、局部水肿、全身营养不良等有关。要注意观察有无发热、下腹坠胀、引流管引出混浊脓性或粪性液等情况，一旦发现要暂禁食，维持有效引流，加强抗炎及全身支持治疗，必要时再次行手术治疗。

3. 排便控制能力下降 低位直肠癌术后，肠道储袋作用及肠壁伸展性降低，造成排便次数增多，而排便量少。指导患者进行提肛缩肛训练，肛门行轻、中度收缩和舒张，各维持 3 ～ 5s，每次训练 5 ～ 10min，每天 2 次，同时合理饮食，保持肛周清洁，必要时可服用止泻药物治疗，一般 6 个月后逐渐恢复正常。

【情境 5：肠造口护理】

该患者直肠癌术后，吻合口瘘诊断明确，立即在全麻下行横结肠造口术。

▶▶ **问题 7 如何为该患者做好急诊术前准备？**

1. 急诊抽血，备血。
2. 宣教禁食、禁饮，心理评估及手术注意事项。
3. 手术野备皮、造口定位。
4. 保持静脉通路畅通，密切观察病情，严密监测生命体征，遵医嘱用药。
5. 取下义齿、手表等贵重物品，交予家属或专人保管，协助患者更换手术衣裤。
6. 完成护理记录。
7. 携带手术用品和手术转运交接单，护送患者入手术室，与手术室护士进行交接。

知识窗

肠造口定位

1. 目的 便于护理、预防并发症，提高生活质量。
2. 肠造口部位的选择
（1）乙状结肠造口：脐与左髂前上棘连线中上 1/3 处。
（2）回肠造口：脐与右髂前上棘连线中上 1/3 处。
（3）横结肠造口：剑突与脐连线中点偏左或右。
3. 定位原则 肠造口位置要选在腹直肌内，以防止造口周围疼痛的发生，要求患者自己能看见，在腹部平坦无皱褶处，面积足够贴袋，远离瘢痕、皱褶、皮肤凹陷，避开骨隆突处、腰部，无皮肤病变处，不影响生活习惯及正常活动。
4. 定位方法（以乙状结肠造口为例）
（1）环境隐蔽、温暖、光线充足。
（2）告诉患者每一步骤的目的，让其平卧、放松。
（3）观察胸部和腹部轮廓，注意瘢痕、皮肤皱褶、肚脐、腰部和骨隆突处。
（4）预计造口位置：脐与左髂前上棘连线中上 1/3 处。
（5）确定腹直肌：平卧时抬高患者的头部，摸到腹直肌，触摸肚脐下面的腹中线向外移动手指可测腹直肌宽度，把造口定于腹直肌内。

（6）选择一个初步位置。

（7）保证不同体位时患者均能看到造口。

（8）用不脱色笔在选定的位置画一个实心圆。

▶▶ **问题8　造口术后应从哪些方面进行评估?**

1.造口血供　72h内重点观察造口有无坏死、出血。观察造口肠黏膜的色泽，正常的造口黏膜为粉红色。一旦造口黏膜颜色变暗、发紫、发黑，及时报告医师处理。

2.造口形态　评估造口形状、大小、高度，有无水肿、回缩、内陷、狭窄等。

3.造口周围　皮肤有无发红瘙痒、皮疹、溃疡、疼痛等。

4.造口排泄　观察造口开始排气、排便的时间，造口袋内排泄物的颜色、性状和量。

5.全身状况　评估患者病情、意识、自理能力、心理状态。

6.患者及家属配合状况　了解患者及家属对造口护理方法和知识的掌握程度。

7.并发症评估　有无造口缺血坏死、造口出血、造口皮肤黏膜分离、造口周围皮肤问题、造口狭窄、造口脱垂、造口旁疝、造口回缩或内陷等并发症的发生。

▶▶ **问题9　造口术后护理措施有哪些?**

1.饮食护理　72h后观察造口排泄情况。造口若有排气排便，则开始进食。

（1）遵循循序渐进原则进食，以易消化、高能量、高蛋白、维生素丰富的少渣食物为主。

（2）调节饮食结构，少食洋葱、豆类等可产生刺激性气味或引起胀气的食物。

（3）避免食用可致便秘或腹泻的食物。

2.造口袋的选择　术后即粘贴一件式透明开口造口袋，便于观察造口血供、形态、排泄物。术后3～5天，首次更换造口袋，建议选用一件式造口袋，以后据具体情况选用一件式或两件式造口袋。

3.造口袋的更换

（1）备齐更换造口袋用物至患者床边，注意保护患者隐私。

（2）一手固定造口周围皮肤，一手由上向下揭除造口袋。

（3）温水清洗造口周围皮肤，拭干。

（4）测量造口大小，修剪造口袋底盘，修剪的开口与造口黏膜之间保持1～2mm的空隙。

（5）一件式造口袋自下而上粘贴，夹闭造口袋开口。两件式造口袋先粘贴底盘，再安装袋体。必要时使用护肤粉、皮肤保护膜、防漏膏。

（6）当造口袋内充满1/3容量排泄物或气体时，及时排放或更换造口袋。

4.并发症预防

（1）更换造口袋时，动作轻柔，注意使用柔软的纸巾或毛巾，避免造口摩擦损伤。

（2）术后胃肠减压，防止腹部膨胀，避免咳嗽，扎紧腹带，防止造口脱出。

（3）酌情扩张造口预防狭窄，方法是用示指戴指套涂润滑剂后徐徐插入造口，在内停留 5min，每天一次。操作时要慢，切忌粗暴。

（4）术后 6 ～ 8 周，避免增加腹压的动作，防止造口旁疝。

（5）保持造口周围皮肤的健康和完整，渗漏是引起皮肤问题的主要原因，一旦发现渗漏应及时更换造口袋。出现皮肤问题应及时处理，可选用造口护理产品，如溃疡粉、皮肤保护膜、防漏条、防漏膏等。

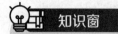 知识窗

造口常见并发症及处理

1. 造口缺血坏死　是肠造口术后最严重的并发症，多发生在术后 24 ～ 48h 内。造口的肠黏膜由粉红色变成暗紫或黑色提示局部缺血。局部缺血且局限于黏膜者，则逐步清除脱落的坏死组织。短时间内造口全变黑，立即汇报医师，为再次手术做准备。

2. 造口出血　多发生在术后 72h 内。表现为肠造口黏膜与皮肤连接处渗血，或造口袋内可见较多的鲜红色血性液体。少量渗血者，用棉球或纱布稍加压迫。若出血较多，通知医师，可遵医嘱用去甲肾上腺素溶液纱布压迫。

3. 造口皮肤黏膜分离　表现为造口黏膜与皮肤脱开，出现大小不等的腔隙。予清创换药，选择合适敷料填充空隙。用溃疡贴或透明贴覆盖，防漏膏遮挡，贴上造口袋。

4. 造口周围皮肤问题　为造口最常见并发症，皮肤出现发红、瘙痒、皮疹、溃疡、疼痛等。选择适合个人的造口护理产品。指导患者正确的安装技术，正确使用产品。调节饮食，不吃刺激性及易腹泻食物。适当使用药物改变粪便性状。过敏者可更换产品，或不使用造口袋，采取结肠清洗法(小肠造口除外)。

5. 造口狭窄　表现为大便变细、排便困难，指检时肠管周围组织紧缩，手指难以进入。造口狭窄且尚能容纳小指时，可每日用示指扩张。若狭窄严重不能再扩张或扩张无效，引起肠梗阻时，则需要手术治疗。粪便排出不畅时，可用灌肠法、软化剂、泻药。

6. 造口脱垂　肠管由造口内向外脱出，会引起水肿、出血、溃疡、梗阻或缺血坏死。建议选择正确尺寸的一件式造口袋，可容纳脱垂的肠管。轻微脱垂先行回纳，加压包扎，防止再次脱垂。造口脱垂严重者，必要时行造口重建术。

7. 造口旁疝　一部分肠管经筋膜缺口穿出至皮下组织，患者有局部坠胀不适感。可选择特软底盘。情况较轻者，可佩用腹带托扶。严重者，需行造口旁疝修补术。

8. 造口回缩或内陷　造口低于周围皮肤平面，形状可发生改变，导致造口袋粘贴困难，易发生造口周围皮肤问题。使用凸面底盘，加造口腹带固定，必要时使用防漏膏。减轻并控制体重。

【情境6：出院护理】

该患者再次手术后第13天，生命体征平稳，神志清楚，无腹痛腹胀，引流管已拔除，切口已拆线，愈合良好，肠造口血供良好，排泄通畅，准备出院。

▶ **问题 10　如何为该患者做好出院指导？**

1. 预防和治疗直肠慢性炎症及癌前病变，如直肠息肉、腺瘤等。

2. 合理安排饮食，营养全面均衡，进易消化和卫生饮食，注意进食要有规律、适量，避免高脂肪及辛辣、刺激性食物，少食易产气和过多粗纤维食物。

3. 逐渐增加活动量，避免过度增加腹压，防止造口旁疝发生。

4. 做好造口护理，及时更换造口袋，注意观察造口并发症情况，有异常及时复诊。可加入造口协会，参加造口患者联谊会，学习交流，分享经验和体会。

5. 生活适应　衣着要柔软，避免过紧，以防造口受压、摩擦，沐浴时先取下造口袋，水不会流入体内，沐浴后再更换，外出时需要带好足够的造口用品。

6. 按时回院完成规范化疗，化疗期间定期检查血常规、肝肾功能。

7. 术后 3 个月根据身体康复情况，可回院进行造口回纳手术。

8. 定期复查　2 年内每 3 个月复查 1 次，3～5 年每 6 个月复查 1 次。复查内容包括肿瘤标志物相关指标、CT、MRI 等。术后 1 年复查肠镜，以后每 2 年进行 1 次肠镜检查。

【想一想】

1. 大肠癌的病因有哪些？
2. 大肠癌的转移方式有哪些？
3. 大肠癌的影像学检查有哪些？
4. 肠造口术后应从哪些方面评估肠造口？

任务八 直肠肛管疾病患者的护理

【任务情境】

吴某某，男，40岁，工人。

主诉：反复便血1年余，肛门肿痛5天。

现病史：患者1年前无明显诱因出现便血，色鲜红，滴沥状，量较多，便后自止，偶有肛门疼痛，无黏液便脓血便，无里急后重感，无腹痛腹胀，未予重视及诊治。1年来上述症状反复，5天前出现肛门肿痛不适，不剧烈，伴有肛门肿物脱出，自行用手不能回纳，肿物溃破出血，色鲜红，无黏液便脓血便，无里急后重感，遂至我院门诊就诊，拟以"混合痔"收住入院。

入院查体：T 36.8℃，P 90次/分，R 18次/分，BP 112/75mmHg，SO_2 为98%，疼痛评分1分。肛门缘及齿线上下环状静脉团充血隆起突出明显，内伴血栓形成，触痛明显，周缘水肿明显，肿物不能回纳。

辅助检查：

（1）胸部CT平扫：①左肺尖磨玻璃结节，建议间隔6～12个月复查；②升主动脉瘤样扩张。附见：脂肪肝。

（2）实验室检查：血红蛋白137g/L，白细胞计数 $5.2×10^9$/L，中性粒细胞百分比66.0%，红细胞计数 $4.61×10^{12}$/L，血小板计数 $191×10^9$/L。

医疗诊断：1. 混合痔。

2. 脂肪肝。

3. 孤立性肺结节。

【情境1：入院护理】

▶▶ **问题1 该类疾病应该从哪些方面进行评估？**

1. 健康史及相关因素 ①有无不良生活习惯如排便不定时、久站、久坐、久蹲等。②了解有无如饮酒、吃辛辣刺激性食物、劳累、大便干结等诱因。

2. 症状体征 ①便血。②肛门疼痛。③肛门异物感。④痔块脱出，严重时可发生嵌顿。

3. 辅助检查 了解肛门镜检查、直肠指检等的阳性结果。

4. 心理和社会支持状况。

知识窗

痔的分类

以齿状线为界，痔分为内痔、外痔和混合痔。

1.内痔　主要临床表现是便血及痔块脱出。其便血的特点是无痛性间歇性便后出鲜血。便血较轻时表现为粪便表面附血或便纸带血，严重时则可出现喷射状出血，长期出血患者可发生贫血。若发生血栓、感染及嵌顿，可伴有肛门剧痛。内痔分为4度。

Ⅰ度：排便时出血，无痔块脱出，肛门镜检查可见齿状线以上肛柱结节状突出。

Ⅱ度：便血常见，痔块在排便时脱出肛门，排便后可自行回纳。

Ⅲ度：偶有便血，排便时痔块脱出，或在劳累后、步行过久、咳嗽时脱出，无法自行回纳，需用手辅助。

Ⅳ度：偶见便血，痔块长期脱出于肛门外，无法回纳或回纳后又立即脱出。

2.外痔　主要临床表现是肛门不适感，常有黏液分泌物流出，有时伴局部瘙痒。若发生血栓性外痔，疼痛剧烈，排便、咳嗽时加剧，数日后可减轻，可在肛周看见暗紫色椭圆形肿物，表面皮肤水肿、质硬、压痛明显。

3.混合痔　兼有内痔及外痔的表现。严重时可呈环状脱出肛门，在肛周呈梅花状，称环状痔。脱出痔块若发生嵌顿，可引起充血、水肿，甚至坏死。

【情境2：术前护理】

▶▶ **问题2　如何做好该患者的术前准备？**

1. 避免诱因，保持大便通畅

① 合理休息，适当活动，避免久站、久坐、久蹲等，避免剧烈咳嗽、用力排便等增加腹压的动作。

② 忌烟酒，避免油炸、辛辣刺激性食物，多饮水，多吃蔬菜水果，进食低脂、粗纤维饮食。

③ 生活规律，养成定时排便的习惯。

2. 坐浴　便后温水（43～46℃）或中药坐浴15～20min。

3. 便血护理　观察便血量、性状、颜色。

出血量大时处理方法：①肛门部加压包扎。②卧床休息。③遵医嘱予止血药治疗。④遵医嘱予去甲肾上腺素纱布填塞或小量保留观察止血，必要时做好手术止血准备。⑤严重者按出血性休克处理。⑥保持大便通畅。

4. 应用抗生素预防感染，待溃破伤口愈合后才可手术。

5. 告知患者和家属手术及麻醉的方式、手术前后可能出现的不适、并发症及需要患者配合的内容。

6. 做好会阴部手术的皮肤准备。

7. 遵医嘱备血、做药敏试验。

8. 做好消化道准备　术前3天少渣饮食，减少大便的形成，术前8～12h常规禁食，4～6h常规禁饮。

9.呼吸道准备 术前教会患者做深呼吸和有效的咳嗽，若呼吸道有炎症先控制炎症。

【情境3：术后护理】

入院第二天完善相关术前准备，患者在蛛网膜下腔阻滞下行痔切除伴肛门成形术＋经直肠超声多普勒痔动脉结扎术。

▶▶ 问题3 如何做好该患者的术后护理？

1.饮食与活动 术后1～2日应以无渣或少渣流质、半流质为主。术后24h内可在床上适当活动四肢、翻身等，24h后可适当下床活动，逐渐延长活动时间，并指导患者进行轻体力活动。伤口愈合后可以恢复正常工作、学习和劳动，但要避免久站或久坐。

2.控制排便 术后早期患者会存在肛门下坠感或便意，告知其是敷料刺激所致；术后3日尽量避免排便，促进切口愈合，可于术后48h内口服阿片酊以减少肠蠕动，控制排便。之后应保持大便通畅，防止用力排便，崩裂伤口。如有便秘，可口服液状石蜡或其他缓泻剂，但切忌灌肠。

3.疼痛护理 大多数肛肠术后患者创面疼痛剧烈，是由于肛周末梢神经丰富，或因括约肌痉挛、排便时粪便对创面的刺激、敷料堵塞过多等导致。判断疼痛原因，给予相应处理，如使用镇痛药、去除多余敷料等。

4.温水坐浴 每次排便后先坐浴再换药（吻合器痔上黏膜环切术后无需换药，每天坐浴一次）。

知识窗

痔的手术方式

当保守治疗效果不满意、痔脱出严重、套扎治疗失败时，手术切除痔是最好的方法。手术方法包括：①痔切除术，主要用于Ⅱ～Ⅳ度内痔和混合痔的治疗；②吻合器痔上黏膜环切术，主要适用于Ⅲ～Ⅳ度内痔、环形痔和部分Ⅱ度大出血内痔；③激光切除痔核；④血栓性外痔剥离术，用于治疗血栓性外痔。

吻合器痔上黏膜环切术又称PPH手术，是用一种称为"PPH吻合器"的特殊器械，将痔上方的直肠黏膜脱垂带做环形切除的术式。

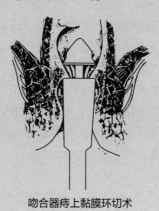

吻合器痔上黏膜环切术

手术时先扩开肛门，于齿状线（直肠与肛管的交界线）上方约 4cm 处将直肠黏膜环形缝合一圈，然后将 PPH 吻合器插入肛门，吻合器可将脱垂的黏膜带切除下来，整个过程只需半小时左右。由于齿状线以上的直肠黏膜受内脏神经支配，手术后患者几乎没有疼痛的感觉；又由于手术既切除了直肠黏膜脱垂带，又阻断了直肠末端动静脉的终末吻合支，消除了痔发生的根源，对内痔、外痔、混合痔、环状痔、严重痔脱垂、脱肛等都有着非常理想的治疗效果。具有术后见效快、恢复快、痛苦小等特点。

【情境 4：并发症护理】

患者术后 5 天出院。便秘未改善，每天使用开塞露，术后 10 天左右自觉肛门部疼痛，并逐渐加剧，排便时尤为明显，伴有发热，排便次数增多，无腹泻，有排便不尽感，再次来院。

▶▶ 问题 4　如何评估该患者病情？

1. 测量患者生命体征。
2. 检查患者直肠肛管情况，明确原因。
3. 检查患者血常规及大小便常规。

经检查，发现患者：T 38.5℃，P 96 次 / 分，R 20 次 / 分，BP 100/68mmHg；肛管外观略红，触痛，直肠指检（截石位）在 4 点处距肛缘约 5cm 触及一 3cm×3cm 肿块，质软，触痛，穿刺抽出黄色脓液；白细胞计数 $15.2×10^9$/L，C 反应蛋白 67mg/L。

▶▶ 问题 5　患者发生了什么情况？为什么？

考虑该患者发生了直肠肛管周围脓肿。

手术后患者抵抗力下降，局部有伤口，加上患者反复使用开塞露可能引起局部皮肤黏膜损伤，再次引起局部组织损伤；患者的表现及穿刺结果均符合直肠肛管周围脓肿。

▶▶ 问题 6　针对该患者目前的情况应该采取哪些护理措施？

1. 嘱患者注意休息，多喝水，进易消化的高能量饮食，改善全身营养状况。
2. 保持肛门周围皮肤清洁，便后用 1：5000 高锰酸钾溶液坐浴。
3. 应用有效抗生素。
4. 等脓肿成熟后切开引流。
5. 切开后伤口每天换药直至脓腔闭合。

知识窗

直肠肛管周围脓肿分类

直肠肛管周围脓肿常见的有肛周脓肿、坐骨肛管间隙脓肿、骨盆直肠间隙脓肿三种，浅表的脓肿局部表现明显，深部的脓肿以全身表现为著。脓肿一旦成熟，应立即切开引流。

患者第二次术后次日强烈要求出院，予以自动出院。嘱定期回院换药及复查。但患者因自觉恢复良好未遵医嘱按时换药及复查，一个月后出现局部疼痛、反复有脓液流出，无法忍受再次来院。

直肠指检（截石位）：患者肛缘左侧发红，有湿疹，见抓痕及血痂，4点处距肛缘5cm见一外口，压之流出少量脓性分泌物，从该处注入亚甲蓝，见亚甲蓝从肛门流出。

▶▶ **问题7　该患者发生了什么问题？为什么？**

该患者发生了肛管直肠瘘。

因为患者曾行直肠肛管周围脓肿切开引流，术后第二天自行出院，出院后未再进行换药，引起脓肿闭合反复溃破，导致瘘管形成。

💡 **知识窗**

肛管直肠瘘

肛管直肠瘘又称为肛瘘，是指肛管或直肠与肛周皮肤相通的肉芽肿性管道，肛管直肠瘘主要侵犯肛管，很少涉及直肠。肛瘘是常见的直肠肛管疾病之一，多见于青壮年男性。

肛瘘者常有肛周脓肿自行溃破或切开排脓的病史，此后伤口经久不愈，成为肛瘘外口。肛瘘有原发性内口、瘘管、支管和继发性外口。一般单纯性肛瘘只有一个内口和一个外口，有一个内口与多个外口的称复杂性肛瘘。

肛瘘不能自愈，必须手术治疗。手术治疗原则是将瘘管全部切开，必要时将瘘管周围瘢痕组织同时切除，使伤口自基底向上逐渐愈合。根据瘘管深浅、曲直，可选用挂线疗法、肛瘘切开或切除术。少数可行肛瘘切除后一期缝合或游离植皮。

📋 **【情境5：出院护理】**

▶▶ **问题8　患者入院行第三次手术，术后10天痊愈出院，作为责任护士，如何对该患者做好出院指导？**

1. 保持大便通畅

（1）多饮水，每天早晨起床后饮用一杯温白开水，或加入少量食盐的有淡咸味的白开水，可以增加消化道水分，有利于排便。

（2）养成定时排便的习惯：每天晨起或早饭后或睡前按时排便，到时不管有无便意都要按时去厕所，养成按时排便的习惯。

（3）平时多吃含纤维素的蔬菜和新鲜水果，适量饮白开水或蜂蜜水，也可食用有润肺通便作用的食物等。忌辛辣饮食，忌饮酒。

（4）便秘严重者，可适量服用缓泻剂如蜂蜜、大黄等，或使用开塞露、甘油灌肠等。

（5）及时治疗能使腹压增高的慢性疾病，如前列腺肥大、慢性咳嗽等。

2. 保持局部清洁　术后每天应行坐浴，尤其是便后坐浴不能忽视。要保证伤口清洁，加速愈合，对大的伤口应进行伤口冲洗。

3. 适当运动　体育锻炼能改善胃肠蠕动，提高腹部和会阴部肌肉肌力，从而有利于保持大便通畅。

4.自我监测，定期复查　患者出院后如果出现体温升高、局部疼痛、排便异常等问题要及时回院复查。

【想一想】

患者，男，74 岁，有长期便秘史，因排便时及排便后剧痛 6 个月入院，大便表面可见鲜红色血液。并伴肛门肿块脱出，平卧时可自行回纳。1个月前出现排便时及便后肛门剧痛，便后鲜血滴出，疼痛可持续数小时。

（1）该患者患的是何种类型的痔？

（2）引起该患者肛门剧痛的原因可能是什么？

（3）如何为该患者制定护理计划？

任务九 原发性肝癌患者的护理

【任务情境】

张某某，男，62岁，已婚。

主诉：检查发现右肝占位4天。

现病史：4天前至当地医院体检彩超发现肝硬化、右肝内低回声团，腹部CT提示肝Ⅷ段结节（考虑肝癌），患者无腹痛、恶心呕吐、发热畏寒、胸闷气闭等不适。现为进一步治疗来我院就诊，门诊以"肝癌"收入院。患者自发病以来，神志清，精神可，食欲佳，睡眠安，大小便正常。近期体重无明显改变。

既往史：患者30年前发现"乙肝"，当时未治疗。10余年前检查发现"肝硬化"，未特殊治疗。5年前开始口服拉米夫定抗病毒治疗。高血压20余年，口服药物治疗。家族中有类似"肝炎"患者。否认重大手术外伤史。否认输血及血制品史。否认中毒史。

入院查体：T 37.8℃，P 105次/分，R 20次/分，BP 176/98mmHg，SO_2为98%，疼痛评分0分。皮肤巩膜无黄染，腹平软，无肌紧张，全腹无压痛及反跳痛，未及液波震颤，肝脏肋下未及、剑突下未及，脾约Ⅲ度肿大，质地韧，边界尚清。肝区叩击痛阳性，脾区叩击痛阴性，全腹部叩诊呈鼓音，肠鸣音3次/分。

辅助检查：

（1）上腹增强CT：①肝Ⅷ段结节（直径3cm），考虑肝癌；②肝硬化、脾大、食管胃底静脉曲张等。

（2）上腹部磁共振增强扫描：①肝右前叶上段团块，考虑肝细胞肝癌可能性大；②肝内多发再生结节，肝小囊肿；③肝硬化，脾肿大，门静脉高压；④胆囊多发结石。

（3）实验室检查：血红蛋白141g/L，红细胞计数$4.04×10^{12}$/L，白细胞计数$3.4×10^9$/L，血小板计数$48×10^9$/L，甲胎蛋白2.92ng/mL，尿微量白蛋白39.5mg/L。

医疗诊断：1.肝占位性病变。

2.肝炎后肝硬化。

3.胆囊结石。

4.高血压。

5.门静脉高压。

6.慢性乙型病毒性肝炎。

【情境1：入院护理】

▶ **问题1 患者入院后责任护士该从哪些方面进行评估？**

1.健康史及相关因素

①饮食和生活习惯：有无进食含黄曲霉毒素的食物、有无饮水污染等。

②有无肝炎、肝硬化病史，有无其他部分肿瘤病史。

③家族中有无肝癌或其他肿瘤病史。

2. 症状体征　早期缺乏特异性症状，多数患者在体检或普查时发现。中晚期常见临床表现如下。

①肝区疼痛、腹胀、纳差、恶心、呕吐、腹泻等消化道症状。

②乏力、消瘦、发热、恶病质等全身症状。

③少数患者可能出现伴癌综合征（低血糖、红细胞增多症、高胆固醇血症及高钙血症等），同时可出现肝大、黄疸、腹水等体征。

3. 辅助检查　了解血清甲胎蛋白（AFP）、B 超、CT、MRI、DSA、肝脏穿刺检查等阳性结果。了解肝功能状况（Child-pugh 分级及吲哚菁绿负荷试验）。

4. 心理和社会支持状况。

💡 知识窗

原发性肝癌

　　原发性肝癌是原发于肝细胞或肝内胆管细胞的恶性肿瘤，为我国常见恶性肿瘤之一。按大体病理形态分类：结节型、巨块型、弥漫型；按组织学分类：肝细胞型、胆管细胞型、混合型；按肿瘤大小分类：微小肝癌（直径≤ 2cm）、小肝癌（2cm ＜直径 ≤ 5cm）、大肝癌（5cm ＜直径≤ 10cm）、巨大肝癌（直径＞ 10cm）。

　　病因尚未明确，目前认为可能与以下因素有关：肝硬化；病毒性肝炎；黄曲霉毒素；饮水污染。亚硝胺、烟酒、肥胖等可能与肝癌发病有关；肝癌还有明显的家族聚集性。

　　治疗原则：以手术为主，结合经导管动脉化疗栓塞（transcatheter arterial chemoembolization，TACE）、射频消融、微波治疗、无水乙醇注射、免疫治疗、靶向治疗、中医治疗等综合治疗。

💡 知识窗

原发性肝癌转移途径

　　原发性肝癌的预后差，早期转移是其重要原因之一。通常先有肝内播散，然后再出现肝外转移（约占 1/3）。其主要的转移途径有以下几种。

　　①门静脉系统转移：最常见的转移途径。原发性肝癌极易侵犯门静脉分支，癌栓经门静脉系统导致肝内播散，甚至阻塞门静脉主干引起门静脉高压症。

　　②肝外血行转移：转移部位最多见于肺，其次为骨、脑等。肝外转移多数是血行转移，其次为淋巴转移。

　　③淋巴转移：肝癌转移至肝门淋巴结为最多，其次为胰周、腹膜后、主动脉旁和左锁骨上淋巴结。

　　④直接浸润转移：肝癌向膈肌及附近器官直接蔓延浸润也不少见。

　　⑤腹腔种植性转移：癌细胞脱落植入腹腔引起腹膜转移和血性腹水。

【情境2：术前介入护理】

入院后第三天接到医嘱：患者拟明日行肝动脉插管化疗栓塞介入治疗。

▶▶ **问题2　介入治疗前如何做好准备工作?**

1. 评估要点

（1）评估患者全身情况，包括有无感染性疾病、胃肠道疾病等。

（2）评估生命体征，尤其是基础心率和基础血压，了解有无心动过缓病史。

（3）评估双侧足背动脉搏动情况。

（4）评估肿瘤的大小、生长部位。

（5）评估凝血酶原时间、血常规、肝肾功能等情况。

2. 护理措施

（1）宣教 TACE 的目的及相关注意事项，简述过程及方法，告知术后可能出现的反应，给予心理护理。

（2）碘过敏试验。如用进口碘化油，可不做皮试。

（3）禁食禁饮 6 ～ 8h。

（4）个人卫生处置，会阴部备皮，协助患者更换手术衣裤。

（5）指导患者练习床上大小便。

（6）手术环境、器械、急救物品、药品准备，遵医嘱备好术中用药。

▶▶ **问题3　患者介入术后回病房，应如何护理?**

1. 患者入病房立即安置体位，可平卧或低半卧位，如有恶心、呕吐，头偏向一侧。

2. 立即予吸氧、心电监护，测量生命体征，与介入科医生做好交接。

3. 观察穿刺点情况，穿刺处气囊加压包扎，如有渗血及时通知医生。嘱术后平卧 6h，穿刺侧肢体制动 6 ～ 8h，严禁弯曲。加压包扎处可于 24h 后解除。注意观察该侧下肢肢体血液循环。

4. 观察排尿、排便情况及尿色变化。

5. 遵医嘱予抗炎补液、护胃护肝治疗。

6. 复查评估肝功能、血常规、凝血功能等情况。

7. 评估有无栓塞三联征——发热、胃肠道反应、肝区疼痛。

8. 发热患者做好高热护理。

9. 注意可能出现的并发症，如血管迷走反应、异位栓塞、肝功能衰竭、肝癌破裂出血、肝脓肿形成等。

▶▶ **问题4　责任护士如何对患者及家属进行健康教育?**

1. 介入治疗是在局部麻醉（简称局麻）下进行的，按要求介入治疗结束即可进食，但出于安全考虑，造影剂过敏、出血未止等情况，应暂禁食禁饮 2h，无不适情况再进食清淡易消化食物。

2. 术后患者穿刺侧肢体制动 24h。

3. 术后 24h 内需床上大小便。

4. 穿刺处行加压包扎，勿自行去除气囊压迫。

5. 介入治疗后如出现发热、恶心、呕吐、腹胀腹痛等及时告知医生。

📋 【情境 3：术前护理】

▶▶ **问题 5　如何为该患者做好术前准备？**

1. 术前观察病情变化，有无内出血及肝性脑病的发生。

2. 告知患者手术的必要性，消除患者焦虑心理。

3. 肠道准备　通知患者术前 6h 禁食、2h 禁饮。术前一晚遵医嘱灌肠（避免碱性液体灌肠），以减少血氨的来源，预防术后肝性脑病的发生。

4. 遵医嘱做好药物皮试，备血，做手术标识。

5. 个人卫生处置，备皮，正确更换手术衣裤。

6. 术前取下活动性义齿及首饰，交由家属保管。

7. 术晨留置胃管。

8. 测量术前生命体征，检查手术标识是否正确，填写手术患者转运交接单。

9. 通知工友护送患者至手术室。

▶▶ **问题 6　该患者在术前准备期间如何进行正确的饮食指导？**

1. 宜摄入平衡膳食，多食新鲜蔬菜及易消化食物，如面条、小米粥、果汁，切忌过热、过饱等。

2. 宜低脂肪饮食，低脂肪可减轻恶心、呕吐、腹胀等。

3. 提高膳食的能量和进食易于消化吸收的脂肪、甜食，如蜂蜜、植物油等。

4. 多食富含优质蛋白质食物，如瘦肉、蛋类、奶类等，但在肝癌晚期，肝功能减退时，要限制蛋白质摄入。

5. 多食富含维生素食物，因其有一定的辅助抗肿瘤作用，如新鲜蔬菜、水果（胡萝卜、南瓜、白菜、猕猴桃等）。

6. 多食富含无机盐食物，如大蒜、香菇、玉米、海藻、紫菜等。

💡 知识窗

经导管动脉化疗栓塞

TACE 是指将导管选择性或超选择性插入肿瘤供血靶动脉后，以适当的速度注入化疗药物和（或）适量的栓塞剂（如明胶海绵、超化碘油等栓塞材料），使靶动脉闭塞，引起肿瘤组织缺血坏死的技术。对原发性肝癌患者采用 TACE 可导致肿瘤组织坏死、肿瘤体积缩小，是治疗肝癌的有效手段之一。

栓塞后综合征：表现为发热、恶心、呕吐、局部（肝区）疼痛、腹胀、白细胞计数下降等临床表现，症状一般持续 3 ～ 7 天，经对症处理后可缓解。

TACE 还可能发生误栓，即指非靶血管或器官的意外栓塞，是一种并发症不是栓塞后综合征，主要由于插管不到位或栓子反流。应采取积极的治疗措施，如给予扩血管药、激素等治疗。

【情境4：并发症护理】

患者术前 1 天如厕时突然晕厥，BP 86/48mmHg，P 122 次 / 分，R 22 次 / 分。腹部膨隆，床边 B 超示腹腔大量积液，腹腔穿刺抽出不凝血。实验室检查：凝血酶原时间 26.0s；血红蛋白 86g/L；红细胞计数 2.47×10^{12}/L；血小板计数 29×10^9/L；白细胞计数 11.4×10^9/L。

▶▶ **问题7　该患者可能出现何种并发症？应采取哪些护理措施？**

该患者可能出现肝癌破裂出血。应采取如下护理措施。

（1）立即安置患者回病床，予休克卧位，同时通知医生。

（2）快速评估患者意识、生命体征，同时迅速建立两路以上静脉通路。

（3）予心电监护、吸氧。

（4）送检急诊血常规、血生化，同时备血。

（5）告知患者及家属需绝对卧床。

（6）完善急诊术前准备。

▶▶ **问题8　该如何预防出血情况的发生？**

1. 改善凝血功能　大多数肝癌合并肝硬化患者，术前 3 日开始给予维生素 K_1，适当补充血浆和凝血因子，以改善凝血功能，预防术中、术后出血。

2. 告诫患者尽量避免致癌肿破裂出血或食管下段胃底静脉曲张破裂出血的诱因，如剧烈咳嗽、用力排便等致腹内压骤升的动作和外伤等。

3. 应用 H_2 受体阻断药，预防应激性溃疡出血。

4. 加强腹部观察　若患者突发腹痛，伴腹膜刺激征，应高度怀疑肝癌破裂出血，及时通知医生，积极配合抢救，做好急症手术的各项准备；对不能手术的晚期患者，可采用补液、输血、应用止血药、支持治疗等综合性方法处理。

知识窗

肝癌常见并发症

1. 肝癌破裂出血　表现为剧烈腹痛伴腹膜刺激症状，出血量大时可出现周围循环衰竭表现，及时通知医生配合抢救，做好急诊手术准备。

2. 上消化道出血　如疑为食管胃底曲张静脉破裂出血，按消化道出血护理常规。

3. 肝性脑病　按肝性脑病护理常规。

4. 肝肾综合征　表现为少尿至无尿、水电解质与酸碱平衡紊乱、血肌酐和尿素氮升高等。遵医嘱使用利尿药，记录 24h 出入量或尿量，避免使用肾毒性药物，监测血电解质、动脉血气、肝肾功能等，必要时行血液透析治疗。

5. 肝功能衰竭　按肝功能衰竭护理常规。

【情境 5：术后护理】

患者经急诊术前准备在气管插管全麻下行右肝复杂肝癌切除＋胆囊切除＋肠粘连松解术＋术中彩超，带回右膈下引流管、胃肠减压管、导尿管各一根，胃肠减压管内置 55cm。术后输注血浆、冷沉淀凝血因子 10U。

▶▶ **问题 9　对该患者的术后护理措施有哪些？**

1. 接待患者，安置体位，平卧 6h，有呕吐时头偏向一侧。术后 6h 血压平稳，可给予低半卧位。

2. 予双鼻氧管 2L/min 吸氧，预防肝组织缺氧引起的肝脏功能损害。

3. 心电监护，测量生命体征，与麻醉医师做好交接。

4. 妥善固定胃肠减压管（观察深度并做好标识）、膈下引流管、导尿管，保持引流通畅，观察记录引流液的颜色、量、性质。

5. 遵医嘱使用护肝药物，慎用对肝脏有损害的药物。

6. 疼痛护理，使用术后镇痛泵或遵医嘱使用镇痛药物。

7. 避免大幅度活动，以免肝断面渗血。一般不鼓励患者早期下床活动，避免剧烈咳嗽等，根据病情制订活动计划。

8. 营养支持　根据情况提高肠内或肠外营养支持，输注白蛋白、血浆等。

9. 病情观察　评估生命体征、腹部体征、水电解质及酸碱平衡情况，观察各引流管引流液的颜色、量、性质，切口及周围敷料情况。评估有无出血、胆瘘、肝性脑病、膈下脓肿、胸腔积液、肝功能衰竭、肝肾综合征等并发症发生。

知识窗

肝癌术后常见并发症

1. 出血　是术后常见的并发症之一，常见为腹腔内出血和上消化道出血。多发生在术后 24～48h 内，表现为面色苍白、口干、心率加快、血压下降等，胃管或引流管短时间内引出较多血性液体，一般情况下，手术后当日可从肝周引流管引出鲜红血性液体 100～300mL，若血性液体增多，应警惕腹腔内出血。若明确为凝血机制障碍性出血，可遵医嘱给予凝血酶原复合物、纤维蛋白原，输新鲜血，纠正低蛋白血症。若短期内或持续引流较大量的血性液体，或经输血、输液，患者血压、脉搏仍不稳定时，应做好再次手术止血的准备。

2. 胆漏　因肝断面小胆管渗漏或胆管结扎线脱落、胆管损伤所致。注意观察术后有无腹痛、发热和腹膜刺激症状，切口有无胆汁渗出或（和）腹腔引流液是否含胆汁。如有上述表现，应高度怀疑胆漏，即予调整引流管，保持引流通畅，并注意观察引流液的量与性质变化；如发生局部积液，应尽早 B 超定位穿刺置管引流；如发生胆汁性腹膜炎，应尽早手术。

3. 膈下积液及脓肿　是一种术后严重并发症，膈下积液及脓肿多发生在术后 1 周左右。若患者术后体温下降后再度升高，或术后发热持续不退，同时伴右上腹胀痛、呃逆、心动过速、白细胞计数升高、中性粒细胞达 90% 以上等，应疑有膈下积液或膈下脓肿，B超等影像学检查可明确诊断。护理措施：观察患者体温变化、检验结果（如白细胞计数、血沉、C反应蛋白、血培养等），遵医嘱使用抗生素，膈下积液穿刺引流者做好引流管护理，保持引流通畅，鼓励患者半卧位休息、深呼吸和有效咳嗽。

4. 胸腔积液 可出现胸闷、胸痛、呼吸困难、发热等症状。协助患者抬高床头、半卧位休息，观察患者呼吸音，遵医嘱监测动脉血气，观察血清白蛋白值的变化，协助做好胸部X线检查及胸腔积液B超检查。胸腔穿刺引流者做好引流管护理。

【情境6：出院护理】

▶▶ **问题10　对该患者如何做好出院护理宣教?**

1. 自我监测　若出现水肿、体重减轻、出血倾向、黄疸和疲倦等症状，应及时就诊。

2. 饮食指导　多吃高能量、富含优质蛋白质、低脂、富含维生素和纤维素的食物。食物以清淡、易消化为宜，忌辛辣、烈酒、浓茶等刺激性食物及烟熏、腌制、霉变食物，避免不洁饮水。若有腹水、水肿，应控制水和食盐的摄入量。

3. 活动与休息　避免劳累，注意劳逸结合。

4. 用药指导　遵医嘱用药，忌滥用药物，以免损伤肝功能。

5. 定期复诊　第1年每1～2个月复查AFP、胸片和B超1次，以便早期发现临床复发或转移迹象。

【想一想】

1. 检测AFP的临床意义有哪些?
2. 原发性肝癌的病因有哪些? 病理如何分型?

任务十　胆石症患者的护理

【任务情境】

郑某某，女，53 岁，农民。

主诉：右上腹痛伴高热、巩膜皮肤黄染 1 周。

现病史：患者于 2 个月前体检查彩超发现"胆囊结石"，无腹痛腹胀，无畏寒发热，无乏力纳差，无皮肤、巩膜及小便发黄，无腹泻、黑便。当时未引起重视，未接受诊治。患者 1 周前无明显诱因出现右上腹痛，呈阵发性加剧，伴腹胀、恶心呕吐，吐出胃内容物，呕吐后症状缓解，双眼巩膜发黄，小便偏黄，到当地医院就诊，考虑"胆囊多发结石、胆囊炎"，给予对症治疗后症状未见好转，今日到我院门诊就诊，收住入院。

入院查体：T 38.9℃，P 111 次 / 分，R 22 次 / 分，BP 90/52mmHg，SO_2 为 98%，疼痛评分 3 分。体重指数：25.23kg/m²。神志清，精神差，痛苦貌，皮肤巩膜黄染，右上腹压痛、反跳痛、肌紧张，全腹未及包块，全腹叩诊呈鼓音，移动性浊音（－），肠鸣音 2 次 / 分。

辅助检查：

（1）腹部彩超常规检查：胆囊颈部结石（考虑嵌顿）伴胆囊肿大。

（2）上腹部磁共振平扫：胆囊炎，胆囊颈部结石，胆囊多发结石，胆总管下端结石伴胆总管扩张，伴胆囊明显增大，请结合临床。

（3）实验室检查：血红蛋白 127g/L；白细胞计数 17.7×10^9/L；血小板计数 182×10^9/L；超敏 C 反应蛋白 167.18mg/L；直接胆红素 26.9μmol/L；间接胆红素 17.5μmol/L；总胆红素 44.4μmol/L；谷草转氨酶 187U/L；谷丙转氨酶 392U/L。

医疗诊断：1. 急性梗阻性化脓性胆管炎。
　　　　　2. 胆总管结石。
　　　　　3. 胆囊多发结石伴胆囊炎。

【情境 1：入院护理】

▶▶ **问题 1　作为责任护士，如何配合医生对入院患者进行紧急处理？**

1. 抗休克治疗　开放两路以上静脉通路补液扩容，恢复有效循环血量。休克者必要时使用血管活性药物治疗（如使用多巴胺维持血压）。

2. 吸氧、心电监护，监测生命体征。

3. 抗感染治疗　选用针对革兰阴性杆菌及厌氧菌的抗生素，联合、足量用药。

4. 纠正水电解质及酸碱失衡：常见为等渗或低渗性脱水、代谢性酸中毒。

5. 对症治疗　包括降温、解痉镇痛、营养支持等，观察用药的效果和反应。

6. 其他治疗　禁食、胃肠减压。短时间治疗后病情无好转者，应考虑使用肾上腺皮质激素保护细胞膜和对抗细菌毒素。

7. 配合医生做引流，如经皮肝穿刺胆道置管引流术（PTCD）、内镜下鼻胆管引流术（ENAD）。

▶▶ **问题 2　什么是 PTC 和 PTCD？行 PTCD 前应做好哪些准备？**

1. 经皮肝穿刺胆管造影（PTC）　是在 X 线透视下或 B 超引导下，用特制穿刺针经皮肤穿入肝内胆管，再将造影剂直接注入胆道使整个胆道系统迅速显影的一种顺行性胆道造影方法。为有创检查，可发生胆瘘、出血、胆道感染等并发症，近年来已不常使用。

2. 经皮肝穿刺胆道置管引流术（PTCD）　是在 B 超引导下，穿刺针经右侧腋中线第 7、8 肋间，针尖向剑突方向穿刺，置管于肝胆管内引流胆汁、减轻梗阻的方法。

PTCD 前准备如下。

（1）评估要点

① 评估患者全身情况，包括黄疸情况等。

② 评估凝血酶原时间、血常规、肝肾功能等情况。

（2）护理措施

① 宣教 PTCD 的目的及相关注意事项，消除患者紧张心情。

② 嘱患者禁食禁饮 6～8h。

③ 检查前 3 天应用抗生素预防感染，检查前 3 天静脉或肌内注射维生素 K 预防出血。检查前做碘过敏试验。

④ 清洁右季肋区皮肤。

⑤ 指导患者练习床上大小便。

⑥ 手术环境、器械、急救物品、药品准备，遵医嘱备好术中用药，如利多卡因、60%泛影葡胺、生理盐水等。

▶▶ **问题 3　PTCD 后如何进行评估和护理？**

1. 评估要点

（1）评估生命体征及腹部体征。

（2）评估有无穿刺处疼痛不适。

（3）评估术后肝功能、血常规及黄疸消退情况。

（4）注意可能出现的并发症如出血、胆瘘、气胸、急性胆管炎等。

2. 护理措施

（1）平卧 4～6h。

（2）遵医嘱吸氧、心电监护，监测生命体征。

（3）禁食禁饮 6～8h。

（4）卧床休息 24h。

（5）做好管道护理，维持有效引流，妥善固定引流管，注意观察引流液的量、颜色、性质。

（6）遵医嘱给予补液、抗炎、止血、护肝治疗。

知识窗

急性梗阻性化脓性胆管炎

　　急性梗阻性化脓性胆管炎（AOSC）又称急性重症胆管炎，是在胆道梗阻基础上并发的急性化脓性细菌感染，急性胆管炎和急性梗阻性化脓性胆管炎是同一疾病的不同发展阶段。AOSC 是由于胆道梗阻和细菌感染，胆道内压升高，肝脏胆血屏障受损，大量细菌和毒素进入血液循环，造成以肝胆系统病损为主，合并多器官损害的全身严重感染性疾病，是急性胆管炎的严重形式。及时手术解除梗阻并引流，尽早有效低降胆道内压力，积极控制感染是治疗本病的重要措施。

　　AOSC 临床表现为 Reynolds 五联征：腹痛、寒战高热、黄疸、休克、中枢神经受抑制的表现。

【情境 2：术前护理】

　　患者经过治疗后第二天病情稳定，接到医嘱，拟行胆囊切除 + 胆道探查术。

▶ **问题 4　该患者术前护理评估要点有哪些？应如何护理？**

　　1. 评估要点

　　（1）健康史及相关因素

　　① 有无胆道蛔虫病、血吸虫病、肝硬化等病史。

　　② 有无进食高脂食物，是否长期胃肠外营养。

　　③ 是否多次妊娠等。

　　（2）症状体征

　　① 胆道痉挛表现为胆绞痛，以右上腹阵发性疼痛最典型，常向右肩背部放射。

　　② 胆道感染表现主要有发热、畏寒等。

　　③ 胆道梗阻主要表现为皮肤巩膜黄染、小便发黄、陶土便等。

　　④ 消化系统表现主要有恶心、呕吐、食欲不振等。

　　⑤ 墨菲（Murphy）征阳性。

　　⑥ Charcot 三联征：腹痛、寒战高热、黄疸。

　　⑦ Reynold 五联征：腹痛、寒战高热、黄疸、意识障碍、感染性休克。

　　（3）辅助检查：了解血常规、肝功能、B 超、CT、磁共振胆胰管成像（MRCP）、PTC、经内镜逆行胰胆管成像（ERCP）检查等的阳性结果。

　　2. 护理措施

　　① 营养支持：能进食者给予清淡、易消化、富含维生素、低脂饮食。

　　② 疼痛管理：在未明确诊断之前慎用镇痛药。

　　③ 发热护理：按常规发热护理。

　　④ 皮肤护理：如黄疸患者出现皮肤瘙痒，应保持皮肤清洁，忌用碱性肥皂等刺激性强的清洁剂，切忌搔抓皮肤，可以用手拍打、用温水擦拭以缓解瘙痒，衣裤应松软，遵医嘱使用药物，如炉甘石洗剂等。

⑤心理护理：通过与患者的沟通和交流，疏导患者不良情绪。

▶▶ **问题5 作为责任护士，如何做术前准备?**

1. 完善各项检查。

2. 肠道准备　入院后禁饮、禁食。

3. 皮肤准备。

4. 进行药敏试验。

5. 备血。

6. 协助患者更换手术衣裤。

7. 麻醉前用药。

▶▶ **问题6 如何进行术前健康宣教?**

1. 简单介绍手术的名称、手术的必要性、各种术前准备的目的及配合事项。

2. 讲解麻醉的方式、麻醉后可能发生的反应及注意事项，解除患者紧张的情绪。

3. 介绍术后可能留置的各类引流管及其目的和意义。

4. 告知术前禁饮、禁食的目的。

💡 知识窗

胆道蛔虫病

胆道蛔虫病是肠道蛔虫上行钻入胆道所引起的一系列临床症状，是常见的外科急腹症之一，是一种常见的胆道寄生虫病，约占胆道疾病的8%～12%，可发病于任何年龄，以儿童青年多见，无性别差异，农村多见。处理不当时，可引起多种并发症，危害极大，也是原发性胆管结石的原因之一。

临床表现：突发性剑突下或腹部钻顶样剧烈疼痛，常伴有恶心、呕吐，呕吐物中有时可见蛔虫，间歇期无体征。

非手术治疗方法：解痉镇痛，利胆驱虫，控制感染，ERCP下取虫。

手术治疗方法：采用胆总管切开、探查、取虫及T管引流术。

📋 【情境3：术后护理】

患者在全麻下行胆囊切除＋胆总管切开取石＋T管引流术，术后由麻醉医生陪同回病房，术后留置胃管、腹腔引流管、T管、导尿管。

▶▶ **问题7 作为责任护士，该如何接待该术后患者?**

1. 予吸氧、心电监护，评估患者生命体征、皮肤完整性。与麻醉医师做好交接。

2. 安置患者的体位　根据麻醉方式、术式安置患者的体位。

3. 病情观察和记录　评估患者神志、生命体征、腹部体征、水电解质及酸碱平衡情况、切口敷料、尿量等。

4. 营养支持　术后禁食，通过胃肠外途径补充能量、氨基酸、维生素、电解质。

5.引流管护理　观察引流液的颜色、性质、量，定时更换引流袋。

6.术后疼痛护理　应用镇痛泵，使患者得到充分的休息，观察镇痛泵的效果和可能发生的不良反应。

7.指导患者早期下床活动。

8.做好口腔、会阴护理。

9.做好安全管理　防止坠床、跌倒、意外拔管。

▶▶ **问题 8　如何做好 T 管护理?**

1.有效固定，做好标识，严防患者活动时拉出或误拔 T 管。如有脱出及时通知医生，观察腹膜炎体征，并按导管滑脱管理流程处理。

2.保持引流通畅　避免管道扭曲、折叠，定期挤捏。引流期间引流袋的位置应低于患者插管口的平面。

3.按无菌操作要求定期更换引流袋　引流液超过引流袋的 2/3 应及时释放清理以防逆行感染。保持引流管口敷料干燥，如有胆汁样液体渗出应及时更换，必要时用氧化锌软膏保护周围皮肤。

4.观察引流情况　观察并记录 T 管引流出胆汁的颜色、量和性质。成年人肝脏正常每天分泌胆汁 800 ～ 1200mL，黄绿色、清亮、无沉渣、有一定黏度。术后 24h 引流量约 300 ～ 500mL，恢复饮食后每日可有 600 ～ 700mL，以后逐渐减少至每日 200mL 左右。术后 1 ～ 2 天胆汁颜色可呈淡黄色混浊状，以后逐渐加深、清亮。若胆汁突然减少甚至无胆汁，提示引流管堵塞或肝功能衰竭；若引流胆汁量过多，常提示胆管下端梗阻。

5.观察患者的腹部体征、体温变化、食欲、黄疸消退情况及大便颜色等。

▶▶ **问题 9　患者 T 管何时拔除?**

1.一般术后 10 ～ 15 天遵医嘱进行夹管，观察患者有无腹痛、腹胀、发热等不适。

2.经 T 管行胆道造影，造影后持续开放 T 管 24h 充分引流造影剂，观察有无腹痛腹胀、发热等情况。

3.T 管拔管指征　T 管一般放置 1 ～ 3 个月，封管后患者无发热、腹痛、黄疸，大便颜色正常、血象正常。拔管前行 T 管造影显示胆道通畅无狭窄、无残余结石。

4.拔管后观察患者有无腹痛、腹部压痛及反跳痛等腹膜炎症状和体征，如果出现上述症状及时通知医生。

💡 **知识窗**

腹腔镜胆道术后常见并发症

1.出血　可能发生在腹腔或胆管内。腹腔内出血，多发生于术后 24 ～ 48h 内，可能与术中血管结扎线脱落、肝剥离面渗血及凝血功能障碍有关。胆管内出血，术后早期或晚期均可发生，多为结石、炎症引起胆管壁糜烂、溃疡或术中操作不慎引起。胆肠吻合口术后早期可发生吻合口出血，与胆管内出血的临床表现相似。

护理措施：①严密观察生命体征及腹部体征：腹腔引流管引流大量血性液体超过 100mL/h、持续 3h 以上并伴有心率增快、血压波动时，提示腹腔内出血；胆管内出血表现为 T 管引流出血性胆汁或鲜血，粪便呈柏油样，可伴有心率增快、血压下降等休克表现。及时报告医生，防止发生低血容量性休克。②改善和纠正凝血功能：遵医嘱予以维生素 K_1 10mg 肌内注射，每日 2 次。

2. 胆瘘 由胆管损伤、胆总管下端梗阻、T 管脱出所致。患者若出现发热、腹胀和腹痛等腹膜炎表现，或腹腔引流液呈黄绿色胆汁样，常提示发生胆瘘。

护理措施：①引流胆汁，将漏出的胆汁充分引流至体外是治疗胆瘘最重要的原则；②维持水电解质平衡；③防止胆汁刺激和损伤皮肤，及时更换引流管周围被胆汁浸湿的敷料，给予氧化锌软膏涂敷局部皮肤。

3. 高碳酸血症 轻者主要表现为头痛、胸闷、气促、肩部酸痛、发绀等，重者主要表现为呼吸困难、血压下降、烦躁、谵妄甚至昏迷。遵医嘱吸氧，监测血气，重点观察呼吸及血氧饱和度。

4. 皮下气肿 主要表现为触及腹部、肩部皮肤有"握雪"感。遵医嘱吸氧，注意观察皮下气肿范围。

【情境 4：出院护理】

患者术后第 18 天，病情好转，T 36.8℃，R 19 次 / 分，心率 78 次 / 分。神志清，精神好，皮肤巩膜无黄染，腹软，切口已拆线，愈合好。T 管已拔除，无腹痛腹胀，大便通畅，室内活动自如，准备出院。

▶▶ **问题 10 如何为该患者做好出院宣教？**

1. 自我监测 若出现发热、腹痛、尿色变黄等症状应及时就诊。

2. 饮食指导 宜清淡、易消化、富含维生素、低脂饮食，忌暴饮暴食，避免油腻、高胆固醇及刺激性食物，如动物内脏、家禽皮、蛋黄、鱼子、无鳞水产品等。

3. 戒烟、戒酒，不饮浓茶、咖啡，多饮水。

4. 活动与休息 注意休息，合理安排活动，避免过度劳累。

5. 定期复诊。

【想一想】

1. 胆道结石形成的原因有哪些？针对这些原因如何做好预防？

2. 胆道术后有哪些常见的并发症？如何做好观察和护理？

任务十一　急腹症患者的护理

【任务情境】

蔡某某，男，46 岁，农民。

主诉：突发上腹部剧痛 3h。

现病史：患者于午间前饱食，约 3h 前突然出现上腹部疼痛不适，疼痛剧烈，呈刀割样，不能忍受，后腹痛转至全腹，腹痛剧烈，难以忍受，来我院急诊就诊，既往有十二指肠溃疡史，上腹部 CT 示腹腔内游离气体、十二指肠区较多积液，提示上消化道穿孔可能，拟以"上消化道穿孔"收住入院。

入院查体：T 38.5℃，P 98 次/分，R 22 次/分，BP 90/66mmHg，SO_2 97%，疼痛评分 8 分。神志清楚，急性痛苦面容，腹痛不能平卧，自主体位，腹部平坦，呈板状腹，全腹压痛阳性，反跳痛阳性，肌紧张阳性，全腹未触及包块，肝脾肋下未触及，墨菲征阴性，肠鸣音消失。

辅助检查：

（1）急诊血常规：白细胞计数 18.43×10^9/L，中性粒细胞百分比 86.54%。

（2）上腹部 CT：膈下游离气体，考虑消化道穿孔。

医疗诊断：消化道穿孔。

【情境 1：入院护理】

▶▶ **问题 1　作为责任护士，如何接待该患者？患者拟行急诊手术，如何做好该患者的急诊术前准备？**

1. 以热情和蔼的态度关心患者，积极安置患者，协助其取舒适体位，予心电监护、吸氧，介绍病区环境、主管医生及护士。

2. 评估患者婚育史、家族史，既往有无消化道溃疡史、有无服药史，有无过敏史，有无腹部手术史及饮食习惯、生活环境及生活史。

3. 评估患者身体状况、心理状况，密切观察生命体征，遵医嘱补液预防水电解质紊乱，警惕休克的发生。

4. 配合医生做进一步的检查，做好护理体检，协助医生立即完善相关术前检查，如心电图、血型鉴定及术前三大常规。

5. 进行术前指导，胃肠减压、禁食，迅速建立静脉通路，备血，做好急诊术前准备。严密观察生命体征变化，做好抢救的准备及配合工作，协助更换手术衣裤。

【情境2：术前护理】

该患者既往有十二指肠溃疡史，认为自己只是胃痛犯了，现因需急诊手术，担心疾病的治疗和预后。

▶▶ **问题 2　如何做好该患者的心理护理?**

患者缺乏思想准备，担心不能得到及时有效的诊断、治疗或预后不良，常表现为躁动、焦虑和恐惧。护理人员应该主动关心患者，向患者解释腹痛可能的原因。在患者做各项检查前耐心解释，让患者了解其意义并积极配合，以稳定其情绪。

💡 知识窗

消化道穿孔的鉴别

1. 急性胰腺炎　发病也较突然，但不如溃疡穿孔者急剧，腹痛多位于上腹部中部或偏左，腹肌紧张程度也较轻，血、尿淀粉酶多显著升高，CT 检查多可明确。

2. 急性胆囊炎　表现为右上腹绞痛，呈持续性，阵发性加剧，Murphy 征阳性。B 超多可明确。

3. 急性阑尾炎　表现为转移性右下腹痛，而不以上腹症状为主，麦氏点压痛，结合 B 超、CT 多可明确。

患者出现腹痛加剧，神志模糊，感乏力，R 23 次/分，BP 78/53mmhg，心率 134 次/分，SO_2 87%，T 38.9℃。

▶▶ **问题 3　考虑患者发生了什么状况? 如何处理?**

考虑该患者发生了感染性休克。

休克指数计算：脉率/收缩压；指数为 0.5 表示无休克；> 1.0 ~ 1.5 表示休克；> 2.0 为严重休克。

感染性休克的诊断标准：①有明确感染灶；②有全身炎症反应存在；③收缩压低于 90mmHg，或较原来基础值下降 40mmHg，经液体复苏后 1h 不能恢复或需血管活性药维持；④伴有器官组织的低灌注；⑤血培养可能有致病性微生物生长。

所以，该患者并发了感染性休克。应作如下处理：

1. 立即汇报主管医师，遵医嘱迅速补充血容量，维持体液平衡，抽血，送检血培养等相关实验室检查，备血。

（1）建立静脉通路：迅速建立 2 条以上静脉输液通道，大量快速补液（除心源性休克外）。

（2）合理补液：若血压及中心静脉压均低，提示血容量严重不足，应予以快速大量补液；若血压降低而中心静脉压升高，则提示有心功能不全或血容量超负荷，应减慢补液速度，限制补液量，以防肺水肿及心力衰竭。

（3）观察病情变化：定时监测脉搏、呼吸、血压及 CVP（正常值为 5 ~ 12cm H_2O）变化，观察患者的意识、面唇色泽、肢端皮肤颜色及温度。患者意识变化可反映脑组织灌流情况，皮肤色泽、温度可反映体表灌注情况。若患者从烦躁转为平静，淡漠迟钝转为对答自如、口唇红润、肢体转暖，提示休克好转。

（4）准确记录 24h 出入量：输液时，尤其在抢救过程中，应有专人准确记录输入液体的种类、数量、时间、速度等，并详细记录 24h 出入量以作为后续治疗的依据。

2. 改善组织灌注，促进气体正常交换

（1）取休克体位：头和躯干抬高 20°～30°、下肢抬高 15°～20°，以增加回心血量，改善重要器官血供。

（2）维持有效的气体交换：改善缺氧情况，经鼻导管给氧，氧浓度为 40%～50%，氧流量为 6～8L/min，以提高肺静脉血氧浓度。对于严重呼吸困难者，协助医师行气管插管或气管切开，尽早用呼吸机辅助呼吸。监测呼吸功能，维持呼吸道通畅。

3. 观察和防治感染。

（1）严格按照无菌技术原则执行各项护理操作。

（2）避免误吸所致肺部感染。

（3）加强留置导尿管的护理，预防泌尿系统感染。

（4）遵医嘱合理应用抗生素。

（5）遵医嘱及时做好术前准备。

知识窗

中心静脉压与补液的关系

CVP	BP	原因	处理原则
低	低	血容量严重不足	充分补液
低	正常	血容量不足	适当补液
高	低	心功能不全或血容量相对过多	给强心药，纠正酸中毒，舒张血管
高	正常	容量血管过度收缩	舒张血管
正常	低	心功能不全或血容量不全	补液试验

【情境 3：术后护理】

该患者在急诊全麻下行毕 Ⅱ 式胃大部切除术 + 腹腔引流术，现术后安返病房。

▶▶ **问题 4　如何做好该患者的术后护理？**

1. 一般护理

（1）体位：麻醉清醒、生命体征平稳后取半卧位，有利于引流和呼吸。

（2）活动：鼓励患者早期下床活动，对于年老体弱者，适量减少活动。

2. 病情观察　严密观察和记录体温、脉搏、呼吸、血压、神志、面色和末梢循环、尿量及切口、引流液等情况；注意有无膈下、盆腔脓肿的表现。

3. 引流管护理　妥善固定、准确标记，保持通畅及有效负压，观察记录引流液的颜色、性质、量。

4. 禁食、输液护理　禁食期间应静脉补充液体，合理安排补液顺序，必要时给予营养支持；禁食期间注意口腔护理。

5. 饮食护理　拔除胃管后当日可饮少量水或米汤；如无不适，第 2 日进食少量全流质，每次 50 ～ 80mL；第 3 日进食多量全流质，每次 100 ～ 150mL；进食后无不适，第 4 日可进半流质饮食。食物宜温、软、易于消化，少量多餐。

6. 鼓励早期活动　术后第一日坐起活动，术后第二日床边活动，术后第三日病房内活动，预防肠粘连和下肢深静脉血栓等并发症的发生。

7. 并发症的观察与护理

（1）术后胃部大量出血：是指手术后短时间内从胃管连续的流出大量血液，甚至呕血或排出黑便。

（2）吻合口瘘：通常在手术后第 5 ～ 8 天发生。主要表现为上腹部突然出现剧烈疼痛，并出现急性腹膜炎的迹象，例如腹部压痛和腹部肌肉紧张。如果存在局部粘连，通常会形成局部脓肿或将来会发生外瘘。

（3）十二指肠残端瘘：这是一种严重的并发症，通常发生在十二指肠残端瘢痕较大时，会使缝合困难并且组织愈合不良。

（4）吻合口阻塞：有机械性阻塞和胃排空障碍。前者表现为上腹部饱胀，进食后呕吐。呕吐物不含胆汁。X 线钡吞咽检查显示钡完全保留在胃中。如果通过胃管减压和支持疗法无效，则应重新进行较大的胃空肠吻合术。胃吻合口排空障碍通常在手术后 7 ～ 10 天发生，进食后突然呕吐，这与胃部松弛、吻合口水肿或瘫痪、输出节段功能障碍有关。

（5）腹部感染：注意患者的生命体征以及腹部症状和体征。如果患者有发热、腹胀、腹痛等不适，则应引起注意。如有必要，可以为患者提供床边超声检查或腹部 CT 检查。了解是否有腹腔感染和腹腔脓肿的症状。

▶▶ **问题 5　术后为何要继续胃肠减压？如何做好该患者的胃肠减压护理？**

术后胃肠减压可以减轻胃肠道张力，促进吻合口愈合。胃肠减压期间护理措施如下。

1. 胃肠减压期间应禁食、禁饮，一般应停服药物。

2. 妥善固定　胃管固定要牢固，防止移位或脱出，尤其是外科手术后胃肠减压，胃管一般置于胃肠吻合的远端，一旦胃管脱出应及时报告医生，切勿再次下管，因下管时可能损伤吻合口而引起吻合口瘘。

3. 保持胃管通畅，维持有效负压。

4. 观察引流物的颜色、性质和量，并记录 24h 引流液总量。观察胃液颜色，有助于判断胃内有无出血情况，一般胃肠手术后 24h 内，胃液多呈暗红色，2 ～ 3 天后逐渐减少。若有鲜红色液体吸出，说明术后有出血，应停止胃肠减压，并通知医生。引流装置每日应更换一次。

5. 加强口腔护理　预防口腔感染和呼吸道感染，必要时给予雾化吸入，以保持口腔和呼吸道的湿润及通畅。

6. 观察胃肠减压后的肠功能恢复情况，并于术后 12h 即鼓励患者在床上翻身，有利于胃肠功能恢复。

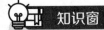 **知识窗**

胃肠减压引流液异常的判断

绿色：胆汁反流。

鲜红色：胃内活动性出血。

咖啡残渣样：胃内陈旧性出血。

【情境 4：术后并发症护理——疼痛】

术后第一天患者呈痛苦貌，感切口处胀痛，疼痛评分 4 分。查体：腹部敷料干燥，胃肠减压管及腹腔引流管未见血性液体引流出。遵医嘱予患者自控镇痛（PCA）加压给药一次，30min 后复评疼痛评分为 2 分。

▶▶ **问题 6　患者术后发生疼痛的原因是什么，如何护理?**

患者术后疼痛与手术创伤、切口疼痛、放置引流管有关。

护理措施如下。

1. 多给予舒适卧位，抬高床头 40°，教会患者评估疼痛程度的方法。

2. 妥善固定引流管，保持引流通畅，避免引流管移动、牵拉引起的疼痛，护理操作轻柔，以减轻患者的疼痛。

3. 指导患者正确使用自控镇痛泵。疼痛评分 6 分，遵医嘱用镇痛泵，观察患者使用镇痛泵的效果，注意镇痛药的副作用。

4. 为患者提供安静、舒适的环境，采用非药物措施减轻疼痛，如避免光线刺激、松弛疗法、腹带加压包扎切口等。

知识窗

患者自控镇痛

患者自控镇痛（PCA）指患者感觉疼痛时，主动通过计算机控制的微量泵按压按钮向体内注射医生事先设定的药物剂量进行镇痛。其优点包括：①使用镇痛药物能真正做到及时、迅速；②基本消除不同患者对镇痛药物需求的个体差异，具有更大的疼痛缓解程度和更高的患者满意度；③减少剂量相关性不良反应发生；④减少医护人员工作量。

通常 PCA 装置包括三部分：储药泵、按压装置和连接导管。其参数包括单次给药量（bolus）、锁定时间（lockout time）、负荷（loading dose）、持续输注量（continuous infusion）、单位时间最大量（maximal dose）和药物浓度。给药模式包括：①单纯 PCA：患者完全自控，感觉疼痛时自动按压启动键；②持续输注量 + PCA（简称 CP）：持续给予一定剂量的基础药物，感觉疼痛时自行按压启动键；③负荷剂量 + 持续输注量 + PCA（简称 LCP）：先给一个负荷量然后持续输注，患者感觉疼痛时再自行按压启动键。LCP 模式最常用。

PCA 给药途径包括经静脉（PCIA）、硬膜外（PCEA）、皮下（PCSA）和外周神经阻滞（PCNA）等。其中，PCIA 和 PCEA 最为常用。PCIA 操作简单，可供选择药物多，起效快，效果可靠，但用药针对性差，对全身影响较大。常用药物为吗啡、芬太尼、曲马多或合用非甾体抗炎药等。PCEA 适用于胸背以下区域疼痛治疗，其镇痛效果可靠，持续时间长，作用范围局限，对全身影响相对较小，但操作相对复杂，无菌要求高。多选用低浓度罗哌卡因或布比卡因复合阿片类等药物。

【情境 5：术后并发症护理——深静脉血栓】

术后第五天患者自诉感右下肢麻木，未诉疼痛。查体：右下肢无肿胀，足背动脉搏动可及。双下肢血管彩超示：右下肢肌间静脉血栓形成。

▶▶ **问题 7　应如何预防术后深静脉血栓形成？如何早期识别深静脉血栓？**

深静脉血栓形成是指深静脉内血液发生不正常的凝结，好发于下肢深静脉。

1. 预防血栓形成的方法

（1）长期卧床患者应协助其定时翻身。对手术后、产后妇女，应指导和鼓励早期床上活动，包括深呼吸，下肢的被动及主动活动，如膝、踝、趾关节的伸屈，举腿活动。若病情允许，鼓励此类患者尽早离床活动。

（2）避免血液淤滞　避免在膝下垫硬枕、过度屈髋，以免影响静脉回流；避免使用过紧的腰带、丝袜和紧身衣物。

（3）预防静脉管壁受损　对长期输液者，尽量保护其静脉，避免在同一静脉的同一部位反复穿刺；输注刺激性药物时，避免药液渗出血管外。

（4）早期发现　手术后或产后患者若出现站立后下肢沉重、胀痛等不适，应警惕下肢深静脉血栓形成的可能，应及时报告医生，并协助处理。

2. 深静脉血栓形成的典型症状

（1）肺栓塞：呼吸困难，若脱落的血栓较大会造成患者无法呼吸而死亡。

（2）血栓后静脉综合征：疼痛、肿胀、麻木、慢性炎症和腿部溃疡。

知识窗

为什么静脉血栓多于动脉血栓？

临床静脉血栓的发生比动脉血栓的发生多 4 倍。原因如下。

1. 静脉内静脉瓣瓣膜囊内的血流不但缓慢，而且可出现旋涡，常成为血栓形成的起始点。

2. 静脉没有搏动，血液有时可出现短暂的停滞。

3. 静脉壁较薄，容易受压。

4. 血流通过毛细血管到达静脉后，血液的黏性有所增加。

【情境 6：出院护理】

术后 15 天，该患者已拔除腹腔引流管，腹部切口愈合可，缝线未拆除，复查双下肢血管彩超示双下肢血流通畅、未见异常。医嘱予出院。

▶▶ **问题 8　如何做好该患者的出院指导？**

1. 保持心情舒畅，生活规律。
2. 注意劳逸结合，适量运动，提高机体免疫力，避免过度劳累。
3. 调理饮食，戒烟酒，宜低盐低脂、易消化饮食，避免服用对胃黏膜有损害的药物。
4. 遵医嘱服药，积极治疗原发病；定期复查，出现不适及时就诊。

【想一想】

　　患者男性，42 岁，因突发上腹痛 1h 急诊入院。查体：腹部呈持续性胀痛，阵发性加重，无畏寒、发热，无恶心、呕吐，无腹泻、黑便，未进食水，近日来无上腹疼痛及反酸、嗳气等不适。急诊腹部立位平片示：两侧膈下半月形透亮影，考虑消化道穿孔。行急诊手术。术后诊断：十二指肠球部溃疡穿孔。

　　（1）为什么十二指肠球部是上消化道穿孔的好发部位？
　　（2）外科急诊患者的病情观察要点有哪些？
　　（3）该患者术后的护理要点有哪些？

项目 5 周围血管疾病患者的护理 →»

任务一　下肢静脉曲张患者的护理

【任务情境】

张某，男，45岁。

主诉：双小腿内侧条索状包块2年，小腿内侧瘙痒1个月。

现病史：患者两年前无明显诱因出现双小腿内侧条索状包块，平卧消失，直立出现，无不适，未治疗，包块渐渐增多增粗，延及大腿内侧。1个月前出现双小腿内侧瘙痒。门诊拟以"双侧大隐静脉曲张"收入院。入院以来精神食欲尚可，入院两天后行手术治疗。

既往史：既往身体健康。

体格检查：双下肢内侧可见静脉迂曲成团，以小腿内侧居多，双胫踝前内侧可见色素沉着及搔抓痕迹。

辅助检查：

（1）B超：双下肢大隐静脉迂曲扩张，瓣膜功能不全。

（2）实验室检查：血糖、白细胞计数、凝血酶原时间均正常。

医疗诊断：下肢静脉曲张。

【情境1：入院护理】

▶▶ **问题1　作为责任护士，如何接待该患者？如何做好该患者的护理评估？**

1.积极安置患者，介绍病区环境、主管医生及护士。

2.评估患者身体情况及生活习惯，如有无慢性咳嗽、习惯性便秘等，了解患者从事的工作性质是否为长期站立或重体力劳动，了解患者有无家族遗传病史。评估患者症状，评估患者对疾病的认知程度，了解患者有何种思想负担，评估家属对患者的关心程度及经济承受能力等。

3.配合医生做进一步的检查，做好护理体检。

4. 进行必要的健康指导，简单介绍疾病相关知识，指导患者做相关检查的注意事项。

💡 知识窗

静脉瓣膜功能试验

1. 深静脉通畅试验（Perthes 试验）　检查时让患者站立，在腹股沟下方缚止血带压迫大隐静脉，待静脉充盈后，嘱患者用力踢腿或下蹲 10 余次，观察静脉曲张的变化。若充盈的曲张静脉消失或充盈程度减轻，表示深静脉通畅；若静脉充盈不消失或加重，并伴有患肢酸胀不适，表示深静脉阻塞，应禁忌手术。

2. 大隐静脉瓣膜功能试验（Trendelenburg 试验）　检查时让患者平卧，抬高患肢，使曲张静脉血液排空，在腹股沟下方缚止血带阻滞大隐静脉，嘱患者站立，放松止血带后 10s 内若出现自上而下静脉逆向充盈，则提示大隐静脉瓣膜功能不全。同样原理在腘窝部扎止血带，可检测小隐静脉瓣膜功能。

📋 【情境2：术前护理】

▶▶ **问题 2　如何做好该患者的术前准备？**

1. 减少静脉血流淤积。坐时双膝不要交叉过久；避免长时间站立；肥胖者减轻体重；穿弹力袜或用弹性绷带包扎；不穿过紧内裤；预防便秘、尿潴留等，避免腹内压升高。

2. 严格备皮，术前沐浴，修剪趾甲，备皮范围为患侧腹股沟手术备皮范围及同侧整个下肢，直达足趾。清洗肛门及会阴部。

3. 患者如有下肢水肿，术前数日抬高患肢，减轻水肿，有利于术后愈合。

4. 患者搔抓破损处，术前注意勿感染，加强换药。

5. 帮助患者和家属了解治疗方法，解释手术治疗的必要性和重要性，解除思想顾虑，安慰患者，以取得配合。

📋 【情境3：术后护理】

患者在腰硬联合麻醉下行双侧大隐静脉高位结扎剥脱术，术后返回病房，神志清，切口敷料干燥，予低流量吸氧、心电监护，生命体征平稳，予抗感染等治疗。术后第二天患者自诉感下肢切口疼痛。

▶▶ **问题 3　患者术后首优的护理问题是什么，应采取哪些护理措施？**

1. 首优护理问题　疼痛（与手术所致组织创伤、下肢手术切口疼痛有关）。

2. 护理措施

（1）遵医嘱给予止痛药物，评估患者疼痛程度。

（2）耐心向患者解释疼痛的原因及持续时间，给予心理护理。

（3）提供相对安静的休息环境，以利于患者休息。

（4）加强巡视，家属加强陪护，生活用品置于易取处。

▶▶ **问题 4　如何做好患者的术后护理?**

1. 一般护理　卧床休息,抬高患肢 30°,并指导患者做足背伸屈运动,以促进静脉回流。如无异常情况,术后 24h 应鼓励患者下床运动。

2. 病情观察　注意观察切口有无皮下渗血,局部有无感染,发现异常及时汇报医生并妥善处理。

3. 应用弹性绷带　注意保持弹性绷带的松紧度,以能扪及足背动脉搏动和保持足部正常皮肤温度为宜,使用弹性绷带一般需维持 1 ～ 3 个月。

4. 提供专业照顾及生活照顾　根据患者生活自理能力情况,结合病情提供专业照顾和生活护理,鼓励患者参与力所能及的自理活动,在康复期要尽快培养患者的生活自理能力。

5. 心理护理　理解、关心、体贴患者,消除患者焦虑,向患者及家属耐心解释各项治疗和护理措施,争取患者及家属积极配合治疗。

📋 【情境 4: 出院护理】

患者住院 1 周余,精神状况良好,手术创面基本愈合,医嘱予出院。

▶▶ **问题 5　如何做好该患者出院指导?**

1. 去除影响下肢静脉回流的因素　避免使用过紧衣物;有计划减肥;保持良好姿势,避免久站、久坐及双腿交叉。

2. 促进静脉回流　休息时适当抬高患肢;指导患者进行适当运动,增强血管壁弹性。

3. 弹性治疗　手术后应继续用弹性绷带或弹力袜 1 ～ 3 个月。

📖 【想一想】

李女士,58 岁,30 年前发现右下肢浅静脉蚯蚓状隆起伴久站后酸胀不适,未重视,隆起逐渐加重,范围加大,小腿下段局部皮肤色素沉着,今来院就诊,拟以"右下肢静脉曲张"收住入院。

(1)评估该患者时,应重点关注哪些内容?

(2)患者将实施大隐静脉高位结扎术 + 剥脱术,围手术期主要护理问题有哪些?

(3)如何针对患者的护理问题,采取相应护理措施?

任务二 血栓闭塞性脉管炎患者的护理

◎【任务情境】

刘某，男，36 岁。

主诉：左足怕冷疼痛伴淤肿 4 年余，加重 1 个月。

现病史：患者自诉 4 年前无诱因出现左足怕冷疼痛，全足皮肤温度降低，伴有感觉异常，呈麻木感，疼痛以晚上静息痛频发，全足皮肤以淤紫为主，趾端显著，弥漫性水肿明显，此后每于受凉和劳累时上述症状出现，且进行性加重，一直未作明确诊断及正规治疗。近一个月上述症状加重，并伴有间歇性跛行，门诊以"血栓闭塞性脉管炎"收治入院。

既往史：患者既往身体健康。

入院查体：T 36.7℃，P 67 次 / 分，R 20 次 / 分，BP 112/78mmHg。患肢左足、左小腿皮肤苍白、干冷、肌肉萎缩，足背动脉搏动消失。

辅助检查：肢体电流图示，左侧大腿血流量减少，流出道阻力增加。动脉造影示，左侧动脉闭塞。

医疗诊断：左下肢闭塞性脉管炎。

📋【情境 1：入院护理】

▶▶ **问题 1　作为责任护士，如何接待该患者？如何做好该患者的护理评估？**

1. 积极安置患者，介绍病区环境、主管医生及护士。

2. 评估患者身体情况及生活习惯，询问患者有无长期吸烟史、生活环境是否寒冷潮湿、有无损伤和感染病史、了解患者有无自身免疫功能紊乱、性激素和前列腺素失调及家族遗传史。

3. 配合医生做进一步的检查，做好护理体检。

4. 进行必要的健康指导，简单介绍疾病相关知识，指导患者做相关检查的注意事项。

💡 知识窗

血栓闭塞性脉管炎的临床分期

1. 局部缺血期　此期主要为血管痉挛，表现为患肢供血不足，出现肢端发凉、怕冷，足趾有麻木感。行走一段距离后患肢疼痛，被迫停下，休息几分钟后疼痛缓解，但再行走后又出现疼痛，这种现象称为间歇性跛行，是此期的典型表现。此期还可表现为反复发作的游走性血栓性静脉炎，即浅表静脉发红、发热，呈条索状，且有压痛。此期患肢足背动脉、胫后动脉搏动明显减弱。

2. 营养障碍期　此期除血管痉挛持续加重以外，还有明显血管壁增厚及血栓形成。

此时即使在休息时也不能满足局部组织的血液供应，肢端持续性疼痛，夜间尤甚，剧痛常使患者彻夜不眠，为减轻疼痛，患者将患肢垂于床沿，或屈膝抱足而坐以增加血供缓解疼痛，这种现象称为静息痛。此期患肢足背动脉、胫后动脉搏动消失。

3. 组织坏死期　此期患者动脉完全闭塞，肢体自远端逐渐向上发生干性坏疽，坏死组织可自行脱落，形成经久不愈的溃疡。当继发感染时，成为湿性坏疽，常伴有全身感染中毒症状。

【情境 2：术前护理】

▶▶ **问题 2　如何做好该患者的术前准备？**

1. 患肢护理　①防止外伤，注意保暖，促进血管扩张，但应避免热疗，以免增加组织需氧量，加重患肢病变程度；②保持足部清洁干燥，有足癣者要及时治疗，以免继发感染；③已发生皮肤破溃或坏疽的，应保持局部清洁干燥，避免受压及刺激，加强创面换药，遵医嘱应用抗生素。

2. 疼痛护理　早期：可遵医嘱应用血管扩张药物、中医中药等治疗，应用低分子右旋糖酐，以减少血液黏稠度和改善微循环；中、晚期：遵医嘱应用麻醉性镇痛药物，必要时可用连续硬膜外阻滞镇痛。

3. 术前准备　做好手术前的皮肤准备，如需植皮，注意供皮区的皮肤准备。

4. 心理护理　患者常有焦虑、悲观的心理，对治疗和生活丧失信心。医护人员要同情、体贴、关心患者，给患者心理支持。

【情境 3：术后护理】

患者择期行动脉血管重建术，术后返回病房。

▶▶ **问题 3　术后注意哪些病情观察？**

1. 密切观察血压、脉搏及切口渗血情况。
2. 观察患肢远端的皮肤温度、色泽、感觉及脉搏强度来判断血管通畅度。
3. 观察术后肢体肿胀情况。

▶▶ **问题 4　患者存在哪些潜在并发症，该如何护理？**

1. 出血　严密观察切口敷料有无渗血、渗液，引流液的颜色、量、性质。若术后血压急剧下降，敷料大量渗血，需警惕出血，立即汇报医师。

2. 感染　遵医嘱合理使用抗生素，观察切口有无渗液及红、肿、热、痛等感染征象，有无畏寒发热等全身感染征象，发现异常及时报告医师。

3. 吻合口假性动脉瘤　表现为局部疼痛，位置表浅者可触及动脉性搏动，造影显示动脉侧壁局限性突出于血管腔外的囊状瘤腔，一经确诊，及时手术治疗。

4.其他　缺血再灌注损伤等。

▶▶ **问题 5　如何做好患者的术后护理?**

1.一般护理　动脉血管重建术后,放平患肢,并卧床制动2周。对卧床制动者,应鼓励患者做足背伸屈活动,以利静脉血回流。

2.防止感染　密切观察患者体温变化和伤口情况,如体温增高和伤口红、肿、热、痛时,应及时报告医生,遵医嘱及早理疗,应用抗生素。

3.功能锻炼　鼓励患者早期床上活动,进行肌肉收缩和舒张交替运动,促进血液回流和组织间隙重吸收,有利于减轻患肢肿胀,防止下肢深静脉血栓形成。

4.心理护理　术后给予患者和家属心理上的支持,解释术后恢复过程,帮助患者消除悲观情绪,树立信心,促进身心健康,密切配合治疗和护理。

【情境 4: 出院护理】

患者住院一周余,精神状况良好,手术创面基本愈合,医嘱予出院。

▶▶ **问题 6　如何做好该患者的出院指导?**

1.绝对戒烟　以消除烟碱对血管的毒性作用。

2.保护肢体　切勿赤足行走,避免外伤;注意患肢保暖,避免受寒,穿合脚的棉质鞋袜,勤更换,以防真菌感染。

3.功能锻炼　指导患者进行 Buerger 运动,促进侧支循环建立。方法:患者平卧,抬高患肢45°,维持2～3min,然后双足下垂床边2～3min,同时进行足背屈和跖屈、左右摆动的运动,其次将足趾上翘并尽量伸开,再往下收拢。恢复平卧姿势,双腿平放,并盖被保暖,卧床休息5min,完成运动。反复运动5～6次,每日3～4组。

4.饮食指导　规律饮食,多食水果、蔬菜,保持大便通畅。

5.遵医嘱服药,定期门诊复查。

【想一想】

万先生,65岁,因血栓闭塞性脉管炎入院,自诉肢端发冷、怕冷,行走后患肢疼痛。

(1)患者存在哪些护理问题?

(2)患者夜间出现患肢疼痛难忍,应采取哪些护理措施?

(3)巡视病房发现患者家属使用热水袋为患者热敷,这种方法正确吗? 为什么?

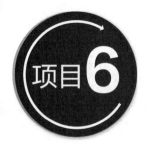

项目**6** 泌尿外科疾病患者的护理 →»

任务一 肾损伤患者的护理

【任务情境】

葛某某，男，38岁。

主诉：外伤致全身多处疼痛，血尿5h。

现病史：患者2h前发生车祸，导致右侧腹部损伤，诉右腰部疼痛，有肉眼血尿。急诊拟"肾损伤"收住泌尿外科。

入院查体：T 37.4℃，P 81次/分，BP 119/82mmHg，SpO_2 95%，四肢肌力正常，无腹痛腹胀及腰腹部包块情况，尿色呈血性。患者感右侧腰部疼痛明显，NRS评分5分。

辅助检查：全腹增强CT示：右肾挫裂伤伴包膜下血肿；膀胱内血肿；肝挫裂伤伴肝包膜下积血积液。

医疗诊断：右肾损伤。

【情境1：入院护理】

患者由急诊平车送入病房，大声呼喊疼痛难忍，家属感到紧张，要求医护人员赶紧安排手术。

▶ **问题1 作为责任护士该如何接待该患者？**

1. 立即通知主管医师，合理安排床位，协助家属将患者移至病床，动作轻柔。

2. 为患者监测生命体征，做好疼痛评估及相关体格检查，询问病史，为患者更换干净病号服。

3. 向患者及家属宣教病房管理制度、病区环境以及其他注意事项。

4. 向患者及家属简单讲解疾病相关知识，安抚患者及家属情绪，嘱患者绝对卧床休息，取得患者及家属的配合。

5. 遵医嘱用药，观察用药效果。

6. 积极巡视病房，密切观察患者病情变化，关注出入量情况，尤其注意观察尿色、尿量情况。

7. 做好术前准备。

患者入住病房 6h 后予复查泌尿系统计算机体层摄影尿路造影（CTU）+ 肾动脉三维重建。结果显示：右肾挫裂伤伴包膜下血肿较前稍增多；肾动脉 CTA 未见明显异常；盆腔内积血 / 积液较前增多。实验室检查示：血红蛋白 102g/L。次日患者不听劝阻，执意下床排便。尿色呈淡红色血性。第三日复查血红蛋白为 104g/L，尿色呈浅茶色。其间仍不配合卧床休息，腰腹部疼痛明显。第四日患者出现畏寒、寒战，最高体温 38.8℃，遵医嘱予吲哚美辛栓 0.1g 塞肛，静脉补液 500mL。后体温缓慢降至正常。

▶▶ **问题 2　患者为什么出现高热？护理措施有哪些？**

考虑血肿吸收发热以及尿液外渗引起感染而发热。护理措施如下。

1. 降温　可采用物理降温和药物降温的方法。新降温措施使用 30min 后应测量体温并记录。发热早期，患者常伴畏寒、皮肤苍白，应调节室温，加盖棉被，注意保暖，必要时给热饮料。动态观察病情变化。

2. 休息　高热者绝对卧床休息，低热者可酌情减少活动，适当休息。同时给患者提供合适的环境，如室温适宜、环境安静、空气流通等。

3. 饮食　给予高能量、高蛋白、高维生素、易消化的流质或半流质食物。鼓励患者多饮水，每天 2500 ～ 3000mL，以补充高热消耗的大量水分，并促进毒素和代谢产物的排出。

4. 加强口腔护理，在晨起、餐后、睡前协助患者漱口，保持口腔清洁；加强皮肤护理，保持皮肤的清洁干燥，对于长期卧床者，要注意防止压疮的发生。患者出汗后及时更换干净衣裤，及时补液。

5. 安全护理　高热者有时出现烦躁不安、谵妄，应防止坠床、舌咬伤，必要时加床档或用约束带固定患者。

6. 心理护理　体温上升期，患者因突然出现发冷、发抖、面色苍白，而产生紧张、不安、害怕等心理反应。护士应经常关心患者，耐心解答各种问题，尽量满足患者的需要，给予精神安慰。高热持续期，护士应尽量解除高热带来的身心不适，满足患者的合理需要。退热期，护士应满足患者追求舒适的心理，注意清洁卫生。

🔬 **知识窗**

肾损伤的病理分类

1. 肾挫伤　仅限于部分肾实质，形成肾瘀斑和（或）包膜下血肿，肾包膜及肾盂黏膜完整。

2. 肾部分裂伤　部分实质裂伤伴有肾包膜破裂，致肾周血肿。

3. 肾全层裂伤　肾实质深度裂伤，外及肾包膜，内达肾盂肾盏黏膜，常引起广泛的肾周血肿、血尿和尿外渗。

4. 肾蒂血管外伤　肾蒂血管或肾段的部分和全部撕裂；也可能因为肾动脉突然被牵拉，致内膜撕裂，形成血栓。

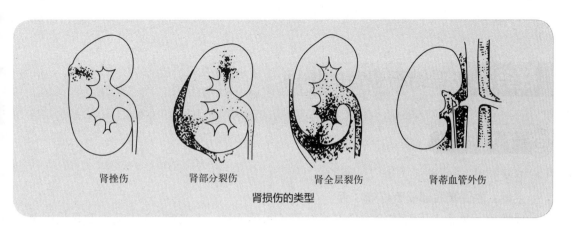

肾挫伤　　　　肾部分裂伤　　　　肾全层裂伤　　　　肾蒂血管外伤

肾损伤的类型

【情境2：出院护理】

经过积极的治疗与护理，患者尿色逐渐转清，住院第9日予办理出院。

▶▶ **问题3　作为责任护士该如何向该患者做好出院宣教?**

1. 大部分肾挫裂伤患者经非手术治疗可治愈，绝对卧床休息是因为肾组织比较脆弱，损伤后4～6周肾挫裂伤才趋于愈合，过早活动易使血管内凝血块脱落，发生继发性出血。恢复后2～3个月不宜从事重体力劳动，不宜做剧烈运动。

2. 多饮水，保持尿路通畅，减少尿液对损伤创面的刺激。

3. 经常注意尿液颜色、排尿通畅程度及伤侧肾局部有无胀痛感觉，发现异常及时复查。

4. 血尿停止、肿块消失后，五年内定期复查，以便及时发现并发症。

【想一想】

韩某某，女，5岁6个月，因外伤后左腰腹部疼痛3h余由急诊平车送入病房。急诊CT示：左肾破裂伴包膜下血肿形成；腹盆腔少量积液。尿色清。予禁食、绝对卧床休息，行抗炎、补液治疗。一周后复查CT示：左肾破裂伴包膜下血肿形成，较前范围略缩小，密度减低；盆腹腔少量积液，较前稍减少。其间患儿出现高热、便秘情况。

（1）患儿住院期间有哪些需要特别注意的事项?

（2）患儿长期卧床后易出现的并发症有哪些?

（3）该患儿入住后主要的护理要点有哪些?

任务二　肾结石患者的护理

◎【任务情境】

毛某，男，40岁。

主诉：左侧腰腹部反复疼痛3天。

现病史：患者2年前体检发现左肾结石，未感不适，未治疗。3天前无明显诱因出现左侧腰腹部疼痛，呈阵发性绞痛，程度较剧烈，伴恶心呕吐，呕吐物为胃内容物，伴尿不尽感，无尿频、尿急、尿痛等不适。休息后缓解，未诊治。3天来，上述情况反复出现，1天前至当地卫生院就诊，予补液治疗（具体不详），未好转，遂至我院急诊。全腹CT平扫示：左侧输尿管下段及末端结石伴其上输尿管及肾盂扩张积水；左肾周渗出性改变。予抗感染及解痉镇痛对症治疗，病情无明显改善，遂以"肾结石待查"收住入院。

既往史：患者既往体健。

入院查体：T 36.6℃，P 87次/分，R 18次/分，BP 102/70mmHg，SO_2 98%，疼痛评分0分。双侧肾区无叩痛，未及包块，无肌紧张，双侧输尿管腹壁投影区无压痛，未及条索状物，膀胱区不充盈。

辅助检查：泌尿系统彩超常规检查示左肾多发结石（部分位于肾盂出口处）伴左肾积水，左侧输尿管下段及末端结石。

入院诊断：1. 左肾多发结石。

2. 左肾积水。

3. 左侧输尿管下段及末端结石。

📋【情境1：术前护理】

患者反复出现腰部胀痛不止，用药后效果不佳，导致患者心情抑郁。

▶▶ **问题1　作为责任护士该怎么处理？**

1. 评估患者疼痛情况，及时汇报主管医师并遵医嘱用药，观察用药效果。

2. 向患者讲解疾病相关知识，让患者理解疾病处理及治疗方法。

3. 指导患者多饮水，保持排尿通畅，避免憋尿。

▶▶ **问题2　护送患者至门诊行体外碎石术，术后返回病房，作为责任护士该如何做好术后护理？**

1. 评估生命体征及腹部体征。

2. 评估有无腰酸、腰痛、血尿、发热等，观察结石排出情况。

3. 注意可能发生的并发症，如出血、感染、肾功能衰竭、输尿管梗阻等。

4. 遵医嘱给予抗炎、止血、解痉治疗。

5. 鼓励患者多饮水，使每天的尿量保持在 2000mL 以上。

6. 指导患者收集排出的结石，必要时用纱布过滤尿液。

7. 根据患者的年龄、性别及结石排出情况决定锻炼的强度及方式。术后 2～3 日可逐渐增加活动量，指导患者做各种活动，如单、双脚跳跃或慢跑等。

🛈 知识窗

体外冲击波碎石术

体外冲击波碎石术（extracorporeal shock-wave lithotripsy，ESWL）利用体外冲击波聚焦后击碎体内的结石，使之随尿液排出体外，具有创伤小、并发症少、无需麻醉等优点。但对于一些较大结石（直径＞ 1.5cm）或者复杂性结石，单独 ESWL 治疗容易形成输尿管石街，从而引起输尿管梗阻，导致肾功能受损。

📋【情境 2：术后护理】

患者行体外碎石术后复查彩超，仍显示左肾结石部分位于肾盂出口处，遵医嘱完善术前准备后择期在局部浸润麻醉下行经尿道左输尿管支架置入术，术后返回病房。

▶▶ 问题 3　患者术后返回病房后该如何处理？

1. 评估要点　评估生命体征、腹部体征、水电解质及酸碱平衡情况，各引流管引流液的颜色、量、性质，切口及周围敷料情况。评估有无出血、感染、尿瘘等并发症的发生。

2. 护理措施

（1）体位与活动：取平卧位或低半卧位，以床上活动为主，避免过度、过早活动，避免上举及下蹲动作。避免用力排便、咳嗽、提重物等致腹压升高的动作，以免双 J 管移位或出血。肾实质切开取石术者卧床 1 周，逐渐翻身。

（2）饮食管理：每日饮水 2500～3000mL，以促进残留碎石排出。

（3）导管护理：做好肾造瘘管、双 J 管及留置导尿管的护理。

3. 并发症护理

（1）出血：表现为导尿管、造瘘管引出大量新鲜血液，肾区肿块进行性增大。应立即建立静脉通路，遵医嘱使用止血药，输血输液，夹闭肾造瘘管，必要时做好手术准备。

（2）感染：严重者可表现为寒战、体温升高、心率增快、血压下降等感染性休克症状，应立即抗休克治疗，注意保暖，遵医嘱使用抗生素。

（3）尿瘘：表现为尿量减少、体温升高，切口、盆腔或腹腔引流管引出尿样液体，引流液尿肌酐测定阳性。保持引流管通畅，观察患者腹部体征、伤口敷料情况及各引流管引流液的颜色、量及性质，注意体温变化和血常规结果，遵医嘱使用抗生素。切口如有尿液渗出应做好皮肤护理。

知识窗

双 J 管

　　双 J 管（double J stent）又名双猪尾管，因两端卷曲，每端形似猪尾巴而得名。双 J 管一侧盘在肾脏，另一侧盘在膀胱。现双 J 管置入已常规使用于泌尿外科结石手术中。

　　双 J 管置入的作用：①有效减少吻合口狭窄、尿外渗、术后输尿管水肿、肾绞痛等并发症的发生；②能够达到充分引流尿液的目的，同时，能够给输尿管黏膜自行修复的机会；③能够起到引流作用，多喝水以帮助体内细小碎石以及残留碎石排出。

▶▶ **问题 4　患者及家属发现尿袋内尿色呈暗红色，情绪紧张，频繁按呼叫铃。作为责任护士，该如何应对？**

　　1. 向患者宣教术后相关知识，说明术后出现血尿的合理性。

　　2. 指导患者若出现尿色突然变鲜艳、血尿增多等情况，立即呼叫医护人员。

　　3. 护士加强病房巡视，安慰患者情绪，做好心理护理。

▶▶ **问题 5　患者下床活动后感腰部酸胀，询问护士该怎么办。作为责任护士该如何应对？**

　　考虑是双 J 管置入后出现的并发症，向患者宣教双 J 管的以下相关注意事项。

　　1. 评估要点　评估有无感染、出血、移位、结石形成等并发症发生。

　　2. 预防尿液反流　取头高脚低位，保持膀胱低于肾盂。留置导尿管者持续开放引流。拔除导尿管后，不要憋尿，避免加压排尿。避免引起腹压增高的因素，如用力排便、咳嗽等。避免剧烈活动，尤其大幅度、猛弯腰动作。

　　3. 预防尿路感染　保持导尿管通畅，防止导尿管扭曲。下床活动时尿袋应置于膀胱平面以下。每日饮水在 2000mL 以上，以促进排尿，达到内冲洗的目的。保持会阴部清洁。

　　4. 定期复诊　出院后 4～6 周复查，根据病情择期取出双 J 管。若有发热、排尿异常等情况及时就诊。

【情境 3：出院护理】

▶▶ **问题 6　如何为患者做出院宣教？**

　　1. 自我监测　若出现血尿、腹痛、发热、排尿异常等，及时来院复查。

　　2. 饮食指导　控制体重，根据结石成分指导饮食，预防复发。

　　3. 保持排尿通畅　鼓励饮水 2000mL/d 以上，定时排尿，不憋尿。

　　4. 活动与休息　避免腰部剧烈活动，避免上举及下蹲动作，不提重物，以防双 J 管移位。

　　5. 留置导管护理　保持肾造瘘管引流通畅，一般 2 周后拔除肾造瘘管，1 个月后拔除双 J 管。

　　6. 定期复诊。

【想一想】

　　程某某，男，54 岁，12 天前因"左侧腰部疼痛 1 周余"行全腹 CT 增强扫描，结果示：左侧肾盂肾盏鹿角状结石。在全麻下行经皮肾镜左肾鹿角状结石碎石取石术，手术顺利，术后予抗炎、补液对症治疗，术后复查泌尿系统 CT，提示存在平行盏结石，嘱患者带左肾造瘘管回家静养。半天前患者无明显诱因出现畏寒寒战，体温 38.6℃。入院后最高体温 39.2℃，稍感畏寒寒战，遵医嘱予抽血送血培养，吲哚美辛栓 0.1g 塞肛，予抗炎治疗。患者出汗较多，后体温缓慢降至正常。在膀胱镜下行输尿管支架取出术。

　　（1）患者入院后该如何接待？

　　（2）患者发生发热、畏寒寒战的原因是什么？

　　（3）发热患者该如何护理？

任务三 良性前列腺增生患者的护理

◎◀◀【任务情境】

易某某，男，76 岁，农民。

主诉：反复排尿困难 4 个月。

现病史：4 个月前出现排尿困难，伴尿频尿急，尿线变细，尿后滴沥，伴排尿等待，无肉眼血尿，其后在某医院诊断为前列腺增生，予以药物治疗后效果不佳。为求进一步治疗，遂至我院就诊。

既往史：患者既往有高血压病史 10 年，平素口服硝苯地平片 1 片，每日 1 次，马来酸依那普利片 2 片，每日 1 次，血压控制可。

入院查体：T 36.6℃，P 71 次 / 分，R 19 次 / 分，BP 135/72mmHg，SO_2 98%，疼痛评分 0 分。双肾区无叩痛，双侧输尿管走行区无压痛，膀胱未充盈。

辅助检查：磁共振增强扫描示前列腺增生、肥大。

医疗诊断：前列腺增生。

📋【情境 1：入院护理】

▶▶ **问题 1　作为责任护士，如何做好该患者的入院护理？**

1. 妥善安置患者至床位，通知主管医生。

2. 向患者及家属介绍病区环境、主管医师及责任护士，宣教病区制度及相关注意事项。

3. 为患者测量生命体征、末梢血糖，询问患者基本情况、现病史、既往史，为患者做疾病相关的体格检查。

4. 向患者大致介绍住院流程，简单讲解疾病的相关知识，讲解饮食、用药、检查等相关注意事项。

5. 尽量满足特殊患者的需求。

▶▶ **问题 2　患者夜间排尿次数多，频繁起床如厕，作为夜间护士该怎么做？**

1. 患者年龄大，请家属尽量安排陪护人员床边留陪。

2. 指导患者夜间可使用尿壶，减少到厕所的往返次数。

3. 向患者讲解预防跌倒的相关注意事项：讲解起床三部曲；指导患者穿舒适防滑鞋及合身衣裤；行走时若出现头晕立即靠墙或下蹲；避免经过有水渍的地面等。

4. 护士夜间加强巡视。

▶▶ **问题 3　良性前列腺增生患者的常规护理有哪些？**

1. 饮食管理　粗纤维饮食，忌酒及辛辣刺激食物，保持大便通畅。

2. 保持排尿通畅　评估排尿情况，注意排尿次数和特点。鼓励多饮水，勤排尿。残余尿量多或有尿潴留患者应及时留置导尿管引流尿液，并做好导尿管护理。

3. 用药护理　服用 α 受体阻滞药的患者注意防止直立性低血压，建议每晚睡前服用，观察药物不良反应。

4. 肠道准备　手术前一晚遵医嘱做肠道准备。

5. 导管护理　做好膀胱造瘘管和留置导尿管的护理。

6. 并发症护理

（1）尿路感染：尿路梗阻是引起感染的先决条件，表现为发热及尿路刺激征。应配合医生积极抗感染治疗。对于尿路梗阻明显者，留置导尿管进行导尿。

（2）尿潴留：表现为膀胱内充满尿液而不能排出。尿潴留时应及时留置导尿管或行耻骨上膀胱造瘘，解决排尿困难。

（3）肾功能不全：表现为食欲减退、恶心、呕吐、贫血等。需进行导尿，以改善长期尿路梗阻引起的肾功能改变，监测血肌酐、尿素氮变化，遵医嘱记录 24h 尿量。

【情境 2：术前护理】

经讨论决定予择期行前列腺切除术。护士巡视病房时，患者向责任护士表示听闻朋友说术后容易出现尿失禁等情况，担心自己也出现类似情况。

▶▶ **问题 4　作为责任护士该如何回答患者？**

1. 向患者简单讲解手术过程，让患者理解手术的意义。

2. 向患者宣教术前准备事项，让患者参与到术前准备中来，减少焦虑。并告知患者有效的术前准备可降低术后并发症的发生率，取得患者配合。

3. 向患者说明主管医生会在术前谈话中详细向患者及家属说明术后可能出现的并发症以及应对措施。

4. 指导患者进行盆底肌的锻炼　患者取立位、坐位或卧位，试做排尿动作，先慢慢收缩肛门，再收缩尿道，产生盆底肌上提的感觉，在肛门、尿道收缩时，大腿和腹部肌肉保持放松，每次缩紧不少于 3s，然后缓慢放松，每次 10s 左右，连续 10 遍，以不觉疲乏为宜，每日进行 5～10 次。

5. 向主管医生告知患者的忧虑。

▶▶ **问题 5　责任护士需要做哪些术前准备？**

1. 术前一日准备　①遵医嘱行药敏试验并做好记录和标识。②配合医师做好手术部位标记。③核实麻醉科会诊是否落实。④手术前一晚可遵医嘱给予镇静催眠药，保证患者良好睡眠。⑤发现有与疾病无关的体温升高、血压升高、血糖异常等情况及时与医师取得联系。

2. 胃肠道准备　①术前禁食 12h，禁饮 6～8h。②手术前一晚遵医嘱做肠道准备。

3. 术晨准备　①备皮，更衣，取下假牙、手表、眼镜、饰品等，贵重物品交予家属或双人清点保管。②再次核对手术部位标记。③检查肠道准备情况。④遵医嘱协助患者行尿路平片结石定位。⑤测体温、脉搏、呼吸、血压，观察有无病情变化，发现异常及时通知医生。⑥遵医嘱术前用药。⑦进手术室前排空尿液。⑧备好病历、CT 片、MRI 片、尿路平片、术中用药、双 J 管、造口袋等,送患者至手术室,与手术室护士交接并填写交接单。

【情境 3: 术后护理】

完善术前准备后在蛛网膜下腔阻滞下行经尿道前列腺气化电切术 + 膀胱穿刺造瘘术,术中留取标本送检,予生理盐水冲洗,用量 30000mL,冲洗压力为 50cm H_2O,术中出血量 30mL。术后病理提示前列腺增生。

▶▶ **问题 6　患者术后的评估要点及护理措施有哪些?**

1. 评估要点　评估生命体征、腹部体征、水电解质及酸碱平衡情况,各引流管引流液的颜色、量、性质,切口及周围敷料情况。评估有无出血、经尿道电切综合征(TUR 综合征)、感染、尿失禁、尿道狭窄等并发症发生。

2. 护理措施

(1)体位与活动:如术后导尿管牵拉止血固定于一侧大腿,该侧下肢制动,待牵拉松解后方可活动。鼓励患者尽早床上活动,膀胱持续冲洗停止后协助其下床活动。避免增加腹内压的因素,术后 5 天内不宜灌肠,以免造成前列腺窝出血。

(2)饮食管理:宜高蛋白、高维生素、高纤维素、易消化饮食,禁烟酒,忌辛辣刺激食物。保持大便通畅,必要时遵医嘱使用缓泻剂,以防用力排便引起局部出血。

(3)疼痛管理:出现膀胱痉挛者,按泌尿外科术后护理常规之膀胱收缩痛护理。

(4)膀胱持续冲洗护理:按泌尿外科常见管道护理。

(5)导管护理:做好膀胱造瘘管和留置导尿管的护理。

知识窗

经尿道电切综合征

经尿道电切综合征(TUR 综合征):行经尿道前列腺切除术(TURP)的患者因术中大量的冲洗液被吸收入血,导致血容量急剧增加,出现稀释性低钠血症,从而引起一系列的全身症状。

临床表现为烦躁、头痛、腹痛、腹胀、恶心、呕吐、呼吸困难、心率加快、血压下降、少尿或无尿,实验室检查示血清钠下降明显。

【情境 4: 出院护理】

▶▶ **问题 7　患者术后恢复良好,予办理出院,作为责任护士该如何做出院指导?**

1. 自我监测　若出现尿线逐渐变细、排尿困难或阴囊肿大、疼痛、发热等,应及时就诊。

2. 饮食指导　宜高蛋白、高维生素、粗纤维、易消化饮食,禁烟酒,忌辛辣刺激性食物。

3. 保持大便通畅　术后 1 个月内避免用力排便，必要时遵医嘱使用缓泻剂或开塞露。

4. 告知多饮水　每日 2000mL 以上，防止尿路感染。

5. 活动与休息　术后 1～2 个月内避免提重物、用力排便、久坐、骑自行车等活动，防止出血，术后 3 个月内禁止性生活。尿失禁患者继续盆底肌训练至排尿正常。

6. 膀胱造瘘管的护理　保持造瘘管引流通畅，避免扭曲、受压、堵塞，观察尿色、性质及尿量；定时更换引流袋。长期留置膀胱造瘘管者，每月更换造瘘管。

7. 定期复诊。

【想一想】

韩某某，男，81 岁，10 余年前无明显诱因开始出现排尿费力，表现为排尿缓慢、尿线变细、尿分叉、尿不尽、尿等待、排尿滴沥，夜尿增多，偶有尿痛，无肉眼血尿，无腰背部疼痛，无腹痛腹胀等不适，未重视，未予诊治。10 年来上述情况无明显好转，曾多次行膀胱结石碎石取石术。

入院后完善相关检查。前列腺彩超示：前列腺增大，回声不均。超声引导下前列腺穿刺术（前列腺双侧叶穿刺）病理结果示：前列腺组织伴局部小腺泡增生，待免疫组化进一步明确诊断。完善术前准备后在蛛网膜下腔阻滞下行经尿道前列腺电切术 + 膀胱结石碎石取石术 + 膀胱穿刺造瘘术。术中病理切片诊断结果示：（前列腺电切）破碎前列腺组织呈良性增生改变伴局部慢性炎症细胞浸润。6 天后患者恢复顺利，予办理出院。

（1）患者术前存在哪些护理问题？

（2）患者术后需要关注哪些可能发生的并发症？

任务四 膀胱肿瘤患者的护理

◎【任务情境】

俞某某，男，67岁。

主诉：肉眼血尿2天。

现病史：2天前无明显诱因出现全程无痛性肉眼血尿，伴尿频，无腹痛腹胀、尿急尿痛。遂至门诊就诊，查泌尿系统B超。结果显示：膀胱内不均回声伴絮状回声，考虑占位伴出血；左肾多发囊肿；右肾结晶；前列腺增大，前列腺回声不均。为求进一步治疗，门诊拟"膀胱肿瘤"收治入院。

既往史：患者平素健康状况良好。

入院查体：T 36.4℃，P 68次/分，R 20次/分，BP 120/68mmHg，SO_2 99%，疼痛评分0分。腹软，无压痛及反跳痛，双侧肾区无叩痛，未及包块，无肌紧张，双侧输尿管腹壁投影区无压痛，无触及条索状物，膀胱区不充盈。

辅助检查：泌尿系统CTU：膀胱左侧壁及后壁增厚伴结节形成，考虑膀胱癌可能。

医疗诊断：1. 膀胱癌（疑似）。

2. 左肾多发囊肿。

3. 前列腺增生。

📋【情境1：入院护理】

入院第一夜，护士巡视病房发现患者未入睡，询问后得知患者因经济压力大，无足够经济能力支付医疗费用，并担心手术效果不佳，焦虑到无法入睡。

▶▶ **问题1 作为当班护士该如何应对？**

1. 向患者讲解疾病知识，为患者树立战胜病魔的信心。

2. 劝说家属提供心理支持，建立家庭支持系统。

3. 必要时汇报医生，辅助使用入眠药物。

4. 加强病房巡视及管理，避免夜间病房吵闹等因素影响患者休息。

📋【情境2：术后护理】

完善术前准备后在硬膜外阻滞下行经尿道膀胱肿瘤电切术＋膀胱血块清除术＋无痛膀胱镜检查，术中留取标本送检，膀胱内灌注吉西他滨，保留1h。术后予抗感染、补液等对症治疗。

术后遵医嘱予持续生理盐水冲洗膀胱。夜间患者诉腹胀腹痛，尿意明显，尿道口有溢尿。查体：患者膀胱区膨隆，叩诊呈浊音。观察膀胱冲洗通畅，但导尿管无尿液排出。

▶▶ **问题 2　患者出现腹痛腹胀的原因是什么？如何处理？**

1. 考虑患者出现导尿管堵塞情况。处理措施如下。

（1）检查导尿管是否通畅，反复挤捏导尿管数次，通过增加管腔局部压力将导尿管内的血块分解后引流。

（2）使用负压冲洗器抽吸出膀胱内血块。

（3）不可随意加快膀胱冲洗速度，注意观察患者膀胱膨胀程度，防止膀胱破裂。

2. 若患者排除上述情况，则考虑患者出现膀胱痉挛。处理措施如下。

（1）检查导尿管冲洗管道和引流管是否通畅，有无血凝块形成，以防因导尿管堵塞加重膀胱痉挛。

（2）消除患者紧张情绪，及时安慰，指导患者深呼吸和放松，以缓解疼痛。

（3）可以减慢冲洗速度，痉挛严重时，按医嘱使用解痉镇痛药。

（4）术后可应用镇痛泵减少疼痛。

（5）检查导尿管是否在位。

💡 知识窗

持续膀胱冲洗

持续膀胱冲洗是指通过三腔导尿管将冲洗液或药物灌入膀胱，以达到膀胱内冲洗、消炎、止血以及防止膀胱内血凝块形成的目的。持续膀胱冲洗是泌尿外科常用的治疗手段。

持续膀胱冲洗液的选择一般为生理盐水或无菌注射用水。生理盐水的渗透压和正常人的血浆、组织液大致相同，所以持续膀胱冲洗液一般都选择生理盐水；注射用水不含电解质和微量元素，属于低渗溶液，常用于膀胱肿瘤电切术后的冲洗，它可以给脱落的膀胱肿瘤细胞创造一个低渗的环境，使创面可能残留的肿瘤细胞吸水膨胀、破裂、坏死，有效阻止肿瘤细胞在膀胱黏膜的种植。

▶▶ **问题 3　膀胱灌注后的护理重点有哪些？**

1. 一般护理　灌注后嘱患者平卧 20min，之后按左侧卧位、右侧卧位、俯卧位更换体位各 5min，使药液与膀胱黏膜充分接触。2h 后嘱患者大量饮水，排出尿液，减轻药液对尿道黏膜的刺激。

2. 饮食护理　鼓励患者多食营养丰富、易消化的食物；避免食用咖啡、浓茶等刺激性食物；多饮水，促进尿液的排泄。

3. 健康指导　告知患者及家属膀胱灌注及定期随访的重要性，不能因无不适症状而中断膀胱灌注及定期的随访。嘱咐患者保持个人卫生清洁，指导患者学会自我观察排尿情况、尿液的颜色及性质，如出现异常及时入院就诊。同时告知患者每 3 个月行膀胱镜检查，6 个月后每 6 个月复查 1 次，1 年后每年复查 1 次，避免膀胱肿瘤的复发。

4. 不良反应的观察及护理　常见不良反应有局部膀胱刺激征、尿道灼痛、药物外渗所致的会阴部不适，与药物刺激及操作不当有关；全身反应有骨髓抑制、恶心、呕吐、发热、脱发等，与药物不良反应有关。如患者灌注后数小时出现尿频、尿急、尿痛等膀胱刺激征，应及时安慰患者，耐心地做好解释工作；鼓励患者多饮水，注意休息，2～3天后症状会逐渐消失。

▶▶ **问题4 术后使用镇痛泵，患者出现恶心，无呕吐，血压低至88/56mmHg，无明显疼痛。请问患者可能出现了什么情况？该如何处理？**

考虑患者出现镇痛泵使用后并发恶心及低血压。处理措施如下：

1. 向患者及家属解释镇痛泵的相关知识，介绍其并发症可能有恶心、呕吐、低血压、呼吸抑制等症状。

2. 汇报主管医师，评估患者疼痛情况后暂时关闭镇痛泵，注意观察效果。

3. 若症状未减轻，遵医嘱用药，对症支持治疗。

【想一想】

1. 膀胱癌的分型有哪些？

2. 膀胱肿瘤电切术后有哪些常见并发症？

任务五　肾肿瘤患者的护理

【任务情境】

吴某某，男，72 岁，农民。

主诉：检查发现左肾占位性病变 1 个月余。

现病史：患者于外院行腹部 CT 检查。结果示：左肾缺血供结节，建议完善 MRI；右肾囊肿。MR 肾脏（肾上腺）平扫＋增强示：左肾乏血供结节，恶性不能除外。无腰痛、酸胀，无腹痛腹胀，无压痛、反跳痛，大小便正常，无尿频、尿急、尿痛等症状。为求进一步治疗来我院就诊，门诊拟以"肾肿瘤"收治入院。

既往史：患者既往有高血压病史 13 年，口服厄贝沙坦片，糖尿病史 10 余年，赖脯胰岛素注射液注射降糖。

入院查体：T 36.9℃，P 60 次 / 分，R 18 次 / 分，BP 191/106mmHg，SO_2 96%，疼痛评分 0 分。双肾区无叩痛，肾脏未及包块，无肌紧张，双侧输尿管腹壁投影区无压痛，未触及条索状物，膀胱充盈轻度。

辅助检查：泌尿系统 CTU＋肾动脉 CTA 三维重建：左肾下极结节，考虑乏脂型血管平滑肌脂肪瘤可能性大，肾细胞癌待排除。间歇性无痛性肉眼血尿，尿液找瘤细胞阳性，双重对比造影可显示肿瘤。

医疗诊断：1. 左肾下极结节（考虑乏脂型血管平滑肌脂肪瘤可能性大，肾细胞癌待排）。

　　　　　2. 右肾囊肿。

　　　　　3. 高血压。

　　　　　4. 糖尿病。

【情境 1：术前护理】

▶▶ 问题 1　患者入院后的术前护理要点有哪些?

1. 健康史及相关因素　有无吸烟史、有无长期接触工业化学物史、有无肿瘤家族史。

2. 症状体征

（1）典型"肾癌三联征"——血尿、腰痛、腹部肿块，临床出现率不到 15%，常是进展期肿瘤的表现。

（2）无症状肾癌：无临床症状或体征，B 超或 CT 检查发现的肾癌，也称"肾偶发癌"。

（3）副瘤综合征：由肿瘤引起，发生于肿瘤原发和转移病灶以外的综合征，表现为高血压、贫血、体重减轻、红细胞增多症、肝功能异常等。

3. 辅助检查　了解血红蛋白、肝功能、肾功能、血钙、尿常规、B 超、CT、MRI 检查等的阳性结果。

4.心理和社会支持状况。

5.护理措施

（1）营养支持：给予高能量、高蛋白、高维生素饮食。贫血严重者遵医嘱给予输血等支持治疗。

（2）肠道准备：术前一晚遵医嘱做肠道准备。

【情境2：术后护理】

完善术前准备后在全麻下行腹腔镜下左肾部分切除术＋肾周粘连松解＋肾固定术，术中取标本送检。术后病理报告考虑乳头状肾细胞癌（ISUP/WHO 分级：Ⅱ级），未见明确神经脉管侵犯，切缘阴性。

▶▶ **问题 2　肾部分切除术后的护理要点有哪些？**

1.评估要点　评估生命体征、腹部体征、水电解质及酸碱平衡情况，各引流管引流液的颜色、量、性质，切口及周围敷料情况。

2.护理措施

（1）体位与活动：肾部分切除术后遵医嘱绝对卧床 1～2 周，协助纵轴翻身，避免过度活动。

（2）导管护理：做好肾窝引流管、肾周引流管、留置导尿管的护理。

3.监测肾功能、尿量。评估有无出血、感染、气胸、肾功能不全、下肢深静脉血栓等并发症发生。

知识窗

肾细胞癌

肾细胞癌是起源于肾实质肾小管上皮细胞的恶性肿瘤，又称肾腺癌，简称肾癌。

按照 2004 年 WHO 肾癌分型修改版可将肾癌分为：肾透明细胞癌（70%～80%）、乳头状肾细胞癌（10%～15%）、肾嫌色细胞癌（5%）、肾集合管癌（1%，可分为 Bellini 集合管癌、髓样癌）、未分类肾细胞癌（3%～5%）。

【情境3：出院护理】

▶▶ **问题 3　如何向该患者进行出院宣教？**

1.自我监测　若出现尿量减少、血尿等应及时就诊。

2.用药指导　遵医嘱使用干扰素和白介素免疫治疗，注意有无发热等反应。避免使用对肾脏有毒性的药物。

3.活动与休息　适当锻炼，活动时注意保护健侧肾脏。肾部分切除术后 3 个月内避免腰部剧烈活动及弯腰动作，避免提重物。

4.定期复诊。

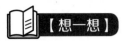 【想一想】

朱某某，女，73岁，于2天前在我院体检时发现右肾肿块。全腹CT增强扫描示：右肾中下极富血供肿块，考虑肾透明细胞癌可能，乏脂型血管平滑肌瘤待排除。

入院查体：腹部无压痛反跳痛，下腹部可扪及一2cm×2cm包块，质硬，活动度差，肾区无叩痛。

完善术前准备后在全麻下行腹腔镜下右肾部分切除术＋肾周粘连松解术＋肾固定术，带回肾周引流管，引流出淡红色血性液。

术后VTE评分5分，D-二聚体2.17mg/L FEU。依诺肝素钠0.3mL皮下注射。3天后，患者下腹坠胀伴出血，肾周引流管引流出血性液，尿袋引流出较多血块。实验室电告危急值：血细胞比容0.180。检查提示膀胱内含有大量血凝块，予加快补液、抗休克、输血、膀胱手工冲洗等对症支持治疗。考虑右肾部分切除术后继发出血，请血管外科在局麻下行超选择性右肾动脉造影栓塞术＋腹主动脉造影术。

（1）该患者发生术后出血的原因有哪些？

（2）抗凝药物使用的注意事项有哪些？

（3）介入术后的常规护理措施有哪些？

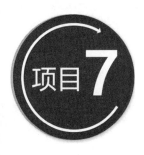

项目 7 骨与关节疾病患者的护理 —»

任务一 髋关节置换患者的护理

【任务情境】

江某某，女，66 岁，农民。

主诉：外伤致左髋部疼痛，活动受限 7h。

现病史：患者于 7h 前下楼梯时不慎摔倒，致左髋部疼痛，程度剧烈难忍，伴左髋关节活动受限，遂至我院急诊就诊，拟以"左股骨颈骨折"收治入院。

既往史：40 年前因脑外伤于我院行脑外伤手术及颅骨修补术，30 余年前因阑尾炎行手术治疗，术后恢复可。

入院查体：T 36.9℃，P 86 次 / 分，R 18 次 / 分，BP 154/81mmHg，SO_2 99%，疼痛评分 2 分。神志清，精神可，左下肢外旋畸形，左髋部压痛，左髋关节活动受限，左侧足背动脉搏动可及，左下肢肢端血运、运动可，皮肤感觉无明显减退。

辅助检查：

（1）左大腿正侧位片（中上段）：左股骨颈骨折。

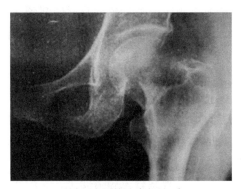

左大腿正侧位片（中上段）

（2）实验室检查：血红蛋白 117g/L；红细胞计数 3.85×10^{12}/L；白细胞计数 8.3×10^9/L；血小板计数 130×10^9/L；D- 二聚体 10.26mg/LFEU。

医疗诊断: 1. 左股骨颈骨折。

           2. 脑外伤术后。

           3. 阑尾炎术后。

【情境1: 入院护理】

▶▶ 问题 1 作为责任护士, 如何做好该患者的护理评估?

1. 评估本次受伤情况。

2. 评估患者全身情况　有无全身隐匿性感染性病灶及其控制情况, 如龋齿、中耳炎、鼻窦炎等, 有无糖尿病、心脏病、高血压等疾病史; 患者能否耐受手术; 既往有无血栓形成史; 有无使用皮质激素、非甾体抗炎药等。

3. 评估患者的心理状况并给予相应的心理疏导。

4. 专科情况评估

(1) 患侧髋部疼痛, 活动受限。

(2) 患肢可有短缩, 呈 45°～60° 外旋畸形。

(3) 髋部有压痛, 叩击足跟部或股骨大粗隆部时髋部疼痛, 大转子明显突出。

(4) 了解有无体温升高等全身症状。

5. 辅助检查　了解 X 线、CT、MRI 检查等的阳性结果。

【情境2: 术前护理】

▶▶ 问题 2 如何做好该患者的术前宣教?

1. 告知手术必要性, 取得患者配合。

2. 皮肤准备　术前三天每日肥皂水清洗左髋部皮肤。

3. 胃肠道准备　根据麻醉方式遵医嘱禁食禁饮及通便灌肠。

4. 指导患者练习深呼吸及有效咳嗽; 指导患者双下肢肌肉等长收缩锻炼和踝关节背伸跖屈活动。

5. 告知家属准备下肢抬高垫一个, 以便术后抬高患肢; 梯形垫 (或大靠垫) 一个, 术后夹于两腿之间, 避免患肢内收; 三角翻身垫一个。

6. 术晨备皮, 协助患者更衣, 取下假牙、手表、眼镜、饰品等, 贵重物品交予家属或双人清点保管。

7. 再次核对手术部位标识。

8. 测体温、脉搏、呼吸、血压, 观察有无病情变化, 发现异常及时汇报医生。

9. 进手术室前排空膀胱。

10. 填写手术转运交接单, 送患者至手术室。

📋 【情境3：术后护理】

　　患者在腰硬联合麻醉下行左侧全髋关节置换术＋关节清理术＋松解术，带回左侧髋部引流管一根，左侧大腿切开处敷料干燥。术后予监测生命体征，注射用头孢呋辛钠 1.5g 静脉滴注，每 8h 一次，以预防感染。术后予消肿止痛、抗凝、营养支持等治疗。

▶▶ **问题 3　术后如何将患者搬运至床上？如何安置患者体位？**

　　术后搬运患者的过程中容易导致髋关节脱位，因此需三人将患者的髋部和患肢固定在同一水平线上并平托至床上：患者的左右两侧各一人，一手托肩背部，一手托髋臀部，第三人一手托患肢的大腿，一手托小腿保持患肢的外展位。

　　根据患者的麻醉方式选取合适的体位，患肢予抬高垫抬高，外展 30° 中立位放置，两腿之间夹梯形垫，防止患肢内收导致脱位。

▶▶ **问题 4　术后主要有哪些早期并发症？如何预防？**

　　1.感染　观察患者的体温和切口局部有无红、肿、热、痛，保持敷料清洁干燥，妥善固定引流管确保引流管通畅，定时挤捏管道，观察引流液的量、颜色、性质。

　　2.下肢深静脉血栓　观察患肢肢端血液循环、感觉、活动及肢体的肿胀情况，术后即予患肢向心性按摩；麻醉恢复后指导患者早期进行股四头肌肌肉等长收缩和踝关节活动；患肢每日使用气压循环机治疗。

　　3.脱位　术后患肢放置于外展 30° 中立位，两腿之间夹梯形垫；避免患侧卧位；放置便盆时屈右膝抬臀。注意：便盆须从健侧臀部塞入。

　　4.血管和神经损伤　表现为患肢疼痛、麻木、青紫、发冷、肌力下降等，应通知医师，遵医嘱使用营养神经等药物，必要时做好手术准备。

▶▶ **问题 5　术后如何指导患者进行功能锻炼？**

　　1.术后麻醉恢复　指导患者进行踝关节背伸跖屈运动，每个动作保持 10s。

　　2.术后 1～3 天　股四头肌、臀肌等长收缩锻炼，每个动作保持 5～10s，每天至少100 次；屈膝屈髋运动，屈髋角度小于 45°；直腿抬高运动时足跟离床面约 20cm，停顿2～5s；坐起训练时，逐渐摇高床头。

　　3.术后 4～7 天　使用助行器或拐杖由不负重行走逐步过渡到部分负重。助行器行走方法：将助行器放在身体前 20cm 处，先迈出手术腿，再将健肢跟上，如此循环。

　　4.下床方法　下床时先移到健侧的床边，健侧肢体先移下床，患侧肢体保持外展位跟着移到床边，家人协助健侧肢体着地后站立，患肢也逐渐离开床着地（不负重），上床时按相反方向进行。

📋 【情境4：并发症护理——感染】

　　患者行左髋关节置换术后第 7 天，左髋部活动后感疼痛，切口周围红肿，皮温高，切口有较多黄色浓稠渗液，体温在 37.8～39.0℃ 之间。实验室检查示：白细胞计数 12.3×10^9/L，

C反应蛋白103mg/L，红细胞沉降率76mm/h。细菌室电告切口分泌物培养示：耐碳青霉烯金黄色葡萄球菌，为多重耐药。

▶▶ **问题6　根据病情，患者可能出现了什么并发症？应该采取哪些护理措施？**

患者可能出现了髋关节置换术后感染。应采取的护理措施如下。

1. 安慰患者，做好心理护理。

2. 观察切口周围有无红肿、敷料是否干燥，如有渗出及时更换。

3. 关注患者的体温变化和实验室检查。

4. 遵医嘱使用药物，密切观察药物疗效及有无不良反应发生，做好基础护理。

▶▶ **问题7　感染多重耐药菌的患者该如何护理？**

1. 启动标准预防措施。

2. 提醒医生开接触隔离医嘱。

3. 病历夹、腕带均应有接触隔离标识（蓝色实心点）。

4. 单间隔离，条件不允许时可将相同病原体感染者安置同一间。

5. 物品专用，床尾放置快速手消液，单独使用加盖双层黄色垃圾桶。

6. 对环境物品、仪器、设备进行消毒处理。

7. 严格执行手卫生和无菌操作。

8. 保洁员、家属进行洗手等消毒隔离措施的宣教。

9. 外出检查时应按照常规患者转运流程进行。

患者经抗生素治疗后体温维持在38.0～38.5℃之间，红细胞沉降率116mm/h，切口仍有较多黄色渗液。医嘱行左侧髋关节扩创冲洗术。术后返回病房，神志清楚，左髋部切口敷料包扎干燥，一根引流管在位通畅，引流液为淡红色血性液体。

▶▶ **问题8　作为当班护士，患者手术结束返回病房后该如何护理？**

1. 观察患者的生命体征、水电解质及全身营养状况。

2. 遵医嘱予生理盐水500mL+庆大霉素4万U持续关节腔冲洗，起始速度宜快，逐渐减慢速度，如发现滴入不畅或引出困难，考虑管道是否扭曲、堵塞，应及时给予挤捏和处理；观察切口引流液的量、颜色、性质并记录，保持冲洗液进出量的平衡。

3. 每日更换引流袋，严格无菌操作。

4. 鼓励患者进行左下肢肌肉等长收缩锻炼和膝、踝关节活动。

5. 鼓励患者多饮水，进食高能量、高蛋白、高维生素、易消化食物。

🔧 **知识窗**

化脓性关节炎和髋关节置换术后感染区别

化脓性关节炎是指细菌引起的关节滑膜感染。好发于膝关节和髋关节。常见致病菌是金黄色葡萄球菌和溶血性链球菌。感染途径：①血源性，身体其他部位的化脓性病灶如疖、痈等处的致病菌经血液循环到达关节滑膜引起感染；②创伤性，如关节内开放性骨折；③邻近骨端化脓性病灶穿破骨皮质引起感染。

临床表现：关节处有红肿、疼痛、皮温升高，关节活动即有剧痛。髋关节因有较深、厚的肌肉，早期皮肤无改变，局部软组织肿胀，关节处于屈曲、外展、外旋位，以减轻疼痛。

髋关节置换术后早期感染具有典型的关节急性感染表现，如疼痛、积液、红斑、关节部位发热，全身发热见于毒性较强的细菌，如金黄色葡萄球菌和革兰氏阴性杆菌。

迟发性感染（低度感染）的患者出现轻微的症状体征，如假体松动、持续性的关节疼痛，致病菌通常是低毒细菌。

晚期感染主要为血源性传播或种植，致病菌常来自皮肤、呼吸道、牙齿和尿道感染性病灶。

【情境 5：出院护理】

术后第 15 天，患者生命体征正常，左髋关节腔停止冲洗后，分泌物培养呈阴性，切口愈合好。医嘱予以出院。

▶▶ 问题 9　作为责任护士，如何为该患者做好出院指导？

1.关节置换后 3 个月内避免患侧卧位，最初 6 个月避免下蹲拾物，髋关节屈曲不能超过 90°。

2.上楼梯时先将健肢迈上台阶，再将手术肢体迈上台阶，下楼梯时先将双拐移到下一台阶，再将手术肢体迈下台阶，最后将健肢迈下台阶。

3.禁止盘腿、坐矮凳或矮沙发及跷二郎腿。要坐较高的椅子，以膝关节不超过髋关节为原则。

4.坐位时尽量靠坐有扶手的椅子，防止髋关节脱位。转身时要整个身体转动，不要只转动上身，不要弯腰屈髋拾物。指导患者正确更衣（如穿裤时先患侧后健侧）、穿袜子（伸髋屈膝进行）、穿鞋（穿无须系带的），术后 3～6 个月，避免提取和运送重物，6 个月后可进行简单的活动，如散步、慢走等。

5.预防及控制感染　防止细菌通过血液传播导致关节感染。

6.培养健康饮食、生活习惯，避免体重增加。

7.如出现髋臀部或大腿放射性疼痛，有可能是假体出现松动塌陷，须及时回院复诊。

8.术后 1、2、3、6 个月及 1 年定期复诊。

【想一想】

哪些情况需要行髋关节置换术？

任务二　脊柱骨折和脊髓损伤患者的护理

◎ 【任务情境】

翟某某，男，51岁，已婚，农民。

主诉：外伤致颈部、腰背部疼痛，双侧上肢麻木、无力，活动受限2h。

现病史：患者2h前因车祸致颈部及腰臀部疼痛，剧烈难忍，活动受限，伴双侧上肢麻木、无力，右侧上肢无力明显，步行受限，受伤时全身无力。无一过性昏迷，无头痛头晕，无胸闷气闭，无恶心呕吐，卧床休息后无缓解，至我院就诊。CT平扫示：①胸12、腰5椎体压缩性骨折，骶3椎体及两侧骶骨翼骨折；②腰5两侧椎弓峡部崩裂；③颈椎椎间盘突出伴钙化，脊髓损伤。门诊拟以"腰椎多发骨折、颈部脊髓损伤"收住入院。

入院查体：T 37.5℃，P 77次/分，R 19次/分，BP 123/70mmHg，SO_2 99%，疼痛评分4分。神志清，精神可，查体合作，颈脱固定在位，脊柱生理曲度可，腰背部叩痛，活动受限。双侧上肢皮肤浅感觉减退，右侧上肢轻微触痛；右侧握力0级，左侧握力3级；右侧肱三头肌肌力3级，左侧4级；右侧肱二头肌肌力3级，左侧4级；右侧霍夫曼征（+），左侧阴性；双侧下肢关键肌肌力5级，四肢腱反射减弱。

辅助检查：

（1）螺旋CT平扫：①颅内目前未见明显异常，颅骨未见明显骨折；②两肺上叶胸膜下肺大疱；③两侧肋骨未见明显骨折征象，建议必要时短期随诊复查（间隔3周）除外隐匿性骨折；④胸12、腰5椎体压缩性骨折，骶3椎体及两侧骶骨翼骨折；⑤腰5两侧椎弓峡部崩裂。

（2）颈椎磁共振平扫：①颈椎退行性改变，颈3/4、颈5/6、颈6/7椎间盘膨出，颈4/5椎间盘膨出伴右后突出，相应平面椎管狭窄；②颈4椎体骨折，颈4～5椎体水平异常信号影，考虑脊髓变性可能性大，请随诊复查。

（3）实验室检查：血红蛋白117g/L；白细胞计数8.3×10^9/L；红细胞计数3.85×10^{12}/L；血小板计数130×10^9/L。

医疗诊断：1. 腰椎骨折（L_5）。

2. 胸椎骨折（T_{12}）。

3. 骨底骨椎体及两侧骨底骨翼骨折。

4. 颈部脊髓损伤。

5. 多处挫伤。

▤ 【情境1：院前急救护理】

▶▶ **问题1　如果参与现场急救，如何判断该患者是否发生脊髓损伤？**

1. 询问受伤经过，了解身体遭受暴力的方向。

2.听取患者主诉　颈部及腰臀部疼痛，剧烈难忍，活动受限，伴双侧上肢麻木、无力，右侧上肢无力明显，步行受限，受伤时全身无力。

3.体格检查　该患者颈后部肿胀，压痛明显，腰背部叩痛，活动受限。双侧上肢皮肤浅感觉减退，右侧上肢轻微触痛，右侧握力 0 级，左侧握力 3 级，右侧霍夫曼征（+），左侧阴性，双侧下肢关键肌肌力 5 级，四肢腱反射减弱。上述情况可考虑发生颈部脊髓损伤。

▶▶ **问题 2　如何搬运该患者？**

1.告知患者不要自行做任何动作，如扭头等。

2.选择合适的转运工具如过床板等。

3.予颈托外固定，避免颈椎过伸、过屈，颈部制动，保持颈部中立位。搬运时至少有三人，一人立于患者头侧，双手托患者头部呈中立位，沿身体纵轴略向远心端牵引，保持患者额头、鼻尖、胸骨柄在同一平面，其余人位于伤者同侧，一起平缓地把患者搬于硬板上。该过程始终保持患者脊柱伸直位，严禁弯曲或扭转防止进一步加重脊髓损伤。

4.翻身时，头、颈、肩应在同一轴线上，避免扭曲，以防引起继发性损伤，造成截瘫。

5.转运过程注意平稳，途中严密观察病情变化。

💡 **知识窗**

脊髓损伤分类

1.脊髓震荡　是最轻微的脊髓损伤。脊髓遭受强烈震荡后立即发生弛缓性瘫痪，损伤平面以下感觉、运动、反射及括约肌功能全部丧失。因在组织形态学上并无病理变化，只是暂时性功能抑制，在数分钟或数小时内即可完全恢复。

2.脊髓挫伤　为脊髓的实质性破坏，外观虽完整，但脊髓内部可有出血、水肿、神经细胞破坏和神经传导纤维束的中断。轻者为少量水肿和点状出血，重者有成片挫伤和出血，可有脊髓软化及瘢痕形成，预后差别大。

3.脊髓断裂　脊髓的连续性中断，可为完全性或不完全性。不完全性常伴有挫伤，又称挫裂伤。脊髓断裂后恢复无望，预后极差。

4.脊髓受压　骨折移位，碎骨片与破碎的椎间盘挤入椎管内可以直接压迫脊髓，而皱褶的黄韧带与急速形成的血肿也可以压迫脊髓，产生一系列病理变化。及时去除压迫物后脊髓的功能可部分或全部恢复；如果压迫时间过久，脊髓因血液循环障碍而发生软化、萎缩或形成瘢痕，则瘫痪难以恢复。

5.马尾神经损伤　马尾神经起自第 2 腰椎的骶脊髓，终止于第 1 骶椎下缘。第 2 腰椎以下骨折脱位可产生马尾神经损伤，但马尾神经完全断裂者少见。

各种较重的脊髓损伤后均可立即发生损伤平面以下弛缓性瘫痪，这是脊髓失去高级中枢控制的一种病理生理现象，称之为脊髓休克。2～4 周后可根据脊髓实质性损害程度的不同而发生损伤平面以下不同程度的痉挛性瘫痪。

💡 **知识窗**

脊髓功能丧失程度评估

脊髓功能丧失程度评估：可以用截瘫指数来表示。截瘫指数是将瘫痪程度量化，一般记录肢体的自主运动、感觉及大小便的功能情况，瘫痪程度分别用0、1、2表示。"0"代表没有或基本没有瘫痪，功能完全正常或接近正常；"1"代表功能部分丧失；"2"代表完全或者接近完全瘫痪。最后数量相加即是该患者的截瘫指数。

如某患者大小便完全不能控制，而其他两项为部分丧失，则该患者的截瘫指数为2+1+1=4，三种功能完全丧失的截瘫指数为6，三种功能完全正常的截瘫指数为0。截瘫指教可以反映病情的变化及治疗效果。

📋 【情境2：入院护理】

▶▶ **问题3** 作为病房责任护士应如何接待这位患者？

1. 入院准备 选择病区抢救室，准备牵引床，铺好气垫，备好气管切开包、心电监护仪及吸氧、吸引设备，物品合理放置

2. 接待患者 与急诊护士床头交接完整，包括姓名、诊断、病情治疗、用药、已采取的措施、输液情况、全身皮肤状况、各种导管及敷料情况及四肢肌力、感觉情况。

3. 妥善安置患者。

4. 予吸氧、心电监护，维持有效静脉通路。

5. 按医嘱用药 甲泼尼龙琥珀酸钠冲击疗法，奥美拉唑保护胃黏膜，头孢呋辛钠预防感染，甲钴胺营养神经。

6. 病情观察 严密观察患者的意识、呼吸、脉搏、血压等情况。

7. 心理护理 关心安慰患者，使患者对医护人员建立信任感，帮助患者树立战胜疾病的信心，积极配合治疗护理。

8. 做好入院宣教 介绍主管医生、责任护士、病房环境、同室病友、疾病相关知识、入院须知等。

9. 按医嘱做好颅骨牵引准备。

💡 知识窗

甲泼尼龙琥珀酸钠冲击疗法

甲泼尼龙琥珀酸钠是一种合成的糖皮质激素，有很强的抗炎、抗过敏、免疫抑制作用。大剂量甲泼尼龙琥珀酸钠通过抑制脊髓细胞膜脂质过氧化和增加脊髓的神经兴奋性促进神经生理功能恢复，从而减轻脊髓损伤和神经根水肿，能有效地减轻脊髓损伤后的继发性损害。根据患者年龄、体重及疾病程度，确定用药剂量。

甲泼尼龙琥珀酸钠冲击疗法一般在伤后8h内应用于完全脊髓损伤和较重不完全脊髓损伤患者。剂量是首次30mg/kg，15min内静脉输入，间隔45min，然后以5.4mg/（kg×h）静脉滴入持续23h，如在伤后3h内应用，则治疗24h即可，在伤后3～8h治疗者，可再继续以5.4mg/（kg×h）治疗24h，共计治疗48h。鉴于大剂量甲泼尼龙琥珀酸钠可引起心律失常、应激性溃疡、高血压、高血糖等反应，用药期间需加强监护。

患者行CT检查后，CT示存在腰椎骨折（L_5）、胸椎骨折（T_{12}）。

▶▶ **问题4　什么是脊柱骨折，病因和临床表现有哪些?**

脊柱骨折约占全身骨折的 5%～6%，其中以胸腰段脊柱骨折最多见。脊柱骨折可以并发脊髓或马尾神经损伤，特别是颈椎骨折脱位合并脊髓损伤，往往可能严重致残甚至致命。

1.病因　多数脊柱骨折因间接暴力引起，少数为直接暴力所致。间接暴力多见于从高处坠落后头、肩、臀或足部着地，由于地面对身体的阻挡，使暴力传导至脊柱造成骨折。直接暴力所致的脊柱骨折多见于战伤、爆炸伤、直接撞伤等。

2.临床表现

（1）症状

① 局部疼痛：颈椎骨折者可有头颈部疼痛，不能活动。胸腰椎损伤后，因腰背部肌肉痉挛、局部疼痛，患者无法站立，或站立时腰背部无力，疼痛加重。

② 腹痛、腹胀：腹膜后血肿刺激了腹腔神经节，使肠蠕动减慢，常出现腹痛、腹胀、肠蠕动减慢等症状。

（2）体征

① 局部压痛和肿胀：后柱损伤时中线部位有明显压痛，局部肿胀。

② 活动受限和脊柱畸形：颈、胸、腰段骨折患者常有活动受限，胸腰段脊柱骨折时常可摸到后凸畸形。严重者常合并脊髓损伤，造成截瘫。

📋 **【情境3：保守治疗护理】**

患者及家属强烈表示拒绝手术治疗，要求保守治疗，暂继续嘱患者卧床休息，佩戴颈托，预防脊髓二次损伤、瘫痪等可能，患者本人表示知情同意理解；密切观察患者病情变化。

▶▶ **问题5　保守治疗期间如何护理?**

1.绝对卧床休息　床单应清洁、平整、干燥和舒适，可使用气垫床，保持患者皮肤清洁干燥。协助定时翻身，预防压疮。

翻身时采用轴线翻身法：胸腰段骨折者双臂交叉放于胸前，两护士分别托扶患者肩背部和腰腿部翻至侧卧位；颈段骨折者还需1人托扶头部，使其与肩部同时翻动。颈椎骨折患者不可随意低头、抬头或转动颈部，遵医嘱决定是否垫枕及枕头放置位置。

2.固定和制动　一般先采用枕颌带牵引或持续颅骨牵引，以防因损伤部位移位而产生脊髓再损伤。

3.增加营养　保证足够的营养摄入，提高机体抵抗力。

4.减轻脊髓水肿和继发性损害

（1）激素治疗：地塞米松 10～20mg 静脉滴注，连续应用 5～7 日后，改为口服，3次/日，0.75mg/次，维持2周左右。

（2）脱水：20% 甘露醇 250mL 静脉滴注，2次/日，连续5～7日。

（3）甲泼尼龙冲击疗法：只适用于受伤 8h 以内者。剂量按 30mg/kg 体重1次给药，

15min 静脉注射完毕，休息 45min，在以后 23h 内以 5.4mg/（kg×h）剂量持续静脉滴注。

（4）高压氧治疗：一般伤后 4～6h 内应用。

5. 做好心理护理，消除紧张情绪。

6. 病情观察　观察患者肢体感觉、运动、反射和括约肌功能是否随着病情发展而变化，及时发现脊髓再损伤征象，报告医生并协助处理。尽量减少搬动患者，搬运时保持患者的脊柱处于中立位，以免加重脊髓损伤。

▶▶ **问题 6　如何做好颅骨牵引护理？**

1. 准备好牵引用具　牵引架、颅骨牵引弓、牵引锤、牵引绳。

2. 患者姿态　剃去患者头发，使患者处于仰卧位，颈部两侧用沙袋固定。

3. 协助牵引　抬高床头 20cm，作为对抗牵引。协助医师进行颅骨牵引。牵引重量要根据颈椎骨折和脱位情况决定，一般为 6～8kg。如伴小关节交锁者，重量可加到 12.5～15kg。如证明颈椎骨折、脱位已复位，应立即在颈部和两肩之下垫薄枕，使头颈稍呈伸展位，同时立即减轻牵引重量，改为维持牵引，维持牵引重量 2～4kg。颅骨牵引要求从小重量开始，在连续 X 线观察下，逐渐增大至合适的牵引重量，牵引复位后，减轻重量维持牵引。

4. 保持牵引的有效性　检查牵引弓位置是否良好，螺钉有无松动，被服、用物不可压在牵引绳上，牵引绳不可脱离滑轮，牵引绳与脊柱在一条轴线上，牵引弓抵住床头护栏或滑轮应及时予以纠正，牵引锤不可着地或触碰床栏，不可随意自行放松牵引。

5. 预防感染　保持针孔周围皮肤清洁，予 75% 酒精滴针孔，每日 2 次。

6. 防止枕后部压疮　保持床单清洁干燥，枕后部可垫软毛巾或予水胶体敷料保护，每 2h 翻身 1 次。

7. 完善牵引交接班记录。

【情境 4：术后护理】

患者卧床休息期间，常自行下床活动，今日下床后突发胸骨角以下、双上肢肘关节以下痛觉、触觉消失，四肢肌力 0 级，腹壁反射、提睾反射、膝跳反射、腱反射均消失。急诊完善术前准备，患者经颈前路减压植骨融合内固定术后送回病房。颈托外固定，颈部留置切口引流管一根，切口敷料干燥，双肺呼吸音清，未闻及明显干湿啰音，咳嗽反射弱，双乳头线以下深、浅感觉减退，左上肢肌力 2 级，右上肢肌力 3 级，双下肢肌力 2 级，留置导尿管引流通畅，尿色清。

▶▶ **问题 7　术后如何进行护理？**

1. 用物准备　麻醉床、气垫、氧气、吸引器、心电监护仪、气管切开包。

2. 术后体位　应用四人搬运法搬运患者，予平卧位，颈托外固定，保持颈部自然中立位，头颈部应尽量减少活动次数及活动幅度。保持肢体功能位，双足穿"T"字鞋，预防足下垂。

3. 吸氧　低流量双鼻氧管吸氧，保持呼吸道通畅，如有咽喉部不适或痰液黏稠者予氧气雾化吸入治疗。

4.病情观察　观察患者意识、生命体征变化，评估四肢肌力、感觉情况与术前比较有无好转。

5.管道护理　妥善固定切口引流管，保持引流通畅，观察引流液的性质及量的变化。术后切口引流量一般约为 100 ～ 300mL。如引流量超过 500mL，颜色为"洗肉水样"，考虑脑脊液漏。应立即报医生，抬高床头 10cm，切口沙袋压迫，按医嘱予补充电解质及抗感染治疗。做好留置导尿管的护理。

6.饮食指导　全麻患者术后 6h 无恶心呕吐方可进食，从温凉流质饮食逐步过渡到半流质饮食、普食。

7.指导功能锻炼　练习深呼吸、腹部顺时针按摩、四肢主动及被动功能锻炼，预防坠积性肺炎、下肢深静脉血栓及便秘等并发症。

8.观察全身皮肤状况，保持床单位清洁干燥，定时擦洗、按摩皮肤和更换体位，预防压疮发生。

【情境 5：并发症护理】

术后第 5 天，患者出现烦躁不安、呼吸急促费力，血氧饱和度89%，听诊喉头痰鸣音明显，双肺散在啰音，右下肺呼吸音减弱，T 38.9℃，P 112 次 / 分，R 25 次 / 分，BP 128/60mmHg。CT 检查示右侧中下肺叶肺不张。

▶▶ **问题 8　该患者出现了何种并发症？原因是什么？**

1.该患者出现了肺部感染。呼吸道感染是晚期死亡常见原因。患者常因呼吸道感染难以控制或痰液堵塞气管窒息而死亡。

2.产生原因可能为以下几种。

（1）呼吸肌、肋间肌麻痹，无力咳嗽。

（2）患者因怕痛不敢深呼吸和咳嗽。

（3）肺活量减少，残气量升高，致肺部积存痰液不易排出。

（4）交感神经麻痹而副交感神经亢进，使肺小支气管收缩致排痰困难。

（5）久卧者容易产生坠积性肺炎，一般在 1 周内便可发生呼吸道感染。

（6）患者有嗜烟史，易产生分泌物。

▶▶ **问题 9　患者一旦发生肺部感染，该如何护理？**

1.立即清除口鼻腔内分泌物，必要时经口鼻腔吸痰，保持呼吸道通畅，汇报医生。

2.安慰患者，指导深呼吸、有效咳嗽咳痰。

3.给予氧气吸入，根据血氧饱和度及血气分析结果调整给氧浓度、流量和持续时间，改善机体的缺氧状态。

4.建立静脉通路，按医嘱用药：抗生素、化痰药及抑制副交感神经紧张的药物。

5.由于排痰不畅发生肺不张时，可应用气管镜排出堵塞物，恢复通气。

6.密切观察呼吸频率、深度、节律，监测血氧饱和度及血气分析指标，如出现缺氧无好转，尽早施行人工辅助通气、气管切开，必要时使用呼吸机支持呼吸，维持血氧饱和度大于或等于90%。

▶▶ **问题 10 脊髓损伤不能自行排尿者，需长期留置导尿管，该如何进行膀胱功能的康复锻炼？**

1.截瘫早期膀胱失去收缩功能，出现尿潴留，所以一般伤后1～2周内，患者需留置导尿管，保持导尿管持续开放，使膀胱内不积存尿液。

2.经过2周后，随着脊髓休克期的纠正、自主神经系统的恢复，持续引流改为每2～4h定时开放引流，防止膀胱缩小或过度膨胀。

3.导尿管留滞2～3周后，可试着拔除导尿管，采用间歇导尿术。

知识窗

间歇导尿术

间歇导尿术是一种被普遍认为有效的方法，它有助于反射性膀胱的形成，同时能减少感染和结石的形成机会，每日导尿3～5次，保持尿量在1000～1500mL。膀胱膨胀后患者会出现一些自主神经反射兴奋体征，如烦躁不安、痛苦貌、血压升高、心动过速等表现。可借此现象掌握排尿规律，适当安排患者排尿。该方法对于骶髓以上脊髓损伤患者有一定效果。

【想一想】

1.脊髓损伤长期卧床患者可出现哪些并发症？如何预防？

2.腰椎骨折患者该如何进行功能锻炼？

任务三　关节脱位患者的护理

【任务情境】

覃某某，男，59 岁，工人。

主诉：外伤致左肩部疼痛伴功能障碍 1h。

现病史：患者于 1h 前不慎摔倒手掌着地，随即出现左肩部疼痛、畸形，活动受限，疼痛剧烈，难以忍受，伤后无头晕头痛、胸闷气闭，无腹痛腹胀等不适。急诊收治我院。

入院查体：T 36.6℃，P 77 次 / 分，R 20 次 / 分，BP 156/97mmHg，SO_2 99%，疼痛评分 6 分。左肩部呈方肩畸形，肿胀明显，弹性固定，左肩峰下关节盂空虚，Dugas 征阳性（患侧手搭于健侧肩峰，患侧肘关节内侧不能紧贴胸壁），左侧喙突下可摸到一硬物，患肢肘关节以下血运、活动、感觉未见明显异常。

辅助检查：

（1）X 线检查（正位片）：可见肱骨头与肩盂和肩胛颈重叠，位于喙突下 1.0cm 处。肱骨头呈外旋位，肱骨干轻度外展。

（2）实验室检查：血红蛋白 127g/L；红细胞计数 4.14×10^{12}/L；血小板计数 182×10^9/L；白细胞计数 7.1×10^9/L。

医疗诊断：肩关节前脱位（左侧）。

【情境 1：入院护理】

▶▶ 问题 1　作为责任护士如何接待该患者？

1. 立即给患者安置合适的体位，保持肩关节中立位。

2. 通知医师。

3. 安慰患者，减轻紧张焦虑心理。

4. 介绍病区环境、主管医师、责任护士，做好入院相关宣教。

5. 护理评估　询问病情、体格检查、查阅相关检查结果。

6. 肩关节肿胀处理　局部冷热敷：受伤 24h 内局部冷敷，减轻损伤部位出血达到消肿止痛目的；受伤 24h 后，局部热敷以减轻肌肉痉挛引起的疼痛。

7. 介绍疾病相关知识，讲解进一步检查、治疗相关注意事项。

▶▶ 问题 2　患者入院后应该从哪些方面进行病情评估？

1. 健康史　①一般情况：如年龄、对运动的喜好等；②外伤史：评估患者有无突发外伤史，受伤后的症状和疼痛的特点、受伤后的处理方法；③既往史：患者以前有无类似外伤病史、有无关节脱位习惯、既往脱位后的治疗及恢复情况等。

2. 身体状况　①局部情况：患肢疼痛程度、有无血管及神经受压的表现、皮肤有无受损；②全身情况：生命体征、躯体活动能力、生活自理能力等；③辅助检查：X 线检查有无阳性结果发现。

3. 心理 - 社会状况　评估患者的心理状态，判断其对本次治疗有无信心。了解患者所具有的疾病知识和对治疗、护理的期望。

▶▶ **问题 3　该患者入院时疼痛评分为 6 分，如何做好疼痛护理？**

1. 局部冷热敷。

2. 避免加重疼痛的因素　进行护理操作或移动患者时，托住患肢，动作轻柔，避免不适活动加重疼痛。

3. 放松疗法　指导患者及家属采用心理暗示、转移注意力或松弛疗法等非药物镇痛方法缓解疼痛。

4. 诊断明确，遵医嘱予镇痛药，以减轻患肢疼痛。

5. 做好复位前准备，正确的复位固定可使疼痛消失。

🔬 知识窗

其他常见关节脱位

（1）肘关节脱位：多由间接暴力引起，常见于跌倒时肘关节处于伸直位。脱位后，肘部变粗，上肢变短，肘后凹陷，鹰嘴后凸显著，肘后三角关系失常，患者以健手支托患侧前臂。后脱位易压迫正中神经、尺神经，形成"猿手""爪形手"畸形。偶尔可伤及肱动脉，出现患肢苍白、发冷，大动脉搏动减弱或消失。

（2）髋关节脱位：往往由强大暴力引起，可分为前脱位、后脱位和中心脱位，以后脱位常见。髋关节后脱位时，患侧大粗隆上移，髋部疼痛、功能障碍，关节呈屈曲、内收、内旋畸形，伤肢短缩。处理原则：复位、固定、功能锻炼。

📋 【情境2：肩关节手法复位术后的护理】

患者入院当日行床边手牵足蹬法复位治疗，手法复位成功，患者右上肢三角巾固定肘关节呈屈曲 90°。

▶▶ **问题 4　如何做好前臂吊带固定的护理？**

1. 患肢上臂置于内收、内旋、屈肘 90°，前臂横行，上臂自然下垂依附于胸壁，用绷带将上臂与胸壁固定，然后用三角巾悬吊患肢前臂，固定 3 周。

2. 用纱布棉垫或纸垫放置于腋下和肘部内侧，隔开胸壁与上臂内侧皮肤，防止长期接触发生皮肤糜烂及压疮。

3. 指导患者切勿自行过早拆除外固定物，防止关节囊修复不良而导致习惯性脱位发生。

4. 观察患肢固定位置是否正确，观察皮肤的温度色泽，发现血液循环不良时及时汇报医生。

5. 指导非制动关节功能锻炼。

> ### 知识窗
>
> ### 手牵足蹬法（Hippocrates 法）
>
> 　　肩关节前脱位 Hippocrates 法复位：患者呈仰卧位，腋窝处垫上棉垫，医生右足跟放于患者右侧腋下，靠近胸壁，双手握住患者前臂外展位牵拉，足跟顶住反向牵拉，牵拉时用力均匀，牵拉一段时间后放松肩部，内收内旋上肢，肱骨头滑入关节盂内，能听到弹响声音或感到弹跳，说明复位成功。

【情境 3：并发症护理】

　　患者自觉肩关节已痊愈，复位术后 10 天遂自行解开三角巾，举臂更衣时，突然出现左肩疼痛，活动受限，再次来院。

▶▶ **问题 5　患者发生了什么并发症？**

　　患者可能发生了左侧肩关节复发性脱位。原因可能是过早拆除外固定物，左侧肩部未得到适当的有效固定，撕裂的关节囊或盂唇未得到适当的良好的修复。需要进一步行肩部 X 线及磁共振检查，以明确诊断及选择合适的治疗措施。

【情境 4：术后护理】

　　患者经 X 线检查后拟"左肩关节复发性脱位"收住入院。第二天行关节镜下左肩关节清理＋盂唇修补术，术后返回病房。

▶▶ **问题 6　该如何做好术后护理？**

　　1. 患者术后送回病房，责任护士应主动迎接，搬运过程中注意保护患肢，预防再脱位。

　　2. 予 2L/min 双鼻塞吸氧，使用心电监护，测量生命体征，与麻醉医生详细交接班。

　　3. 术后体位的要求，告知患肢外展抱枕，固定于左肩外展 45° 中立位，避免随意取下及自行调节角度。

　　4. 观察患肢血运、活动、感觉情况，判断有无发生血管、神经损伤。

▶▶ **问题 7　该如何指导患者功能锻炼？**

　　1. 术后肩关节至少固定制动 4～6 周，然后开始逐渐减少制动时间，制动期间指导患者进行患肢肘、腕、手各关节功能锻炼。

　　2. 6 周拆除外固定后，即可进行肩关节锻炼，以防止肩关节周围粘连。如肩关节环转活动：患者弯腰 90°，患肢自然下垂，以患侧肩关节为顶点，做圆锥形环转，范围由小到大；逐步过渡到患肢爬墙上举、爬墙外展、举手摸顶锻炼。

　　3. 6 周内禁左上肢外旋位锻炼，防止再脱位。

　　4. 主动锻炼为主，忌被动强力拉伸患侧关节。

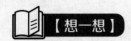

【想一想】

1.患儿，男，8岁，上体育课时摔倒。查体示：患儿右髋关节疼痛，活动少且受限，处于屈曲位，患儿站立时，骨盆前倾，臀部后耸，行走时呈鸭行步态；X线示：右髋关节脱位；予麻醉下行复位治疗，术后右髋行人字石膏固定。

（1）该患儿行石膏固定期间如何护理?

（2）如何指导患儿进行功能锻炼?

2.脱位的特殊体征是什么？骨折与脱位均具有的特殊体征是什么？

任务四　四肢骨折患者的护理

【任务情境】

方某某，男，70 岁，农民。

主诉：车祸致左前臂及左踝部肿痛、畸形 4h。

现病史：患者于 4h 前不慎被汽车撞伤，伤后出现左踝畸形，伴左踝部疼痛较剧烈，呈持续性钝痛，稍活动后疼痛加剧以致于活动受限，不能站立、行走，踝部出现肿胀，逐渐加重，头面部、左膝、双手多处皮肤擦伤，少量出血，左下肢有一创口，出血较多。伤后有一过性昏迷史，苏醒后无头痛、呕吐，稍感胸部不适，无明显胸闷、气闭，无心慌。被送至我院急诊就诊，X 线检查示："左胫腓骨下段多发骨折，累及踝关节"。请我科会诊后拟以"左踝关节骨折"收住入院。

既往史：患者既往有高血压病史 20 年，现规律服用降血压药物（具体不详）。既往有阑尾炎、胆囊手术史。有吸烟史 20 年，3 支 / 天，已劝戒。

入院查体：T 37.0℃，P 78 次 / 分，R 20 次 / 分，BP 149/77mmHg，SO_2 98%，疼痛评分 3 分。检查左腕部呈"枪刺刀样"畸形，局部肿胀，腕关节活动障碍。左踝关节肿胀、畸形，软组织尚完整，踝关节周围压痛明显，胫腓骨远端叩痛（＋），左踝关节活动受限，肢端感觉稍减退，足背动脉搏动难触及。左膝、双手见皮肤擦伤灶；头面部稍肿胀，见多发擦伤灶，少许渗血。左下肢夹板固定在位。

辅助检查：

（1）螺旋 CT 平扫：①目前脑实质未见明显外伤性病变，颅骨未见明显骨折；左侧额部头皮下软组织肿胀，建议复查。②两侧肋骨未见明显骨折征象，建议 2 ～ 3 周后复查。③全腹部 CT 平扫未见明显外伤性改变。④左膝未见明显骨折征象。⑤左侧桡骨远端近似横行骨折线，骨折远端向桡、背侧移位，近端向掌侧移位，略有重叠。⑥左侧胫腓骨下段多发骨折，累及关节面。

（2）实验室检查：血红蛋白 104g/L；白细胞计数 9.0×10^9/L；红细胞计数 3.36×10^{12}/L；血小板计数 172×10^9/L；D- 二聚体 6.59mg/LFEU。

医疗诊断：1. 左桡骨远端伸直型骨折（Colles 骨折）。

　　　　　2. 踝关节骨折（左侧）。

　　　　　3. 皮肤挫伤。

　　　　　4. 脑震荡。

　　　　　5. 头皮血肿。

　　　　　6. 高血压。

　　　　　7. 阑尾炎术后。

　　　　　8. 胆囊术后。

📋 【情境1：入院护理】

患者左侧下肢予夹板固定，左前臂及右腕石膏托固定，经过相应的辅助检查后送入病房。遵医嘱持续鼻导管吸氧2L/min，心电监护，破伤风抗毒素（TAT）1500U肌内注射，予头孢呋辛、血凝酶及对症支持治疗。

▶▶ **问题1　作为病房护士，如何做好入院评估？**

1. 一般资料评估　询问外伤史及曾患疾病、过敏史等。
2. 生命体征评估　评估患者的神志、瞳孔、生命体征及血氧饱和度。
3. 专科评估　观察患者左大腿创口有无渗血；左上肢石膏托的松紧度及石膏周围的皮肤情况，评估肢体的肿胀程度，双下肢肢体末端血液循环、感觉、活动是否正常。
4. 其他脏器评估　评估患者胸腹部情况，如胸廓有无挤压痛，腹部是否平软，有无压痛、反跳痛，以防迟发性出血。评估外伤后排尿排便情况。

▶▶ **问题2　若该患者破伤风抗毒素（TAT）皮试结果提示阳性，该如何注射此药物？**

给予脱敏法注射：将TAT分为四次注射，即0.1mL、0.2mL、0.3mL、0.4mL原液每次分别用生理盐水0.9mL、0.8mL、0.7mL、0.6mL稀释至1mL给予肌内注射，每次注射后观察20min，无反应即注射下一次。如出现过敏症状，立即停止注射TAT，予以抗过敏治疗。

💡 知识窗

破伤风

破伤风系由破伤风梭菌感染所致。破伤风梭菌属革兰氏阳性产芽胞性厌氧菌，潜伏期长短不定，通常为7～8天。

临床表现：首发运动性症状常为牙关紧闭，痉挛性"苦笑"，角弓反张性痉挛。

处理原则：消除毒素来源、中和游离的毒素、控制和解除痉挛、防治并发症。

主要护理措施：观察病情变化；保持病房安静、遮光；注意消毒隔离；保持患者呼吸道通畅；给予高蛋白、高能量、高维生素饮食；注意看护，防止外伤发生；人工冬眠护理。

📋 【情境2：骨牵引护理】

医嘱行跟骨牵引术。

▶▶ **问题3　该患者跟骨牵引术后，如何进行护理？**

1. 维持有效血液循环　注意观察左下肢肢体末端血液循环、皮肤感觉及活动情况，如有踝关节背伸受限或障碍，足背及小腿外侧皮肤感觉麻木或消失，有可能为腓总神经损伤。
2. 保持有效牵引　①患者平卧时需保持躯干伸直，骨盆放正，两者处于中轴线位置，下肢置于布朗氏架上，呈中立外展位放置，牵引方向与近端肢体成一条直线；②适当抬高床尾，保持牵引锤悬空，不可随意增减秤锤重量，定期测量患肢与健侧肢体的长度，以防过牵引或牵引力度不够，便于及时调整；③勿随意放松牵引绳，勿将被子直接压迫牵引绳，以防影响牵引效果。

3. 足后跟处垫毛巾，避免压迫时间过长致足后跟发生压疮。

4. 观察针孔有无红肿渗液，75% 酒精滴针孔处预防感染，每日 2 次。观察牵引针有无滑移。如有滑移，须报告医生，消毒牵引针后调节至对称位置。

5. 指导患者进行左下肢肌肉等长收缩锻炼和踝关节背伸、跖屈运动；协助髌骨被动推移，防止膝关节僵硬。

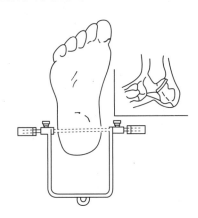 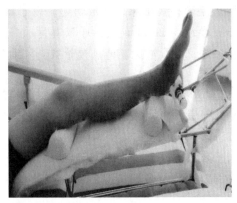

跟骨牵引

📖 知识窗

牵引的种类

　　牵引是利用适当的持续牵引力和对抗牵引力达到整复和维持复位的目的，包括皮肤牵引、兜带牵引和骨牵引。

　　1. 皮肤牵引　①胶布牵引，常用于 3 岁以下的儿童，牵引重量以臀部离床面一拳为准，牵引重量不超过 5kg。②海绵带牵引。

　　2. 兜带牵引　①枕颌带牵引：用于颈椎骨折、脱位及颈椎病等，牵引重量＜ 5kg；②骨盆水平牵引：用于腰椎间盘突出症，牵引重量不超过 10kg；③骨盆悬吊牵引：用于骨盆骨折，牵引重量以臀部离床面 5cm 为宜。

　　3. 骨牵引　①颅骨牵引，牵引重量为体重的 1/12，常用于颈椎骨折或脱位；②股骨髁上牵引，牵引重量为体重的 1/7，常用于股骨中上段骨折；③胫骨结节牵引，牵引重量为体重的 1/7，常用于股骨中下段骨折；④跟骨牵引，牵引重量为体重的 1/12，常用于胫腓骨骨折。

▶▶ **问题 4　牵引过程中如何预防腓总神经损伤？**

　　1. 根据患者的骨折情况和体重选择合适的牵引重量，防止重量过重，患肢相对延长，使腓总神经牵拉造成损伤。

　　2. 患肢保持中立外展位，避免外旋，防止腓总神经受压，若超过 5h，致使受压迫的神经长时间处于过度紧张状态，易发生神经麻痹导致腓总神经损伤。

　　3. 腘窝处垫软毛巾，架空腓骨小头，防止腓总神经受压损伤，导致足下垂。

4. 观察肢体远端的活动和皮肤的感觉情况。如为皮肤牵引患者，经常检查皮肤牵引带有无下滑、外固定有无松动移位及腓总神经区域皮肤有无受压，如有异常及时进行调整。

【情境 3：术后护理】

患者行跟骨牵引术后第 9 天，在腰硬联合麻醉下行左下肢外固定支架拆除＋左内、后踝关节切开复位内固定＋踝关节清理＋左胫腓骨下段骨折切开复位内固定＋胫骨植骨术，带回左下肢引流管接负压球，输液通畅。左小腿及足踝敷料干燥，局部略肿胀，引流管通畅，引流出血性液约 20mL，术后予双鼻塞吸氧 2L/min，心电监护、抬高患肢，观察患肢末梢血运、感觉、肿胀情况。遵医嘱予抗炎、消肿、活血、补液等治疗。

▶▶ **问题 5　作为责任护士，术后该如何接待该患者？**

1. 安全搬移患者至病床，根据病情正确安置体位，保持关节功能位，抬高患肢。

2. 评估患者意识及生命体征，评估肢体感觉、运动及肢体远端血运情况。

3. 根据医嘱吸氧、心电监护。

4. 检查切口部位及敷料情况，有效固定引流管并观察引流液的量、颜色、性质，按要求做好标识。

5. 检查输液通路并调节滴速。

6. 与麻醉医生或复苏室护士交接班并签字。

7. 告知患者及家属注意事项。

8. 核对并执行术后医嘱。

9. 做好护理病情记录　重点记录：患者返回病房时间，麻醉方式及手术方式，麻醉清醒状态，生命体征，术后体位，伤口敷料情况，引流情况，肢体感觉、活动及肢体远端血运情况，输液用药，氧疗，饮食，皮肤，跌倒／坠床评分，等等；术后主要医嘱执行情况及重要的告知等；镇痛药使用情况等。

【情境 4：并发症护理——骨筋膜室综合征】

患者入院后 12h，自诉左前臂疼痛难忍，呈持续进行性加重，疼痛评分 5 分。查体：左侧前臂及左手指肿胀明显，手指不自觉地呈屈曲状，被动活动时疼痛加重，皮温凉，皮肤感觉较右侧迟钝。

▶▶ **问题 6　患者可能出现了什么并发症？如何判断患者出现该并发症？**

患者可能出现了骨筋膜室综合征。主要从以下几个方面来判断。

1. 症状　疼痛及活动障碍是主要症状。其中疼痛呈持续性、进行性加剧，为最早出现的症状。原发伤引起的疼痛，可通过复位和固定使疼痛逐渐减轻，而肌肉缺血引起的疼痛，表现为受累肌肉被动牵拉痛或肢体远端痛。

2. 体征　肿胀、压痛及肌肉被动牵拉痛是其重要体征，触诊可感到皮肤表面张力增高，远侧脉搏和毛细血管充盈时间正常。

以上症状、体征是早期表现，若不及时处理，缺血将继续加重，发展为缺血性肌挛缩和坏疽。缺血性肌挛缩的五个主要临床表现可归纳为五个"P"：①由疼痛转为无痛（painless）；②苍白（pallor）或发绀、大理石花纹等；③感觉异常（paresthesia）；④肌肉瘫痪（paralysis）；⑤无脉搏（pulseless）。

▶▶ **问题 7　应该采取哪些护理措施？**

1. 立即松解石膏托，停止抬高患肢，避免热敷、按摩，以免加重肌肉缺血缺氧，加速组织坏死。

2. 在确诊骨筋膜室综合征的前提下，可遵医嘱适当使用镇痛药。

3. 遵医嘱使用脱水消肿药物如甘露醇、呋塞米、地塞米松等。

4. 做好术前准备，宣教禁饮禁食，协助患者更换手术衣裤等，急诊行骨筋膜室切开减压术。

知识窗

骨筋膜室综合征

　　骨筋膜室综合征是由骨、骨间膜、肌间隔和深筋膜形成的骨筋膜室内肌肉和神经因急性缺血、缺氧而产生的一系列早期的症状和体征。多见于前臂掌侧和小腿。

　　病因：①外部原因：骨筋膜室容积减小，外包扎过紧，局部压迫；②内部原因：骨筋膜室内容物体积增加，由创伤、骨折引起的血肿和组织水肿。

　　病理生理：骨筋膜室的室壁坚韧而缺乏弹性，当骨筋膜室的容积骤减或室内容物体积骤增，则骨筋膜室内的压力急剧增加，当压力达到一定程度（前臂 65mmHg，小腿 55mmHg），供应肌肉血液的小动脉关闭，阻断室内血液循环，使骨筋膜室内的肌肉和神经组织缺血缺氧。肌肉组织缺血后，毛细血管通透性增加，大量渗出液进入组织间隙，形成水肿，使骨筋膜室内压力进一步增加，形成缺血—水肿—缺血恶性循环。

【情境 5：并发症护理——脂肪栓塞综合征】

患者入院 36h，突然出现意识模糊，呼吸困难，T 38.8℃，P 110 次/分，BP 95/49mmHg，SO_2 86%，立即予头颅及胸部 CT 检查，结果显示头颅未见明显异常，双肺弥漫性密实影呈暴风雪样改变。

▶▶ **问题 8　患者可能出现了什么？应该如何护理？**

考虑患者发生了脂肪栓塞综合征。护理措施如下。

1. 立即建立两路静脉通路，纠正休克，补充有效循环血容量，在维持血容量充足的情况下控制输液速度，以防加重肺水肿、脑水肿。

2. 持续面罩高流量吸氧，6～8L/min，保持呼吸道通畅，如患者血氧饱和度不能升高，改气管插管或呼吸机辅助呼吸。

3. 患肢制动，躯体尽量减少搬动，协助翻身时动作轻柔，以防栓子脱落，引起新的部位栓塞。

4.头部冰帽降温，以减少耗氧量，保护脑组织。

5.遵医嘱使用以下药物

（1）肾上腺皮质激素（如地塞米松）：降低毛细血管通透性，减少肺间质水肿，稳定肺泡表面活性物质，并减轻脑水肿。

（2）低分子右旋糖酐：有助于疏通微循环，还可预防和减轻严重脂肪栓塞综合征所并发的弥散性血管内凝血。

（3）白蛋白及利尿药：以减轻组织水肿。

（4）抑肽酶：降低骨折创伤后一过性高脂血症；可以对抗血管内高凝和纤溶活动。

6.病情观察

（1）定时监测患者生命体征及血气分析情况。

（2）观察患者的神志、瞳孔及皮肤有无出血点，观察24h尿量。

7.饮食宣教　低脂饮食，避免进食脂肪餐。

🔖 知识窗

脂肪栓塞综合征

　　成人长骨骨折时，由于骨髓腔被破坏，骨髓内的脂肪栓子进入骨折周围的血肿内，当局部压力增加时脂肪滴被挤入破裂的静脉窦，随着血液循环，阻塞肺、脑、心、肾等脏器，因而引起的一系列临床表现，称为脂肪栓塞综合征。

　　临床表现：

　　（1）呼吸系统症状：主要表现为呼吸困难、咳嗽、咳痰（经常有血性），典型肺部X线可见全肺出现"暴风雪"状阴影。

　　（2）神经系统：主要表现为烦躁不安、谵妄、嗜睡、昏迷等意识进行性障碍，并伴头痛、失眠、兴奋及体温调节障碍（高热）等脑缺氧和自主神经功能紊乱症状。

　　（3）循环系统：常表现为脉搏突然增快（每分钟增加 20 ～ 100 次）继而心律失常、心音遥远、血压骤降并伴有心绞痛。

　　（4）皮下出血：可在伤后 2 ～ 3 天出现，双肩前部、锁骨上部、前胸部、腹部等皮肤疏松部位出现，也可见于结膜或眼底。

　　（5）发热：多在38℃以上，发生在创伤后48h内，并与脑部症状同时出现。凡超出创伤应激和创伤后感染范围的难以解释的突发性高热，常提示有脂肪栓塞发生。

　　（6）泌尿系统：肾脂肪栓塞时可在尿液中检出直径 10 ～ 20μm 的脂肪滴。

📋 【情境6：出院护理】

患者恢复良好，医嘱予以出院。

▶▶ **问题9　作为责任护士，如何做好出院指导？**

1.自我观察　观察石膏固定的松紧度，必要时及时调整，以免神经、血管受压，影响有效组织灌注。观察前臂肿胀程度及手的感觉运动功能。有不适及时来院治疗。

2.左上肢避免负重，左前臂石膏托勿自行拆除；保持石膏托的清洁干燥，如石膏托变形或断裂应回院重新固定。

3. 局部制动　支持并保护患肢复位后体位，防止腕关节旋前或旋后。

4. 功能锻炼　复位固定后尽早开始手指伸屈和用力握拳活动，并进行前臂肌肉舒缩运动。4～6 周后可去除外固定，逐渐开始腕关节活动。复位固定后尽早开始趾间和足部关节的屈伸活动，做股四头肌等长舒缩运动以及髌骨的被动运动。有夹板外固定者可进行踝关节和膝关节活动，但禁止在膝关节伸直情况下旋转大腿，以防发生骨不连。去除牵引或外固定后遵医嘱进行踝关节和膝关节的屈伸练习和髋关节各种运动，逐渐下地行走。

5. 定期复查，门诊随诊。

【想一想】

患者，男性，28 岁，因"摔倒致左大腿肿胀疼痛 3h"来院就诊，X 片示"左侧股骨干下段骨折"，诊断为"左股骨干下段开放性骨折，失血性休克"，急诊平车入院。患者入院时左下肢肿胀Ⅱ度，内旋畸形，较右下肢缩短 2cm。患者既往体健，无药物、食物过敏史。入院后予以患肢胫骨结节骨牵引，并予以消炎、消肿、抗休克、防血栓、镇痛治疗。

（1）患者末梢血液循环表现有哪些？

（2）如何做好该患者的急救？

（3）保持股骨干骨折牵引有效性的方法有哪些？

（4）骨折的愈合过程包括哪些？

任务五　肩颈痛患者的护理

【任务情境】

许某某，女，65岁，农民。

主诉：四肢麻木无力1年，加重3个月。

现病史：1年前无诱因出现后颈部及右肩背部胀痛，继而出现四肢麻木无力，劳累后加重，休息后略好转。3个月前，自觉腰部束带感，双下肢麻木无力加重，行走不稳，足底踩棉花样感觉，患病以来，无头晕头痛，无耳鸣眩晕，无恶心呕吐。于当地医院经康复治疗，症状不缓解。现患者来我院就诊要求进一步治疗，门诊查体后拟以"混合型颈椎病"收入院。

既往史：患者既往健康。

入院查体：T 37.0℃，P 68次/分，R 20次/分，BP 128/77mmHg，SO_2 100%，疼痛评分3分。神志清楚，呼吸平稳，脊柱居中无畸形，后颈部压痛，压颈试验阳性，右上肢牵拉试验阳性，左上肢肌力4级，右上肢肌力3级，双侧腱反射消失，双下肢肌力4级。

辅助检查：

（1）颈椎磁共振平扫：颈椎退行性改变，颈3/4、颈5/6、颈6/7椎间盘膨出，颈4/5椎间盘膨出伴右后突出，相应平面椎管狭窄。

（2）实验室检查：血红蛋白127g/L；白细胞计数8.6×10^9/L；红细胞计数3.90×10^{12}/L；血小板计数246×10^9/L；

医疗诊断：混合型颈椎病。

【情境1：入院护理】

▶▶ **问题1　患者由家属用轮椅送入病房，作为责任护士该如何接待？**

1. 做好患者新入院接待，通知主管医师。

2. 测量生命体征，采集相关病史。做好入院宣教，如病房环境、住院制度、主管医生及护士等，并签署相关告知书。

3. 完善各项检查，如心电图、B超、X线等，次晨留取血、尿、粪标本送检。

4. 遵医嘱用药，注意药物使用注意事项并观察作用及不良反应。

5. 安全护理　患者存在肌力下降致四肢无力时应防烫伤和跌倒，指导患者不要自行倒开水，穿平跟鞋；保持地面干燥，走廊、浴室、厕所等日常生活场所应装有扶手，以防步态不稳而摔倒；椎动脉型颈椎病患者避免头部过快转动或屈曲，以防猝倒。

6. 做好心理护理。

▶▶ **问题 2　护理评估要点有哪些?**

1. 健康史　一般资料:性别、年龄、职业等;家族史:家族中有无类似病史。

2. 与本病相关的其他病史

① 有无外伤史、颈椎慢性劳损病史,有无颈肩部急、慢性损伤史和肩部长期固定史,以往的治疗方法和效果。

② 疾病发生的时间及发展过程、治疗过程、效果。

③ 有无感冒、咳嗽。

3. 症状体征　①颈部压痛,活动受限。②肢体麻木、无力,手握力减退,精细活动失调,步态不稳,有踩棉花样感觉,随病情加重,发生自下而上的上运动神经元性瘫痪。③感觉异常。

4. 辅助检查　了解颈椎 X 线、CT 及 MRI 检查等的阳性结果。

5. 心理和社会支持状况。

知识窗

颈椎病

颈椎病是指颈椎间盘退行性病变、颈椎肥厚增生以及颈部损伤等引起颈椎骨质增生,或椎间盘脱出、韧带增厚,刺激或压迫颈脊髓、颈部神经与血管而产生一系列症状的临床综合征。主要表现为颈肩痛、头晕头痛、上肢麻木、肌肉萎缩,严重者双下肢痉挛、行走困难,甚至四肢麻痹、大小便障碍,出现瘫痪。

不同类型的颈椎病,其临床表现各异。

1. 神经根型颈椎病

(1)症状:颈部疼痛及僵硬,短期内加重并向肩部及上肢放射。用力咳嗽、打喷嚏及颈部活动时疼痛加重。皮肤可有麻木、过敏等感觉改变。上肢肌力减退、肌萎缩,以大小鱼际肌和骨间肌最明显,手指动作不灵活。

(2)体征:颈部肌痉挛,颈肩部有压痛,颈部和肩关节活动有不同程度受限。上肢腱反射减弱或消失,上肢牵拉试验、压头试验阳性。

2. 脊髓型颈椎病　由于脊髓型颈椎病的颈椎退变结构压迫脊髓,所以为颈椎病诸型中症状最严重的类型。

(1)症状:手部麻木,运动不灵活,尤其是精细活动失调,手握力减退;下肢无力、步态不稳、有踩棉花样感觉;后期出现大小便功能障碍,表现为尿频或排尿、排便困难等。

(2)体征:肌力减退,四肢腱反射活跃或亢进,腹部反射、提睾反射和肛门反射减弱或消失。霍夫曼(Hoffmann)征、髌阵挛及巴宾斯基(Babinski)征等阳性。

3. 椎动脉型颈椎病

(1)症状:①眩晕:最常见,多伴有复视、耳鸣、耳聋、恶心呕吐等症状,头颈部活动和姿势改变可诱发或加重眩晕;②猝倒:本型特有的症状,表现为四肢麻木、软弱无力而跌倒,多在头部突然活动或姿势改变时发生,倒地后再站起来可继续正常活动;③头痛:表现为发作性胀痛,以枕部、顶部为主,发作时可有恶心、呕吐、出汗、流涎、心慌、憋气以及血压改变等自主神经功能紊乱症状。

（2）体征：颈部压痛，活动受限。

4.交感型颈椎病　表现为一系列交感神经症状。①交感神经兴奋症状：偏头痛、视物模糊、眼球胀痛、耳鸣、听力下降、心律失常、心前区疼痛、血压增高等；②交感神经抑制症状：畏光、流泪、头晕、目眩、血压下降等。

【情境2：术前护理】

▶▶ **问题3　该类疾病处理原则是什么？**

神经根型、椎动脉型和交感型颈椎病以非手术治疗为主；脊髓型颈椎病由于疾病自然史逐渐发展使症状加重，故确诊后应及时行手术治疗。

1.非手术治疗　原则是去除压迫因素，消炎止痛，恢复颈椎稳定性。

（1）枕颌带牵引：牵引可解除肌痉挛，增大椎间隙，减少椎间盘压力，使嵌顿于小关节内的滑膜皱襞复位，减轻对神经、血管的压迫和刺激。患者取坐位或卧位，头前屈10°，牵引重量为2～6kg，每次1～1.5h，每日2次；若无不适，可行持续牵引，每日6～8h，2周为1个疗程。脊髓型颈椎病者不适宜牵引。

（2）颈围：可限制颈椎过度活动，且不影响患者日常生活。如充气型颈围除可固定颈椎，还有牵张作用。

（3）推拿按摩：可以减轻肌痉挛，改善局部血液循环。推拿按摩应由专业人士操作，以防发生颈椎骨折、脱位和脊髓损伤。脊髓型颈椎病忌用此法。

（4）理疗：采用热疗、磁疗、超声疗法等，达到改善颈肩部血液循环、松弛肌肉、消炎止痛的目的。

（5）药物治疗：目前尚无治疗颈椎病的特效药物，所用药物均属对症治疗，如非甾体抗炎药、肌肉松弛药及镇静药等。

2.手术治疗　当患者出现以下情况时，考虑手术治疗：①保守治疗半年无效或影响正常生活和工作；②神经根性剧烈疼痛，保守治疗无效；③上肢某些肌肉（尤其手部肌肉）无力、萎缩，经保守治疗4～6周后仍有发展趋势。

▶▶ **问题4　患者拟行手术治疗，术前需做好哪些特殊护理？**

1.体位训练　颈后路手术术前练习俯卧位，胸部垫高约20～30cm，额部垫硬韧的东西如书本等，保持颈部屈曲的姿势；颈前路手术术前练习仰卧位，肩部垫枕，使颈部呈后伸位并制动，直到能坚持1～2h。

2.气管、食管推移训练　向患者及家属交代气管、食管推移训练的必要性和重要性，如牵拉不符合要求，不仅术中损伤大、出血多，而且可因无法牵开气管或食管而发生损伤，甚至破裂。方法是嘱患者剪短指甲，用自己的拇指或2～4指指端顺气管侧旁，将气管、食管持续向非手术侧推移，或是用另一手进行牵拉，必须将气管、食管推过中线。开始时，每次持续10～20min，逐渐增加至30～60min，每日2～3次，持续3～5天。

3.物品准备　①选择合适的颈围：要求颈围上缘抵下巴，下缘达胸骨，保证颈部不能伸屈活动，检查站立和平卧时颈围是否合适。②床边常规备气管切开包、负压吸引器、开口器、拉舌钳。

4.备皮　颈后路备皮应剃净头发再做局部备皮，后颈部上至耳尖连线，下至肩胛下缘，两侧至腋中线；颈前路备皮应剔去胡须，上至颌下缘，下至乳头水平线，左右过腋中线。

5.训练床上大小便　以减少术后因不适应在床上大小便而造成的尿潴留、便秘现象。

6.床上肢体功能锻炼　加强四肢伸屈运动，以增加心输出量，提高术中对失血的耐受力，利于术后恢复。

7.加强呼吸功能锻炼　教会患者缩唇呼吸，即用鼻吸气、口呼气，呼气时，嘴唇呈鱼嘴状，缓慢呼出；指导患者做深而慢的腹式呼吸和有效的咳嗽咳痰，嘱患者深吸气，在吸气末屏气片刻后，爆破性咳嗽，将气道内分泌物咳出。

💡🔧 **知识窗**

颈椎病常用专科体检

1.臂丛神经牵拉试验　患者取坐位，头向健侧偏，检查者一手抵患者头侧，一手握患者腕部，向相反方向牵拉，因臂丛神经被牵张，刺激已受压神经根而出现放射痛或麻木等感觉，即为阳性。

2.压颈试验　适用于颈肩部疼痛患者。患者取端坐位，头后仰并偏向患侧，检查者用手掌在其头顶加压，出现颈痛并向患手放射者，即为阳性。

3.Hoffman 征检查　检查者用左手托住患者一侧的腕部，并使腕关节略背屈，各手指轻度屈曲，检查者以右手示、中两指夹住患者中指远侧指间关节，以拇指迅速向下弹刮患者中指指甲，正常时无反应，如患者拇指内收，其余各指也呈屈曲动作即为阳性。

4.旋颈试验　患者头部略向后仰，做向左、向右旋颈动作，如出现眩晕等椎基底动脉供血不足症状时，即为阳性，该试验有时可引起患者呕吐或猝倒，故检查者应密切观察以防意外。

📋📄 **【情境3：术后护理】**

患者在全身麻醉下行颈 3～7 后路单开门椎管成形术及前路减压植骨内固定术，术后带回颈前、颈后路切口各一根负压引流管。

▶▶ **问题5　如何做好术后护理？**

1.体位护理　患者回病房后，由 3～4 人平稳地将患者平移至病床，其中一人保护患者头部，使头颈胸处于同一水平，保持头颈部自然中立位，切忌扭转头部，轻搬轻放，取仰卧位，枕部垫水垫，并以沙袋固定于颈部两侧制动，同时应防止各种引流管、输液管脱落。术后 6h 进行轴线翻身，平卧、侧卧均可，侧卧时需头部垫枕与肩高一致，应注意保持头颈部与躯干同时运动，头颈胸呈一直线。

2.生命体征监测　严密观察生命体征，了解患者麻醉方式及术中情况，遵医嘱给予持续心电监护。给予低流量吸氧 2L/min，保持呼吸道通畅，观察呼吸频率，倾听患者主诉，经常询问有无呼吸困难等症状。

3. 切口引流管护理　严密观察切口敷料渗血、渗液及颈部肿胀情况，切口敷料渗血较多时应及时报告医生给予更换。观察引流液的颜色、性质及量，术后 24h 内切口引流液量应少于 100mL，若引流量过多且颜色鲜艳，切口渗出多或周围局部隆起、颈部增粗，应警惕活动性出血，应及时通知医生进行处理；若引流管中无血性液流出，应检查引流管有无折叠、引流不畅等情况。切口引流管短时间内若引流量增多且呈淡红色，考虑有无脑脊液漏发生。

4. 饮食护理　由于手术牵拉食管、气管造成手术区组织水肿，患者可出现吞咽痛、吞咽困难而影响术后进食和恢复。因此术后 6h 可饮水或进温凉流质饮食，术后第 2 天进食温凉半流质饮食，饮水、饮食速度应慢且均匀，饮食以营养、易消化的软食为主，以后逐步恢复普食。

▶▶ **问题 6　手术后如何进行功能锻炼？**

1. 术后第 1 天应指导患者练习四肢肌肉等长收缩，并进行上下肢各关节活动，以促进神经和肌肉的恢复，促进血液循环，防止静脉血栓形成。

2. 术后第 3 ～ 5 天，可以佩戴颈围下床，进行四肢肌力、坐位和站立位平衡训练、步行功能训练以及日常生活活动能力训练等。锻炼要循序渐进，保持头颈部中立位，避免突然转动头部。

3. 术后第 8 ～ 12 周，加强项背肌锻炼。方法：上身直立，头略后仰，立位或坐位均可，双手交叉放在枕后，用力向后仰头，同时双手用力抵住枕部使头不能后仰，即头和双手对抗。加强手的捏握功能，如拇指对指练习、手握拳用力伸指练习、拧毛巾练习、手指夹物等。加强扩胸、肩关节旋转等运动。

📋 **【情境 4：并发症护理】**

术后 24h，患者伤口引流管连续 3h 引流出血性液体量＞ 100mL/h，颈部增粗、切口周围皮肤张力增高、发音改变、胸闷、气短、呼吸困难、口唇发绀等。

▶▶ **问题 7　患者发生了什么并发症？应该如何做好急救？**

患者可能发生了切口出血引起窒息。应做好以下急救措施。

1. 快速评估患者，迅速做出判断，给予高流量吸氧 6 ～ 8L/min。

2. 通知医生，立刻进行床边抢救。及时拆除缝线，敞开切口，判断出血原因，动脉出血颜色鲜红，静脉出血颜色暗红，创面渗血出血缓慢。如为明显大出血应立即压迫近端动脉或远端静脉止血，清除血肿，解除对气管的压迫。

3. 建立静脉通路，遵医嘱使用扩容药。如患者呼吸仍无改善，立即行气管插管或气管切开术。

4. 送手术室做进一步检查、止血或其他处理。

▶▶ **问题 8　颈椎手术后有哪些并发症？如何做好并发症的观察与处理？**

1. 窒息　观察患者呼吸频率、深度，有无胸闷气闭、面色发绀等情况，密切监测血氧饱和度，经常询问患者有无憋气等情况，术后喉头水肿、痰液堆积、切口出血压迫气管或术后神经水肿均可引起呼吸困难导致窒息。因此床边常规备气管切开包、负压吸引器、开口器、拉钳等。

2.喉返神经、喉上神经损伤　观察患者有无声音嘶哑或饮水呛咳等情况，喉返神经损伤表现为声音嘶哑，喉上神经损伤表现为饮水呛咳。告知患者避免快速、大口饮水，尽量进食稠厚食物。

3.脊髓神经损伤　观察患者的四肢肌力、感觉及大小便情况，与术前比较，如果麻木加重、范围扩大，特别是下肢活动力量和幅度减小，应及时报告医生。

4.植骨块脱落、移位　防止颈部过度伸屈，禁止旋转，颈围固定，两侧沙袋制动，搬动或翻身时保持头颈和躯干在同一水平面，维持颈部相对稳定；协助患者起床时避免牵拉上肢。

5.脑脊液漏　观察切口引流液的量、颜色、性质，观察有无头晕情况，如引流液量多、血性液颜色淡，或停引流管后，切口渗血渗液多且颜色淡，应及时通知医生。如考虑脑脊液漏，应抬高患者床头，引流管暂不用负压，切口加压包扎，及时更换敷料，预防颅内感染。

【情境 5：出院护理】

经治疗，患者恢复良好，医嘱予出院。

▶▶ 问题 9　如何做好出院指导？

1.自我监测　若出现颈部压痛，活动受限，肢体麻木、无力，感觉异常，大小便功能障碍等，应及时就诊。

2.活动与休息　告知患者出院后 3 个月内起床活动时需佩戴颈托，3 ～ 6 个月外出需颈围固定，避免颈部前屈、左右旋转。平卧睡眠时头颈两侧仍需用 2kg 沙袋或米袋制动，以防内固定松动。去除颈围后进行颈部锻炼，前、后、左、右活动，幅度要小，动作要慢。

3.日常生活指导

（1）避免长时间低头、弯腰、屈背。

（2）避免颈部受伤，避免用颈部扛、抬重物。

（3）休息时避免头颈过伸、过屈或倾斜，枕头的高度以头部压下后与自己的拳头高度相等或略低为准。

（4）乘车时抓好扶手，系好安全带，以防紧急刹车扭伤颈部。

（5）避免感冒、咳嗽。

4.补充营养，多进食高蛋白质、低脂肪、低能量、富含粗纤维的食物。

5.生活规律，保证休息，加强肢体功能锻炼。

6.出院带药，严格按照医嘱服用，注意药物的剂量、服药时间、用法及注意事项。

7.定期复诊。

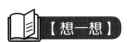【想一想】

1.颈椎病的病因有哪些？

2. 颈椎病重在预防，该如何预防？

3. 李先生，60岁，有颈椎病病史，一个月前曾摔倒1次，摔倒后数分钟即可自行站起，意识清醒。近日因下肢行走无力，有踩棉花样感觉入院。查体：颈部压痛阳性，腱反射亢进，MRI检查示颈椎管矢状径变小、脊髓受压。拟行颈椎前路手术治疗。

（1）该患者入院后，应如何防止再次跌倒？

（2）该患者手术前，护士应该进行哪些方面的指导？

（3）该患者手术后，应注意观察哪些并发症的发生？如何处理？

任务六　腰腿痛患者的护理

【任务情境】

徐某某，男，80岁，农民。

主诉：腰痛伴左下肢疼痛1个月余。

现病史：患者1个月余前无明显诱因出现腰背部持续性酸痛，程度中等，起身、走动时加重，休息可稍好转，伴左大腿后外侧、小腿前外侧以及足背放射痛，无头痛、恶心、呕吐，无胸闷、胸痛，无腹胀、腹痛，无大小便功能障碍，起初未重视，未治疗，上述症状持续存在，遂在当地医院就诊。腰椎间盘 MRI 平扫示：腰4/5椎间盘膨出伴脱出，相应椎管狭窄；腰2/3椎间盘膨出伴右后突出，腰3/4、腰5/骶1椎间盘轻度膨出；腰椎退行性病变，腰椎向左侧弯；腰4、5椎体上缘许莫氏结节；腰背部软组织水肿。经保守治疗后症状逐渐加重，遂来我院门诊就诊，拟以"腰椎间盘突出"收住入院。患者自发病以来神志清，精神可，食欲可，睡眠安，大小便正常。近期体重无明显改变。

既往史：患者十余年前曾多次因"脑卒中"住院治疗后好转出院（具体不详），现平素感右侧肢体无力，现仍予口服阿司匹林肠溶片100mg，每日1次，甲钴胺片1片，每日3次。有高血压病10余年，最高血压达220/130mmHg，口服硝苯地平1片，每日1次，自诉平素血压控制可。发现2型糖尿病7年，现予胰岛素早17U、晚15U皮下注射控制血糖。患者7个月余前因"腰椎椎管狭窄"于我院行 UBE 手术，手术顺利，术后恢复可，双下肢无明显疼痛、麻木。

入院查体：T 36.7℃，P 116次/分，R 19次/分，BP 110/80mmHg，SO_2 97%，疼痛评分6分。轮椅入室，腰椎棘突及椎旁明显压痛及叩击痛。腰椎活动度受限。左足背及小腿前外侧皮肤浅感觉减退，右下肢浅感觉大致正常。右侧髂腰肌、股四头肌肌力3级，右侧胫前肌、拇长伸肌和小腿三头肌肌力1级，左侧髂腰肌、股四头肌、胫前肌和小腿三头肌肌力5级，左侧拇长伸肌肌力4级。左下肢肌张力正常，右下肢肌张力增高。双侧4字试验检查阴性，双侧托马斯征阴性。直腿抬高试验左侧40°阳性，右侧70°阴性，左侧股神经牵拉试验可疑阳性，右侧股神经牵拉试验阴性。

辅助检查：

（1）心电图、头颅及胸部 CT、腹部彩超结果均无明显异常。

（2）实验室检查：糖化血红蛋白6.40%；血红蛋白179g/L；白细胞计数 9.4×10^9/L；红细胞计数 5.97×10^{12}/L；血小板计数 198×10^9/L。

医疗诊断：1.腰椎间盘突出（腰4/5）。

　　　　　2.腰椎椎管狭窄（腰4/5）。

　　　　　3.腰椎术后。

　　　　　4.高血压。

5. 糖尿病。

6. 脑卒中后遗症。

7. 腰椎不稳定（腰 2、腰 3 椎体向后滑移）。

8. 腰椎退行性病变（腰 2、腰 3 椎体终板炎）。

📋 【情境 1：入院护理】

　　患者由轮椅送入病房。患者左臀部沿左下肢后侧至左足疼痛，疼痛评分 5 分，遵医嘱予绝对卧床休息，予消肿、营养神经、镇痛等对症处理。

▶▶ **问题 1　作为责任护士，如何做好患者的接待和护理？**

1. 做好患者新入院接待，通知主管医生。

2. 测量生命体征，做好入院宣教，如病房环境、住院制度、主管医生及护士等，并签署相关告知书。

3. 指导患者绝对卧床休息，卧硬板床、抬高床头 20°，膝关节屈曲，放松背部肌肉，床上大小便。告知卧床休息可减少椎间盘承受的压力，缓解脊柱旁肌肉痉挛引起的疼痛，侧卧、仰卧均可，侧卧时避免脊柱弯曲的蜷缩姿势。

4. 遵医嘱用药，注意药物使用注意事项并观察药物作用及不良反应。

5. 观察疼痛程度、持续时间。做好疼痛评分，如数字疼痛评分法。

6. 急性期卧床时在床上加强四肢活动，如四肢肌肉等长收缩及各关节活动，防止肌肉萎缩，增加肌力。

7. 完善各项检查，如心电图、B 超、X 线等，次日清晨留取血、尿、粪标本送检。

8. 做好心理护理。

▶▶ **问题 2　应该从哪些方面对患者进行评估？**

1. 健康史及相关因素　有无外伤史、腰椎慢性劳损病史；疾病发生的时间及发展过程，治疗过程及效果；从事何种职业，等等。

2. 症状体征　腰痛；坐骨神经痛；马尾神经受压症状，可表现为双侧大小腿、足跟后侧及会阴部感觉迟钝，大小便功能障碍，等等；脊柱侧凸，腰部活动受限，腰部压痛、叩痛，直腿抬高试验阳性，等等。

3. 辅助检查　了解腰椎 X 线、CT、MRI 检查等的阳性结果，对有马尾神经损伤者了解其肌电图检查结果。

4. 心理和社会支持状况。

💡 知识窗

腰椎间盘突出症

　　腰椎间盘突出症是指由于椎间盘变性、纤维环破裂、髓核组织突出刺激或压迫马尾神经或神经根所引起的一种综合征，是腰腿痛最常见的原因之一。腰椎间盘突出症以腰 4 ~ 5、腰 5 ~ 骶 1 发病率最高。

椎间盘突出症典型的临床表现如下。

1.腰痛　是大多数患者最先出现的症状，由于纤维环外层及后纵韧带受到髓核刺激，经窦椎神经而产生下腰部感应痛，有时可伴有臀部疼痛。

2.下肢放射痛　表现为坐骨神经痛。典型坐骨神经痛是从下腰部向臀部、大腿后方、小腿外侧直到足部的放射痛，在打喷嚏和咳嗽等腹压增高的情况下疼痛会加剧。

3.马尾神经症状　主要表现为大小便障碍，会阴和肛周感觉异常。

4.间歇性跛行　主要继发于椎管狭窄，表现为行走时随距离增加而出现腰背痛或患侧下肢放射痛，麻木感加重，蹲位或坐位休息后症状缓解，再行走时症状再次加重。

5.体格检查　腰椎侧凸，腰椎生理曲度改变，腰部活动障碍，腰背部有压痛或叩痛，运动或感觉功能减退。直腿抬高试验及加强试验阳性。具体检查方法：患者仰卧、伸膝、被动抬高患肢，抬高至60°以内时即出现坐骨神经放射痛为直腿抬高试验阳性，当缓慢放下患肢、待放射痛消失后再被动背屈患侧小腿关节以牵拉坐骨神经，若又出现放射痛，称为加强试验阳性。

▶▶ **问题 3　该患者入院后予 20% 甘露醇消肿、甲钴胺营养神经，针对该患者的用药，如何做好用药护理？**

1.20% 甘露醇为脱水剂，可减轻神经水肿，该药为高渗溶液，常温下易结晶，使用前注意查看是否溶解，溶解后方可使用；选择较粗直的静脉快速滴入，20% 甘露醇 250mL 应在 30min 内用完，否则失去脱水作用；避免药液外渗，如出现外渗应立即停止，抽回血，拔出针头，局部使用 50% 硫酸镁湿敷；使用期间注意血压、尿量、血电解质及肾功能的监测。

2.甲钴胺为内源性的维生素 B_{12}，可促进神经修复，该药注射时应注意避光。

【情境 2：保守治疗护理】

患者家属考虑患者年纪较大，要求保守治疗。

▶▶ **问题 4　保守治疗期间该如何护理？**

1.绝对卧床休息　包括卧床大小便。卧硬板床，卧床休息可以减少椎间盘承受的压力，缓解脊柱旁肌肉痉挛引起的疼痛。一般卧床 3 周或至症状缓解后，可戴腰围下床活动。

2.骨盆牵引　牵引可增大椎间隙，减轻对椎间盘的压力和对神经的压迫，改善局部循环和水肿。多采用骨盆持续牵引，抬高床脚做反牵引。牵引重量一般为 7～15kg，持续 2 周；也可采用间断牵引法，每日 2 次，每次 1～2h，但效果不如前者。

3.物理治疗　正确的理疗、推拿、按摩可缓解肌痉挛及疼痛，减轻椎间盘压力，减轻对神经根的压迫。但中央型椎间盘突出者不宜推拿；经皮电神经刺激疗法，通过刺激神经达到减轻疼痛的作用。

4.药物治疗　目的是止痛、减轻水肿和肌痉挛。如镇痛药，双氯芬酸钠、塞来昔布、曲马多等；如糖皮质激素，地塞米松；如脱水剂，20% 甘露醇等。皮质激素硬膜外注射可减轻神经根周围的炎症与粘连。常选用长效皮质类固醇制剂加 2% 利多卡因经硬膜外注射，每周 1 次，3 次为一个疗程。

5. 髓核化学溶解法　将胶原酶注入椎间盘或硬脊膜与突出的髓核之间，达到选择性溶解髓核和纤维环缓解症状的目的。

【情境 3：术前护理】

患者经过 2 周的保守治疗，症状无明显缓解，手术指征明确。

▶▶ **问题 5　如何做好术前护理？**

1. 完善术前各项检查，如血型、血常规、血清生物化学检查、凝血功能、传染病指标，心电图、MRI、胸部 CT，等等。

2. 皮肤准备　术前嘱患者洗澡清洁全身，术晨备皮、消毒，注意勿损伤皮肤。

3. 宣教术前禁饮禁食，必要时清洁肠道。

4. 术前用药，必要时做抗生素皮试，备血。

5. 做好心理护理，尽早入睡，保证充足睡眠，必要时可口服地西泮片。

6. 入手术室前排空膀胱，更换清洁手术衣裤，取下义齿、首饰、手表等。

7. 备好病历，填写打印手术交接单，与手术室护士做好交接。

【情境 4：术后护理】

患者在气管插管全麻下行后路减压 + 椎弓根螺钉内固定 + 腰 4/5 椎体间植骨融合 + 神经电生理监测术，带回腰背部两根引流管，接负压引流球。

▶▶ **问题 6　如何做好术后护理？**

1. 给予低流量吸氧 2L/min，持续心电监护，与麻醉医生或复苏室护士做好交接。

2. 体位护理　术后由 3 人将患者平抬置于硬板床，保持身体轴线平直，平卧 6h 后可与侧卧位交替，每 2h 协助轴线翻身一次。术后绝对卧床 2 ~ 3 天，3 天后指导患者佩戴腰围下床适当活动。

3. 饮食护理　术后 6h，进食清淡易消化且营养丰富的食物，保证营养摄入，增加机体抵抗力。

4. 引流管护理　妥善固定，保持引流通畅，评估记录各引流管引流液的颜色、量、性质。保持有效负压。一般第 1 天引流量 < 400mL，若 < 50mL 即可拔除引流管，术后放置 48 ~ 72h；若引流液为淡红色血性或洗肉水样，量多，应考虑有脑脊液漏。

5. 观察病情　包括生命体征，下肢皮肤温度、感觉及运动恢复情况；观察手术切口有无渗液及渗出液的颜色、性质、量等，敷料渗湿后及时通知医生更换，以防感染；观察患者术后有无疼痛，疼痛严重者予以镇痛药或镇痛泵。

6.术后并发症观察

（1）脑脊液漏：当患者出现头痛、头晕、恶心、呕吐，切口渗出淡红色血性液，量多，或数日有增无减，应考虑脑脊液漏，报告医生，使患者呈俯卧位，或平卧位适当抬高床尾，保持 7～10 天，直到脑脊膜愈合。

（2）椎间隙感染：术后原腰痛消失，约 10 天后患者重新出现腰背部疼痛和肌肉痉挛，向臀部、腹部等处放射，但不向下肢放射，并伴有体温升高。MRI 是判断椎间隙感染可靠的检查手段。术后合理使用抗生素预防感染，观察体温、血常规变化。

（3）脊髓神经根损伤：表现为下肢疼痛、麻木，肌力下降，排尿、排便异常或较术前加重，等等。一旦发生，应及时通知医生，遵医嘱行消肿、脱水及营养神经治疗，必要时做好急诊手术准备。

【情境 5：术后功能锻炼】

为预防长期卧床所致的肌萎缩、关节僵硬等并发症，患者宜早期行床上肢体功能锻炼。若患者不能进行主动锻炼，在病情许可的情况下，由医护人员或家属协助活动各个关节、按摩肌肉，以促进血液循环，预防并发症。

▶▶ 问题 7　如何进行功能锻炼？

1.四肢肌肉关节锻炼　卧床期间加强四肢关节活动，以防止关节僵硬。

2.直腿抬高锻炼　术后第一天开始，患者呈仰卧位，膝关节伸直，做双下肢直腿抬高锻炼，每次抬高应超过 40°，持续 30s～1min，2～3 次／日，15～30 分钟／次，高度逐渐增加，以能耐受为限。双下肢交替进行，防止神经根粘连。

3.腰背肌锻炼　根据术式及医嘱，指导患者锻炼腰背肌，以增加腰背肌肌力、预防肌萎缩和增强脊柱稳定性，一般术后 3～7 天开始锻炼，以由少至多、循序渐进为原则进行，可减少功能障碍和疼痛。

具体锻炼方法如下。

（1）五点支撑法：术后 1 周，患者先呈仰卧位，屈肘伸肩，然后屈膝伸髋，同时收缩背伸肌，以双脚双肘及头部为支点，尽量挺胸、挺腹，使腰部离开床面悬空，使脊柱处于过伸位，尽可能抬高至最高幅度后还原。每日坚持锻炼数十次。

（2）三点支撑法：1～2 周后改为三点支撑法，患者双肘屈曲贴胸，以双脚及头枕为三支点，使整个身体离开床面，每日坚持数十次，最少持续 4～6 周。

（3）飞燕法：患者先俯卧，颈部向后伸，稍用力抬起胸部离开床面，两上肢向背后伸，两膝伸直，再从床上抬起双腿，以腹部为支撑点，身体上下两头翘起，3～4 次／日，20～30 分钟／次。

功能锻炼应坚持半年以上。但腰椎有破坏性改变、患感染性疾病、有内固定物植入、年老体弱及心肺功能障碍的患者不宜进行腰背肌锻炼。

其他常见锻炼法还有四点支撑法，头、上肢、背部后伸法，下肢、腰部后伸法等。

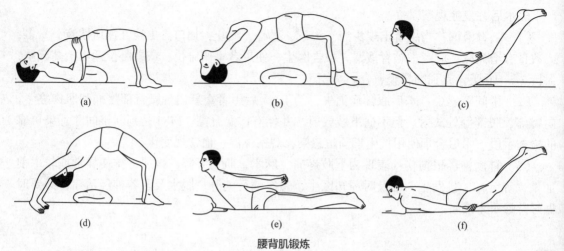

腰背肌锻炼

（a）五点支撑法；（b）三点支撑法；（c）飞燕法；（d）四点支撑法；（e）头、上肢、背部后伸；（f）下肢、腰部后伸

4. 行走训练　制定活动计划，帮助患者按时下床活动。一般卧床2周后借助腰围或支架下床活动，须根据手术情况适当缩短或延长下床时间。正确指导患者起床，预防卧床时间长引起的体位性低血压及肌无力。方法为：协助患者系好腰围或支架，抬高床头，先半卧位30s；然后移向床的一侧，将腿放于床边，胳膊将身体支撑起，移到床边休息30s；无头晕、目眩等不适后，再在护士或家属的扶助下利用腿部肌肉收缩使身体由坐位改为站立位。躺下时按相反顺序进行。

💡 **知识窗**

理疗在颈肩腰腿痛疾病中的应用

1. 消炎作用　可选用的方法有短波、超短波、红外线等热疗。

2. 镇痛作用　理疗中热疗均有缓解疼痛的作用，其他如音乐电疗、磁疗、激光治疗等亦可选用。

3. 软化瘢痕、松解粘连、减少瘢痕形成的作用　早期应用理疗，效果更明显。可用超声波疗法、直流电离子导入法等，若能同时配合醋疗法、水疗法、按摩疗法等，则效果更为理想。

4. 兴奋神经肌肉的作用　主要用低、中频电疗刺激兴奋神经修复再生或做电体操以兴奋肌肉收缩。局部有感觉障碍时，则可用感应电疗法、达松伐电疗法等促使感觉恢复。

💡 **知识窗**

椎间盘镜手术

椎间盘镜手术是一种脊柱外科微创手术方式，能完全去除突出的髓核组织、肥厚的黄韧带及增生内聚的关节突等神经致压因素，从而获得根治的疗效。其优点在于切口小、组织创伤小、出血少，不需广泛剥离椎旁肌肉，对脊柱稳定性影响小。该系统具有高度清晰的视察性能、灵活稳定的固定装置和精心设计的手术器械，便于医生顺利、高效地开展治疗。

患者术后 10 天，切口已拆线，愈合好。左下肢无疼痛，左足背及左足第 1 趾皮肤稍感麻木，左下肢肌力正常，可佩戴腰围起床活动。医嘱予出院。

▶▶ **问题 8　如何选择和使用腰围？**

佩戴腰围对腰椎具有良好的制动及保护作用，应选用内部有硬性支撑条的腰围，大小合适，松紧适宜，上缘须达肋下缘，下缘平臀裂，覆盖整个腰骶部肌肉。一般患者劳动和外出时佩戴，不宜长期佩戴，对于腰椎微创手术后患者佩戴时不超过 3 个月，卧床时应取下腰围，同时辅以腰背肌功能锻炼。

【情境6：出院护理】

▶▶ **问题 9　如何做好出院指导？**

1. 自我监测　若出现下肢疼痛、麻木，肌力下降，排尿、排便异常等，应及时就诊。

2. 患者出院后终身卧硬板床，3 个月内以卧床休息为主。

3. 下床时戴腰围，腰围使用不宜超过 3 个月，以免造成腰部肌肉失用性萎缩。

4. 日常生活指导

（1）注意腰部及下肢的保暖、防寒、防潮。避免增加腹压的因素，如咳嗽、打喷嚏等。

（2）保持正确的站、坐、走及举物姿势。

① 站立时挺胸，脊背挺直，收缩小腹。

② 坐位时两脚平踏地面，背部平靠椅背，臀部坐满整个椅背面。

③ 仰卧时，双膝下置一软枕。

④ 起床时，先将身体沿轴线翻向一侧，用对侧上肢支撑床铺，使上半身保持平直起床。

⑤ 推东西时尽量保持腰背部平直，以下蹲弯曲膝部代替弯腰，物体尽量靠近身体。

⑥ 取高处物品时，用矮凳垫高，避免踮脚取物。

⑦ 半年内禁止脊柱弯曲、扭转等，避免提重物。

5. 功能锻炼　继续加强功能锻炼，运动量循序渐进，避免腰部过度劳累。

6. 加强营养，保持良好心境。加强营养可缓解机体组织及器官退行性病变。

7. 出院带药按时服用。

8. 3 个月后回院复查，门诊随访。

知识窗

腰椎管狭窄症

腰椎管狭窄症指腰椎管因某种因素产生骨性或纤维性结构异常，发生 1 处或多处管腔狭窄，致马尾神经或神经根受压所引起的一组综合征。

病因：先天性椎管狭窄可由骨发育不良所致，后天性椎管狭窄常见于椎管的退行性病变。在椎管发育不良的基础上发生退行性病变是腰椎管狭窄症最常见的原因。

病理生理：椎管发育不良及退行性病变使椎管容积减少，压力增加，导致其内的神经血管组织受压或缺血，出现马尾神经或神经根受压症状。

临床表现：本病好发于40岁以上中年男性，起病缓慢。主要临床表现为腰腿痛及间歇性跛行，可在外伤后出现症状或症状加重。

1. 症状

（1）腰腿痛：可有腰部、腰骶部及下肢疼痛，并且常伴有单侧或双侧大腿外侧放射性疼痛、感觉异常；常在行走或站立时症状加重，下蹲或平卧时症状减轻或消失。

（2）间歇性跛行：多见于中央型椎管狭窄或重症患者。

（3）马尾神经受压症状：表现为双侧大小腿、足跟后侧及会阴部感觉迟钝，大、小便功能障碍。

2. 体征　患者症状常较体征严重，少数患者无明显体征。腰椎前凸减小，腰椎前屈正常，背伸受限。

（1）腰椎过伸试验阳性：患者做脊柱过伸动作或者保持在脊柱过伸位置一段时间后可以诱发下肢根性症状，但并非每个患者均有阳性结果。

（2）弯腰试验阳性：患者快速步行时出现疼痛，继续行走时需要弯腰减轻疼痛，或坐位时腰部向前弯曲以减轻症状。

治疗方法：①非手术治疗：症状轻者可行非手术治疗；②手术治疗：常行椎管减压术，以解除对硬脊膜及神经根的压迫。

【想一想】

1. 腰椎间盘突出症的病因有哪些？

2. 腰椎间盘突出症该如何预防？

3. 刘女士，50岁，因"腰痛2个月，大小便失禁5h"入院。入院后予以留置导尿管，磁共振检查示腰椎间盘突出症并马尾神经损伤。完善相关检查后急诊在全麻下行腰椎间盘髓核摘除术，术后伤口留置引流管1根。

（1）该患者术后可能出现哪些护理诊断/问题？

（2）术后应如何护理该患者？

任务七　常见骨肿瘤患者的护理

【任务情境】

曹某某，女，39 岁，文员。

主诉：左膝关节疼痛 14 个月。

现病史：患者 14 个月前无明显诱因出现左侧膝关节疼痛，活动时疼痛加剧，休息后缓解，无跌倒及膝关节损伤史，无发热，其余关节处无疼痛。现患者为明确诊断并进一步治疗来我院就诊。

入院查体：T 36.5℃，P 74 次/分，R 18 次/分，BP 100/70mmHg。左胫骨近端内侧处肿胀，未见皮肤裂伤，未见血管曲张，皮温较右侧高，皮下可触及一大小为 3cm×5cm 肿物，压痛阳性，质韧，无活动度，轴向叩击痛阴性，左膝关节伸屈活动正常，左足背动脉搏动可触及，左足未见异常。

辅助检查：CT 示胫骨近端腓侧局限性囊性改变，范围清楚，约 4cm×6cm×5cm 大小，CT 值约 60HU，病变呈溶骨性破坏，局部骨皮质膨胀变薄，部分区域已穿破，进入软组织；未见明显"肥皂泡"样改变，其内未见分隔，病变未破入膝关节，未见骨膜反应；软组织肿胀。

医疗诊断：左胫骨近端骨巨细胞瘤。

【情境 1：入院护理】

▶▶ 问题 1　作为责任护士，如何接待该患者？如何做好该患者的护理评估？

1. 以热情和蔼的态度关心患者，积极安置患者，协助取舒适体位，介绍病区环境、主管医生及护士。

2. 评估患者身体状况，了解患者婚育史，职业、生活环境和习惯，特别注意有无发生肿瘤的相关因素，如长期接触化学致癌物质、射线等。有无外伤和骨折史。评估患者是否有食欲不振、低热和肢体疼痛、肿胀等病史。既往有无其他部位肿瘤史，家族史。

3. 评估疼痛的部位、性质、加重或缓解的因素；肢体有无肿胀、肿块和表面静脉怒张，局部有无压痛和皮温升高，肢体有无畸形，关节活动是否受限。有无因肿块压迫和转移引起的局部体征，有无病理性骨折发生。

4. 评估患者有无消瘦、体重下降、营养不良和贫血等，重要脏器如心、肺、肝、肾功能是否正常，能否耐受手术治疗和化疗。

5. 评估患者对疾病的认知程度，了解其有何种思想负担，评估家属对患者的关心程度。进行必要的健康指导，简单介绍疾病相关知识，指导患者做相关检查的注意事项。

【情境2：术前护理】

接到医嘱，行术前新辅助化疗。化疗后第5天，患者自诉乏力、口腔溃疡、四肢酸痛，T 37.4℃，P 102次/分，R 22次/分，BP 134/88mmHg。血常规示：白细胞计数 1.9×10^9/L，红细胞计数 4.0×10^{12}/L，血红蛋白 87g/L，血小板计数 160×10^9/L。

▶▶ **问题2　患者目前首优的护理问题是什么？应该采取哪些护理措施？**

1. 首优问题　有感染的危险（与化疗后骨髓抑制致白细胞下降有关）。

2. 护理措施

（1）层流室隔离或单人病房，每日紫外线消毒2～3次。

（2）指导患者多卧床休息，限制访客，接触患者前后手要消毒。

（3）严格无菌操作。

（4）鼓励患者进食高蛋白、高维生素食物，多食新鲜蔬菜，多饮水，少量多餐，注意饮食卫生。

（5）注意个人卫生，餐后睡前漱口，保持清洁。

（6）遵医嘱定期复查血常规、肝肾功能。

知识窗

骨髓抑制分期

骨髓抑制是骨髓中血细胞的前体活性下降，骨髓抑制是大多数化疗药物最常见的副作用。按肿瘤毒副作用的 WHO 分级，临床上将骨髓抑制分为5级。

0级骨髓抑制：外周血中白细胞，血红蛋白和血小板的数量是正常的。1级骨髓抑制：白细胞在3000～4000/mL之间，血红蛋白在95～100g/L之间，血小板在7.5万～10万/mL之间；2级骨髓抑制：白细胞在2000～3000/mL之间，血红蛋白在80～95g/L之间，血小板在5万～7.5万/mL之间。3级骨髓抑制：白细胞在1000～2000/mL之间，血红蛋白在65～80g/L之间，血小板在2.5万～5万/mL之间；4级骨髓抑制：白细胞在0～1000/mL之间，血红蛋白小于65g/L，血小板小于2.5万/mL。

知识窗

新辅助化学治疗

新辅助化学治疗并非简单的"术前化疗＋手术＋术后化疗"的模式，还包括化疗后的疼痛减轻、肿瘤缩小、肿块硬化和减少出血等。术前化疗使原发瘤缩小，便于肿瘤切除干净，判断肿瘤化疗坏死率，确定化疗方案，术前化疗后肿瘤细胞坏死率大于90%的患者，5年存活率可达80%～90%，而坏死率低于90%的患者，5年存活率低于60%。对后一种情况需要调整术后化疗方案，实施大剂量化疗。大剂量化疗虽可提高疗效，但毒性反应也增大。因此，化疗方案的执行、并发症的处理需要结合个体有针对性地实施。

患者经化疗后左侧胫骨肿块缩小，拟行左胫骨近端肿物刮除术，患者担心疾病预后不良及肢体功能受损，彻夜难眠，心情低落。

►► **问题 3　如何做好该患者的心理护理?**

1.减轻焦虑与恐惧　与患者积极沟通,告知其骨巨细胞瘤为潜在恶性肿瘤,了解患者担心的问题所在,有针对性地予以指导,保持患者情绪稳定,能接受并配合治疗。

2.介绍先进的诊疗技术及成功的病例,帮助患者树立战胜疾病的信心和勇气。可请治愈患者现身说法,更具有说服力。

3.向患者详细讲解手术的必要性,术中麻醉的可靠性,手术的具体方法及困难的防范措施,让患者放下心理包袱,愉快地接受手术。

4.讲解术后疼痛是正常现象,一般 1～3 日后疼痛基本消除。术前可进行超前镇痛,术后采用序贯镇痛治疗。术前指导患者进行床上大小便训练。

📋 **【情境 3:术后护理】**

患者在硬膜外麻醉下行左胫骨近端肿物刮除术 + 骨水泥植入 + 钛板内固定术,术中左胫骨手术处留置负压引流管一根,现术后返回病房。术后快速冰冻病理示:骨巨细胞瘤。

►► **问题 4　如何做好该患者的术后护理?**

从以下几个方面进行术后护理。

1.体位　麻醉清醒、生命体征平稳后取半卧位。促进关节功能恢复的左下肢体位:保持膝关节屈曲 10°,两侧可放置沙袋以保持中立位。

2.饮食　术后 6h,无恶心、呕吐等麻醉反应后即可进食流质,慢慢过渡到普食。鼓励患者多饮水,进食高蛋白、能量充足、高维生素、富含纤维的易消化饮食,有利于患者康复。

3.病情观察　严密观察生命体征,注意血压、心率的变化,注意观察伤口有无出血、水肿,局部皮肤温度和肢体末梢血运有无异常。抬高患肢,保持引流管通畅,记录引流液颜色、性质和引流量。

4.功能锻炼　鼓励患者进行功能锻炼,预防肌萎缩和关节僵硬。术后病情平稳即可开始患肢肌肉的等长收缩和足趾活动;术后 1～2 周逐渐开始关节活动。人工髋关节置换者练习外展运动,术后 2 周扶拐下地,训练站立负重;人工膝关节置换者练习伸屈运动;异体骨与关节移植者,根据愈合程度,逐渐增加活动量,以防异体骨发生骨折。

►► **问题 5　术后如何指导患者进行患肢功能锻炼?**

功能锻炼可以保持和恢复关节运动的幅度,防止关节僵硬。骨和关节只有不断的运动,才能保持活动自如。手术后如关节保持不动,渗出液、血液发生机化,使骨、关节囊、韧带粘连,最后导致僵硬。功能锻炼有利于保持和恢复肌肉力量及耐力,防止肌肉萎缩。肌肉组织完全不活动时,24h 开始萎缩,肌肉强度每日下降 3%,力量每周下降 8%,尽早开始功能锻炼,可以防止骨质脱钙、预防骨质疏松,促进血液循环、改善局部条件,促进骨质愈合。

(1)术前 2 周行股四头肌等长收缩锻炼。

(2)术后 48h 开始做肌肉的等长收缩,促进血液循环,防止关节粘连。

（3）行人工关节置换术者，术后一般不需要外固定，2～3周后开始关节的功能锻炼。

（4）术后3周可进行患处远侧和近侧关节的活动；术后6周，进行重点关节的活动，加大活动范围。

（5）有条件时可辅助理疗、利用器械进行活动。

💡 **知识窗**

骨巨细胞瘤分级

骨巨细胞瘤（GCT）根据单核瘤细胞和多核巨细胞的特点可分为三级：

（1）Ⅰ级：单核瘤细胞的核多为梭形、卵圆形，大小均匀，排列比较稀疏，核分裂象甚少，且无典型的核分裂。多核巨细胞数目多，体积大，其所含细胞极多。

（2）Ⅱ级：单核瘤细胞丰富而排列紧密，可呈旋涡状排列；细胞核形状与大小不均匀，核分裂较多见。多核巨细胞数量较少，体积减少，形状不规则，分布不均匀。

（3）Ⅲ级：单核瘤细胞极为丰富且密集，呈不规则的漩涡状排列，核分裂象多。巨细胞数量少，大小不均匀，一般体积较小，核多少不一，一般较少。

📋 **【情境4：出院护理】**

患者术后15天，切口处负压引流管已拔除，切口愈合可，在家属搀扶下可床边行走，医嘱予出院。

▶▶ **问题6　如何做好该患者的出院指导？**

1. 心理指导　指导患者保持平稳心态，树立战胜疾病的信心。

2. 康复指导　帮助患者制定康复锻炼计划，指导患者按计划锻炼，调节肢体适应能力；指导患者正确使用各种助行器，如拐杖、轮椅等，以防止关节僵直和肌肉失用性萎缩，最大限度地改善移植肢体功能，最大程度恢复患者的生活自理能力，异体骨与关节移植术后应避免早期负重，防止骨折。

3. 自我监测　教会患者自我检查和监测，定期复诊；按时接受化疗；发现有肢体肿胀及疼痛及时就医。

4. 复查　由于骨巨细胞瘤复发率较高并有恶变倾向，要定期复查，以便了解肿瘤切除部位骨修复情况，及时发现病情变化，及时治疗。

💡 **知识窗**

3D打印技术在骨科手术中的应用

随着三维（3D）打印技术的兴起，越来越多的3D打印技术应用于骨科手术治疗。Lou等人采用3D打印技术治疗胫骨近端GCT疗效显著，3D打印块与骨缺损位完美吻合，膝关节运动范围达90°，软组织平衡稳定性良好。经过平均7个月的随访，未发现假体骨折、松动或其他相关并发症，故认为该技术可用于胫骨近端骨肿瘤切除后软组织重建困难的GCT患者的治疗。

3D 打印技术简化了设计与制造医疗器械的过程。采用 3D 技术打印金属人工椎体治疗 1 例腰 4 椎体 GCT 患者，术前打印椎体及血管模型，术中打印金属人工椎体。3D 打印技术可根据术前影像资料打印与切除椎体高度契合的人工椎体，经术中调试更易放置，缩短了手术时间，提高了手术成功率，3D 打印技术的应用大大降低了复杂手术的风险。3D 打印技术在术前及术中的大量应用为 GCT 患者提供了更安全高效的治疗方式。

【想一想】

1. 骨肿瘤常见的临床表现有哪些?

2. 牛先生，29 岁，4 个月前因膝关节疼痛以"关节炎"在外院行局部物理治疗，未见明显好转，1 周前疼痛加重来我院就诊。查体：左膝部弥漫性包块，边界不清，压痛明显，局部皮温高，左膝关节屈曲，不能伸直。X 线检查：左股骨下端骨质呈浸润性破坏，有溶骨现象，可见明显的 Codman 三角；肺纹理清晰。经医生诊断此病需手术治疗，患者及家属担心手术及疾病预后。

（1）评估患者时应注意哪些方面?

（2）该患者的护理诊断/问题有哪些?

（3）该患者术后的护理要点是什么?

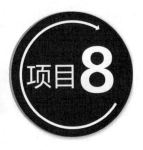

项目 **8** 其他常见基本护理技术 →»

任务一 等渗性脱水患者的护理

【任务情境】

吴某，女，53 岁，务农。

主诉：腹痛腹泻伴恶心呕吐 2 天。

现病史：患者 2 天前因服用冰箱中隔夜饭菜出现中上腹疼痛、腹泻，感腹胀明显伴恶心，呕吐出大量胃内容物，急诊科拟以"急性胃肠炎、等渗性脱水"收治入急诊留观病房。

既往史：既往体健，无手术史，无过敏史。

个人史：无地方病流行区居住史，无冶游史，已婚，育有一子，爱人、子女均体健，家庭社会关系和谐。

家族史：父母健在，家族中未发现传染病、遗传性疾病。

入院查体：T 37.2℃，P 110 次 / 分，R 26 次 / 分，BP 156/61mmHg，神志清，精神差，查体合作。皮肤弹性降低，眼窝凹陷，腹软，无压痛及反跳痛，肠鸣音 3 次 / 分，双下肢水肿，四肢肌力、肌张力正常。

实验室检查：血常规：红细胞计数 5.9×10^{12}/L，血红蛋白 165g/L，血细胞比容 65%；血清生化：Na^+ 135mmol/L，K^+ 3.6mmol/L。

医疗诊断：1. 急性胃肠炎。
　　　　　2. 等渗性脱水。

【情境 1：入院护理】

▶▶ **问题 1　作为急诊科护士，如何接待该患者？如何做好该患者的护理评估？**

1. 查验流行病学史，通过"一问、二看、三检查"为患者预检分诊，根据病情的轻重缓急积极安置患者。

2. 为患者测量基础生命体征（体温、呼吸、血氧饱和度、血压及血糖等），若夜间接诊须及时通知值班医生，等待接诊医生的到来。

3. 配合医生做进一步的检查，做好护理体检，密切观察患者生命体征。

4. 遵医嘱给予患者相关的基础护理治疗，简单介绍疾病相关知识，指导患者做相关检查的注意事项。

5. 为需要急诊留观的患者准备床单位。

💡 **知识窗**

等渗性脱水的病理过程及特点

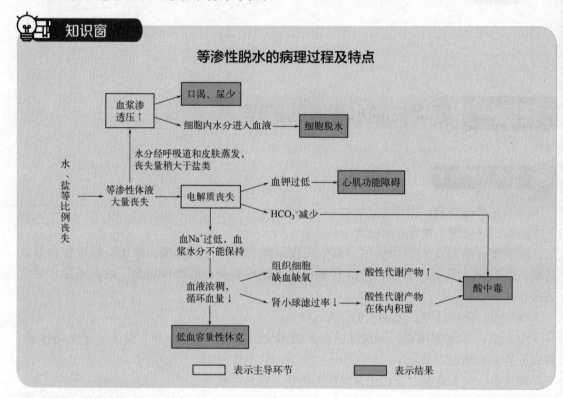

【情境2：留观护理】

▶▶ **问题 2　作为留观病房护士，如何接待患者？如何做好患者的护理评估？**

1. 接到急诊电话，初步了解患者性别、年龄、医疗诊断。

2. 立即通知医师。

3. 准备床单位，调节室温至 28℃，介绍病区环境、主管医师及护士。

4. 评估患者身体情况及生活情况，询问既往史、手术史、过敏史，是否存在引起等渗性脱水的病因，如呕吐、腹泻、消化道梗阻、消化道瘘、严重感染或大面积烧伤。

5. 快速评估患者神志、意识、生命体征、四肢末梢温度及补液量等情况。

6. 评估患者和家属对疾病及其伴随症状的认知程度和心理反应，对疾病的治疗及护理的配合程度。

7. 评估静脉通路，确保静脉通路通畅，按医嘱给液。

▶▶ **问题 3　作为责任护士，哪些是护理观察要点?**

1.准确记录 24h 出入量，记录体液丧失的量，观察呕吐物、大便的颜色、量、性状，及时汇报医生。

2.密切关注生命体征，如血压、脉搏、体温的改善情况。

3.密切观察患者神志，如萎靡、嗜睡等症状的改善情况。

4.观察缺水征象，如皮肤弹性、眼窝凹陷等表现的恢复情况。

5.定期查验检验结果：如尿常规、血清电解质及中心静脉压等指标的变化。

▶▶ **问题 4　患者存在哪些潜在并发症，该如何护理?**

1.潜在并发症　休克、酸碱失衡、低钾血症。

2.护理措施

（1）维持充足的体液量：①去除病因，采取有效措施或遵医嘱积极处理原发疾病，控制或减少体液的继续丢失。②实施液体疗法，对已发生脱水的患者，必须遵医嘱及时、正确的补液。补液时严格遵循定量、定性、定时的原则；静脉补液可选用等渗盐水或平衡盐溶液，大量补充等渗盐水有导致高氯性酸中毒的危险，大量输液时选用平衡盐溶液更合理、安全，补液时注意补钠和补钾。

（2）密切观察病情变化：补液过程中，必须严密观察补液效果，注意不良反应。①生命体征；②精神状态；③脱水征象；④尿量、尿比重：补液过程中尿量、尿比重的观察尤为重要，故建议休克患者早期导尿，如尿少、尿比重高，提示仍存在脱水，尿量 > 30mL/h，尿比重正常，说明肾灌注良好；⑤监测 CVP 及实验室检查结果，进行动态跟踪，评价治疗效果；⑥准确记录 24h 出入量。

（3）一般护理：①休克患者采取中凹卧位，增加回心血量，定期翻身，防治压疮；②调节温度：休克患者体温一般会降低，室温建议 20℃左右；③给予高能量、高蛋白、易消化、富含营养的食物，低钾血症患者在条件允许时建议口服高钾食物，注意口腔护理；④保持呼吸道通畅。

（4）用药护理：休克患者根据血压遵医嘱使用血管活性药物；若患者发生酸碱失衡需根据血气分析结果遵医嘱用药补液纠正内环境，必要时使用血液透析；低钾血症患者根据血钾结果、尿量，在补钾原则下正确补钾。

📋 **【情境 3：出院护理】**

▶▶ **问题 5　如何做好患者的出院指导?**

1.遵医嘱用药，勿自行停服或漏服。

2.进食高能量、高蛋白食物，尤其多进食含钾丰富的食物，例如橙子、火龙果、香蕉等。

3.每日保证足够饮水，有高热、呕吐、腹泻等情况时应及早就医治疗。

4.若频繁呕吐、腹泻，可饮用淡盐水或口服补液剂，自行补充水分与电解质。

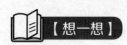 知识窗

不同性质脱水的特点

	等渗性脱水	低渗性脱水	高渗性脱水
丢失成分	等比例丢失钠和水	失钠＞失水	失钠＜失水
血钠	135～150mmol/L	＜135mmol/L	＞150mmol/L
常见病因	① 消化液急性丢失，如大量呕吐、肠外瘘等； ② 体液丧失，如急性腹膜炎、肠梗阻、大面积烧伤早期等	① 消化液持续丢失，如反复呕吐、慢性肠瘘、慢性肠梗阻、长期胃肠减压等； ② 大创面的慢性渗液； ③ 大量失水后，单纯摄入水分而不摄入电解质； ④ 排钠利尿药使用	① 水分摄入不足，如禁食； ② 水分丧失过多，如高热患者大量出汗、糖尿病患者因血糖过高致高渗性利尿等
临床表现	恶心、呕吐、畏食、口唇干燥、眼窝凹陷、皮肤弹性降低及少尿等症状，但不口渴	神志差、不渴、血压下降、休克、昏迷或惊厥；轻度缺钠时尿量增加，中度及重度缺钠时尿量减少	① 轻度缺水（2%～4%）：口渴； ② 中度缺水（4%～6%）：极度口渴、烦躁、口舌干燥、皮肤弹性差、眼窝凹陷、少尿、尿比重增高； ③ 高度缺水（＞6%）：脑功能障碍、躁狂、幻觉、谵妄，甚至昏迷
治疗要点	等渗盐水或平衡盐溶液（如乳酸钠溶液或复方氯化钠溶液）	等渗或高渗盐水	鼓励饮水或静脉补液（如5%葡萄糖溶液或0.45%低渗盐水）

📖 【想一想】

张女士，45岁，门诊拟以"急性肠梗阻"收入院，自诉口渴、少尿。查体：皮肤弹性差、眼窝凹陷，P 100 次 / 分，BP 110/75mmHg。实验室检查：K^+ 3.8mmol/L，Na^+ 142 mmol/L，按医嘱补液。

该患者应该补何种液体？

任务二 低钾血症患者的护理

【任务情境】

吴某，女，53 岁，务农。

主诉：腹痛腹泻伴恶心呕吐 2 天。

现病史：患者 2 天前因服用冰箱中隔夜饭菜出现中上腹疼痛、腹泻，感腹胀明显，伴恶心，呕吐出大量胃内容物，急诊拟以"急性胃肠炎、等渗性脱水"收治入急诊留观病房。急诊医生予护胃、补液、抗炎治疗后仍反复出现恶心、呕吐症状，2022 年 8 月 23 日出现头晕、四肢乏力等症状，为求进一步治疗，遂前往我院就诊。门诊拟以"腹痛原因待查"收治入胃肠外科。

既往史：既往康健。

入院查体：T 37.8℃，P 120 次 / 分，R 20 次 / 分，BP 100/59mmHg，神志清，精神差，纳差，急性面容。全身乏力不适，感头晕，四肢软弱无力，无咳嗽胸闷，无心悸盗汗，无肢体抽搐，腱反射减弱，Murphy 征阴性，肠鸣音 4 次 / 分，双下肢无水肿，四肢肌力、肌张力正常。

辅助检查：

（1）血常规：红细胞计数 5.8×10^{12}/L，血红蛋白 155g/L，白细胞计数 16.5×10^{12}/L，C 反应蛋白 67.79mg/L；血清生化：K^+ 3.0mmol/L。

（2）心电图：T 波降低，出现 U 波。

医疗诊断：1. 腹痛原因待查。

           2. 低钾血症。

【情境 1：入院评估】

▶▶ **问题 1 作为胃肠外科护士，如何接待该患者？如何做好该患者的护理评估？**

1. 积极安置患者，介绍病区环境、主管医生及责任护士。

2. 评估患者身体情况及生活习惯，为患者测量基础生命体征。

3. 配合医生做进一步的检查，做好护理体检。

4. 进行必要的健康指导，简单介绍疾病相关知识，指导患者做相关检查的注意事项。

【情境 2：专科护理】

▶▶ **问题 2 患者存在的护理问题 / 诊断有哪些？**

1. 活动无耐力 与低钾血症引起的四肢无力有关。

2.营养失调　与长期恶心、呕吐、腹泻丧失体液及食欲减退有关。

3.有跌倒的危险　与四肢无力有关。

4.知识缺乏　缺乏低钾血症的有关知识。

5.焦虑　与担心疾病有关。

6.潜在并发症　心律失常。

▶▶ **问题 3　患者入院后的首优问题是什么？应采取哪些护理措施？**

1.首优护理问题　活动无耐力（与低钾血症引起的四肢无力有关）。

2.护理措施

（1）动态观察患者的临床表现，告知其卧床休息，防止因活动无耐力而导致的危险。

（2）肌无力观察与护理　若出现呼吸道不适感，警惕是否出现呼吸肌无力、麻痹。

（3）饮食护理　做好饮食宣教，指导患者选择高钾食物，如香蕉、菠菜、海带、橙汁等。遵医嘱补钾。

（4）定期检查电解质。

（5）加强床上活动，加床栏注意安全护理。

（6）向患者讲解低钾的相关知识及补钾过程中的注意事项，及时满足患者的生活需求，关心、体贴和鼓励患者，促使患者配合治疗。

【情境3：并发症护理】

▶▶ **问题 4　患者存在最严重的潜在并发症是什么？该如何护理？**

1.潜在并发症　心律失常。

2.护理措施

（1）持续心电监护，密切观察动态变化，随时调整补钾量。

（2）加强对血清钾水平动态变化趋势的监测。

（3）密切观察患者心律、心率、血压、呼吸、瞳孔的变化。

（4）在加强对患者生命体征观察的同时应严密观察心电图，一旦患者出现心律失常应立即通知医生积极配合治疗；若出现心搏骤停应做好心肺复苏急救和复苏后的护理。

【情境4：人文护理】

▶▶ **问题 5　患者因疾病未见好转焦虑不安，作为责任护士该如何做好患者的心理护理？**

1.消除不良情绪　与患者加强沟通，进行健康教育，鼓励患者，指导患者放松心情，积极配合治疗，促使身体早日康复。

2.提供良好的心理氛围　分散患者注意力，指导患者于病区内适度活动，避免长期卧床。

3.满足患者的合理需求：在生活上给予关心与帮助。

4.提高患者的适应能力。

💡 知识窗

低钾血症的患者如何补钾

在临床工作中，最好明确低钾血症的病因，去除病因对症治疗，比如低钾血症是由于使用了排钾利尿药，则可使用其他保钾利尿药替代。

常用的补钾方法有：

（1）饮食补钾：患者可食用含钾量高的食物如土豆、谷物、坚果、肉类、海藻、无花果等，这个方法适用于能正常进食的患者补充日常钾需要量，或轻度低血钾患者，优点是患者易于接受且安全，缺点是对于不能进食的患者不可取且补钾效果缓慢对于血钾较低的患者效果不佳。

（2）口服药物补钾：常用的药物是氯化钾溶液，吸收较缓慢，对胃肠道有一定刺激性，部分患者服用药物后出现恶心、呕吐等上消化道不适症状，但安全性高且价格低廉，可与牛奶或者果汁混合服用以降低服用不适感。

（3）静脉补钾：常用的方法是将氯化钠溶液的浓度配成 0.2% ～ 0.3%，从外周或者中心静脉滴注或者使用微量泵泵入，静脉补钾可迅速提高患者血钾水平，但若掌握不好静脉补钾原则，过快过量输注会发生医源性高钾血症，甚至出现心脏传导阻滞、心脏停搏等严重不良反应。静脉滴钾要遵循原则，外周静脉滴注浓度不能超过 0.3%，速度不宜过快，控制在 20 ～ 35mmol/h 缓慢持续滴注，40 ～ 60 滴 / 分较为适宜；如果条件允许可用微量泵从中心静脉泵入，优点是速度均匀容易控制，减少血管刺激，可快速补钾。如果口服补钾出现胃不耐受或危及生命的并发症，可以选择静脉补钾，高钾对小静脉有腐蚀性，因此补钾量通常被限制在最高 40mmol/L。也可以通过中心静脉导管给予更高浓度的钾。若静脉补钾后患者状况好转，进一步的治疗可以改为口服补钾。静脉补钾的同时行持续的心电图监测，以便在心律失常发生时进行干预。静脉补钾有可能造成反跳性高血钾，因此在补钾的同时要注意复查电解质。

（4）超声雾化吸入补钾：有研究证明超声雾化吸入补钾对呼吸道无损害，适用于无法通过口服或静脉途径补钾的患者。

（5）肛注补钾：利用结肠可以重吸收钾、分泌钾的生理特点，与口服和静脉补钾相比，既避免了口服补钾的消化道不良反应和静脉补钾的疼痛感，又可以快速补钾且补钾量不受液体量限制，适用于心力衰竭患者的快速补钾。

此外，要遵循见尿补钾的原则。尿量超过 40mL/h 方可补钾。补钾不可过量，每日补钾 3 ～ 6g。

参考文献：黄思琪.术前补钾预防胃肠手术术中低钾血症发生的临床研究 [D].南宁：广西医科大学，2020.

📖 【想一想】

王女士，呕吐、反应迟钝、乏力、腹胀、心律不齐，心电图显示：T 波低平、倒置，U 波出现。

（1）该患者的临床诊断是什么？

（2）该如何护理该患者？

任务三 代谢性酸中毒患者的护理

【任务情境】

吴某，女，53 岁，务农。

主诉：腹痛腹泻伴恶心呕吐 2 天。

现病史：患者 2 天前因服用冰箱中隔夜饭菜出现中上腹疼痛、腹泻，感腹胀明显伴恶心，呕吐出大量胃内容物。急诊拟"急性胃肠炎、等渗性脱水"收治入急诊留观病房。急诊医生予护胃、补液治疗后仍反复出现恶心、呕吐症状。2022 年 8 月 23 日为求进一步诊治，遂前往我院就诊。门诊拟"腹痛原因待查"收治入胃肠外科。8 月 25 日细菌室电告患者血培养提示沙门菌。8 月 27 日最高体温至 38.6℃，面色潮红，心率、呼吸增快，血压逐渐降低，最低至 78/47mmHg，请 ICU 医生会诊，经专科医生会诊后拟"脓毒症休克"收治入 ICU。

既往史：既往身体健康。

入科查体：T 37.9℃，P 109 次 / 分，R 23 次 / 分，BP 111/60mmHg（生理盐水 50mL+ 多巴胺 120mg 微泵以 6mL/h 维持），神志清，精神差，双侧瞳孔等大等圆，对光反射灵敏，肺部听诊呼吸音粗，闻及湿啰音，心律齐，未闻及杂音。腹软，无压痛及反跳痛，肠鸣音正常。双下肢无水肿，四肢肌力、肌张力正常。

辅助检查：

（1）血常规：红细胞计数 5.63×10^{12}/L，血红蛋白 171g/L，白细胞计数 12.2×10^{12}/L，中性粒细胞百分数 91%，C 反应蛋白 228.46mg/L。

（2）血气分析：pH 7.25mmol/L，HCO_3^- 18.4mmol/L，PaO_2 107mmHg，$PaCO_2$ 38.9mmHg，碱剩余 2.4mmol/L，乳酸 5.8mmol/L。

（3）血培养：沙门菌阳性。

（4）头颅及胸部 CT：无异常。

（5）肝胆胰脾彩超：脂肪肝；双肾结石。

医疗诊断：1. 脓毒症休克。

　　　　　2. 代谢性酸中毒。

　　　　　3. 脂肪肝。

　　　　　4. 双肾结石。

【情境1：入科护理】

▶▶ **问题 1　患者因病情变化，需转往 ICU，作为护士转科前应做哪些准备措施？**

1. 密切监测患者生命体征，发生病情变化立即通知医生，床旁备有抢救用物。

2.准备转科用物，吸氧装置、微泵、简易抢救箱及心电装置，通知对方科室做用物准备及准备出发时间。

3.转科前再次评估患者神志、意识、生命体征、呼吸道情况、尿量、尿色、四肢末梢温度、补液量及静脉通路等情况。

4.与 ICU 护士做好交接，如患者姓名、病情演变、生命体征、尿量、补液情况、治疗情况、化验结果等，做好记录。

▶▶ 问题 2　作为 ICU 护士，如何接待该患者？如何做好该患者的护理评估？

1.床单位准备　包括麻醉床、输液架、吸痰用物、电极片、约束带，确认监护仪、呼吸机、输液泵处于良好运行状态等。

2.患者的交接　患者到达后，应及时了解患者病情，包括心血管系统、呼吸系统、肝、肾、神经系统等的功能状态及简要的体格检查阳性体征等。特殊处理和用药须另加说明，并交清患者用物。

3.护理评估　①意识状态：瞳孔大小、对光反射、肢体运动及感觉状态；②生命体征、心电图、周围循环状况，皮肤颜色、温度、湿度及完整性；③呼吸状态、呼吸频率、血气分析结果；④血糖、电解质的最后一次检查结果，现有静脉通路及输入液体种类、滴入速度、治疗药物及药物过敏史等；⑤各种引流管（尿管、胃管、T 管、腹腔引流管等）是否通畅，记录引流液的颜色、量、性质，注意单位时间内量的变化；⑥了解专科护理要求；⑦如患者清醒，可询问患者的饮食结构、生活习惯、心理需求等方面，以便对患者实施整体护理。

4.医嘱的执行　一般情况下应避免口头医嘱，以免发生差错，但对于特别危重的患者，可先口头下医嘱，护士重复，确认无误后执行，事后补开医嘱，补齐抢救用物。

5.建立 ICU 护理记录单。

6.做好患者家属的解释说明工作。

【情境2：专科护理】

▶▶ 问题 3　代谢性酸中毒的护理问题 / 诊断有哪些？

1.组织灌注不足　与休克有关。

2.体温过高　与感染有关。

3.活动无耐力　与心功能不全、体力不支有关。

4.意识障碍　与重症感染、血氨升高有关。

5.电解质紊乱　与患者原发疾病有关。

6.营养失调　与疾病消耗、营养摄入不足有关。

7.有皮肤完整性受损的风险　与长期卧床有关。

8.潜在并发症　多器官功能障碍综合征（MODS）。

🔲 知识窗

不同酸碱失衡类型的比较

	代谢性酸中毒	代谢性碱中毒	呼吸性酸中毒	呼吸性碱中毒
病因	① 酸性代谢产物增多：严重损伤、腹膜炎、高热或者休克等；② 碱性物质丢失过多：腹泻、胆瘘、肠瘘等；③ 酸性物质摄入过多	① 胃液丢失过多：严重呕吐、长期胃肠减压等；② 碱性物质摄入过多；③ 低钾血症；④ 利尿药的使用	凡是能引起肺泡通气不足的疾病，如呼吸中枢抑制、胸腔积液、严重气胸、支气管异物、慢性阻塞性肺疾病、肺水肿等	凡是能引起过度通气的因素，如癔症、高热、中枢神经系统疾病、疼痛、呼吸机辅助通气过度等
临床表现	最常见。① 呼吸加深加快——深大呼吸，有时有烂苹果味；② 合并高血钾时有反常性碱性尿；③ 头痛、嗜睡	① 呼吸浅慢；② 低钾血症：心动过速；③ 神志改变：头晕、嗜睡、谵妄或者昏迷等	胸闷、气促、呼吸困难，因缺氧可有头痛、发绀、谵妄、昏迷等	可有呼吸急促的表现，较重者有眩晕、手足和口周麻木及针刺感、肌震颤及手足抽搐，心率增快
血气分析	血 pH 值低于 7.35，血 HCO_3^- 下降	血 pH 值和 HCO_3^- 升高	血 pH 下降，$PaCO_2$ 增高	血 pH 明显上升，$PaCO_2$ 下降
治疗要点	纠正脱水，若酸中毒仍不能纠正，应用碱性溶液	纠正低钾血症，应用酸性药物	改善通气功能，必要时行气管插管或气管切开	对症处理

▶▶ 问题 4 面对脓毒血症休克，护士应采取哪些护理措施？

1. 予休克体位，吸氧、心电监护，严密监测患者生命体征。

2. 遵医嘱给予正确的输液量，一般先快速输入晶体液，后输入胶体液，并根据血压及血流动力学监测情况调整输液速度，血压及中心静脉压低时，应快速补液。

3. 准确记录输入液体的种类、数量、时间、速度及 24h 出入量，以作后续治疗的依据，必要时每小时记录出入量。

4. 配合医生随时进行抢救，早期认识交感神经兴奋的症状。①体温骤升或骤降，突然高热、寒战或体温达 38 ~ 40℃或 < 36℃；②意识改变：表情淡漠、烦躁不安、嗜睡等；③皮肤改变：皮肤潮红或湿冷发绀、出现花斑；④血压下降：< 90/50mmHg，原有高血压者血压下降 20% 或下降 40mmHg，脉压 < 30mmHg，心率 > 90 次 / 分；⑤少尿：补液后 < 0.5mL/（kg·h）。实验室检查：血小板减少和白细胞升高或降低；不明原因的肝、肾功能损害等。

5. 各种生化临床检验标本尽早正确采集送检。

6. 物理降温或遵医嘱使用降温药，体温过低时加强四肢末梢保暖，观察局部皮肤血运情况。

知识窗

沙门菌

　　沙门菌是一种常见的食源性致病菌。沙门菌鉴定的传统方法主要根据其形态学特征、培养特征、生理生化特征、抗原特征、噬菌体特征等。在沙门菌属中，有的专对人类致病，有的只对动物致病，也有的对人和动物都致病。沙门菌病是指人类、家禽家畜以及野生禽畜被各种类型的沙门菌感染所引起的疾病。

　　分布：沙门菌广泛分布于自然界，常常寄居在人和动物体内，特别是家禽、家畜及宠物的肠道中。主要污染的食品有肉和肉制品、蛋和蛋制品、奶和奶制品等。由于沙门菌不分解蛋白质，食物被其污染后表面看起来似乎并没有变化。

　　生存环境：沙门菌在水中不易繁殖，但可生存2～3周，在自然环境的粪便中可存活1～2个月。沙门菌最适繁殖的温度为37℃，在20℃以上即能大量繁殖，因此，低温储存食品是一项重要预防措施。

　　感染途径：沙门菌病为人畜共患的感染性疾病，主要由食用被沙门菌污染的食物导致。

　　感染症状：典型症状包括发热、恶心、呕吐、腹泻及腹部绞痛等，通常在发热后72h内会好转。婴儿、老年人、免疫功能低下者则可能因沙门菌进入血液而出现严重的菌血症，少数还会合并脑膜炎或骨髓炎。

▶▶ **问题 5　患者因在ICU治疗中使用镇静药物，产生谵妄现象，面对谵妄表现，该采取哪些护理措施？**

1. 适当延长吸氧时间。

2. 帮助患者进食，关注患者的入量和电解质平衡情况。

3. 正确使用镇静镇痛药物，及时评估神志。避免同一个时间使用多种药物，暂停不必要的药物。

4. 治疗感染，尽早拔除不必要的导管。

5. 关注患者贫血情况，积极补充营养。

6. 白天给予充足的光线，夜晚尽量关灯，避免剥夺患者睡眠。

7. 尽可能避免身体约束，保持二便通畅。

8. 辅助改善患者感知功能，如提供眼罩和助听器。

9. 加强与患者的沟通，每天至少三次，从家中带一些患者熟悉的物品。

10. 预防并积极治疗疼痛。

11. 请神经内科、心理卫生科会诊，遵医嘱给药，如氟哌啶醇、奥氮平等。

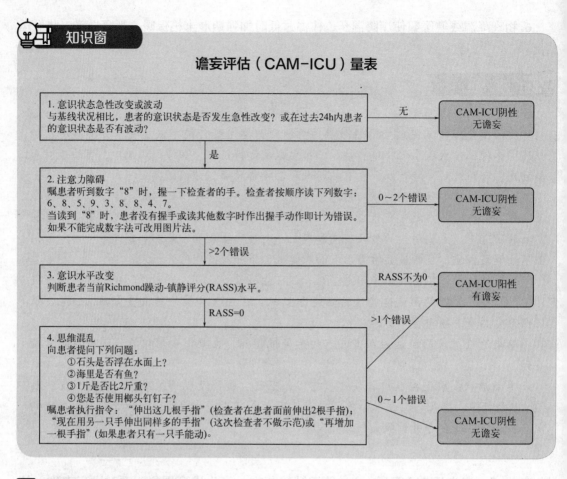

【知识窗】

谵妄评估（CAM-ICU）量表

1. 意识状态急性改变或波动
与基线状况相比，患者的意识状态是否发生急性改变？或在过去24h内患者的意识状态是否有波动？ ——无—→ CAM-ICU阴性 无谵妄

是 ↓

2. 注意力障碍
嘱患者听到数字"8"时，握一下检查者的手。检查者按顺序读下列数字：
6、8、5、9、3、8、8、4、7。
当读到"8"时，患者没有握手或读到其他数字时作出握手动作即计为错误。
如果不能完成数字法可改用图片法。 ——0~2个错误—→ CAM-ICU阴性 无谵妄

>2个错误 ↓

3. 意识水平改变
判断患者当前Richmond躁动-镇静评分(RASS)水平。 ——RASS不为0—→ CAM-ICU阳性 有谵妄

RASS=0 ↓ （>1个错误—→ CAM-ICU阳性 有谵妄）

4. 思维混乱
向患者提问下列问题：
①石头是否浮在水面上？
②海里是否有鱼？
③1斤是否比2斤重？
④您是否使用榔头钉钉子？
嘱患者执行指令："伸出这几根手指"（检查者在患者面前伸出2根手指）；
"现在用另一只手伸出同样多的手指"（这次检查者不做示范）或"再增加一根手指"（如果患者只有一只手能动）。 ——0~1个错误—→ CAM-ICU阴性 无谵妄

【情境3：人文护理】

▶▶ **问题6 因家属长期无法陪同，在陌生的病房环境中患者产生焦虑心理，作为责任护士该如何做好心理护理？**

1. 消除不良情绪 加强与患者的沟通，转移注意力。

2. 提供良好的心理氛围 指导患者功能锻炼，避免长期卧床休息带来的并发症。使用音乐疗法，提供良好的病房环境，护理及医疗操作应集中且轻柔，避免产生噪声。

3. 满足患者的合理需求 采取视频探视的方式增进患者与家属沟通，在饮食结构及个人生活习惯上满足患者需求。

4. 提高患者的适应能力 为患者介绍病区环境，改变其对ICU的固有认知。树立正确的时间观念，在病房内安装钟表，避免患者出现日夜颠倒。

【想一想】

1. 王先生，45岁，体重60kg，肠梗阻术后第1天，禁食，持续胃肠减压。自诉头晕、四肢无力、尿量减少。体格检查：T 37.2℃，P 110次/分，R 22次/分，BP 80/50mmHg。

辅助检查：血清 Na^+ 130mmol/L，血清 K^+ 3.0mmol/L。

（1）该患者出现了何种类型的水电解质紊乱？

（2）目前最主要的护理诊断 / 问题是什么？

（3）针对该患者的护理诊断 / 问题，应采取哪些护理措施？

2. 李先生，55 岁，因急性腹膜炎入院治疗。自诉腹痛难忍，烦躁不安。体格检查：T 39.2℃，P 120 次 / 分，R 29 次 / 分，BP 80/55mmHg。呼吸急促，呼气时有烂苹果味。动脉血气分析：pH 7.30，HCO_3^- 13mmol/L，$PaCO_2$ 20mmHg。

（1）该患者出现了何种类型的酸碱平衡失调？

（2）目前最主要的护理诊断 / 问题是什么？

（3）针对该患者的护理诊断 / 问题，应采取哪些护理措施？

3. 赵先生，52 岁，因上腹部疼痛 4h 入院。患者 4h 前无明显诱因出现上腹部疼痛，疼痛剧烈，并伴恶心、呕吐，呕吐物为胃内容物，量较多。自诉头晕、四肢乏力。自发病以来食欲、精神欠佳。既往有胃、十二直肠溃疡病史 5 年，吸烟 10 年，5 支 / 日。体格检查：T 38.5℃，P 116 次 / 分，R 30 次 / 分，BP 90/65mmHg，烦躁不安，呼吸急促，腹膜刺激征明显。辅助检查：①血常规：红细胞计数 5.5×10^{12}/L，血红蛋白 155g/L，血细胞比容 65%，白细胞计数 12.2×10^{12}/L；②血清电解质：K^+ 3.2mmol/L；③动脉血气分析：pH 7.31，HCO_3^- 12mmol/L，$PaCO_2$ 25mmHg。

（1）该患者出现了哪些水电解质及酸碱平衡失调？

（2）该患者目前主要的护理诊断 / 问题是什么？

（3）针对该患者的护理诊断 / 问题，应采取哪些相应的护理措施？

任务四 烧伤患者的护理

◎【任务情境】

张某某，男，34 岁，工人。

主诉：酒精烧伤 6h。

现病史：6h 前患者因在饭店吃饭，酒精火焰烧伤全身多处，伤后立即送往医院，给予补液 3300mL 和抗休克治疗，留置导尿管后转入我院。急诊以"Ⅱ度～Ⅲ度烧伤，烧伤面积 88%"收入院。

既往史：既往身体健康。

入院查体：T 35.6℃，P 122 次 / 分，R 22 次 / 分，血压测不出，患者神志清，头颈部肿胀，呼吸尚平稳，两肺呼吸音粗，全身除头顶、双足、双手部分正常皮肤外，其余均烧伤，躯干、双下肢烧伤呈皮革样，其余大部分创面基底以暗红色为主，四肢湿冷。入院后给予快速补液、输血、抗休克、抗感染等对症治疗。

辅助检查：

（1）血常规：白细胞计数 14.9×10^9/L，中性粒细胞百分比 88%，红细胞计数 2.5×10^9/L，血红蛋白 107g/L，血小板计数 56×10^9/L。

（2）胸片：两肺未见明显异常。

（3）血气分析：pH 7.35，PaO_2 90.5mmHg，碱剩余 -9.3mmol/L，K^+ 4.10mmol/L。

医疗诊断：Ⅱ度～Ⅲ度烧伤，烧伤面积 88%。

▤▤【情境 1：院前急救】

▶▶ **问题 1　作为院前急救中心的医护人员，该如何对烧伤患者进行现场处理？**

正确施行现场急救，去除致伤原因，迅速处理危及患者生命的损伤，如窒息、大出血、开放性气胸、中毒等。若心跳、呼吸停止，立即就地实施心肺复苏术。

1. 迅速脱离致热源　如火焰烧伤应尽快脱离火场，脱去燃烧衣物，就地翻滚或是跳入水池灭火。互救者可就近用非易燃物品覆盖，以隔绝灭火。忌奔跑或用双手扑打火焰。小面积烧伤立即用冷水连续冲洗或浸泡，既可减轻疼痛，又可防止余热继续损伤组织。

2. 保护创面　剪开取下伤处衣裤，不可剥脱；创面可用干净敷料或布类简单包扎后送医院处理，避免受压，防止创面再损伤和污染。避免用有色药物涂抹，以免影响对烧伤深度的判断。

3. 保持呼吸道通畅　火焰烧伤后呼吸道受热力、烟雾等损伤，引起呼吸困难、呼吸窘迫，应特别注意保持呼吸道通畅，必要时放置通气管、行气管插管或气管切开。如合并一氧化碳中毒，应移至通风处，给予高流量氧气或纯氧吸入。

4. 其他救治措施　应尽快建立静脉通道，给予补液治疗，避免过多的饮水，以免发生呕吐及水中毒，可适量口服淡盐水或烧伤饮料。安慰和鼓励患者，使其保持情绪稳定。疼痛剧烈时可酌情使用镇静镇痛药物。

【情境2：入院护理】

▶▶ 问题2　作为责任护士，如何接待该患者？如何做好该患者的护理评估？

1. 接到急诊电话，初步了解患者性别、年龄、烧伤原因、烧伤时间、烧伤程度、烧伤面积等。

2. 立即通知医师。

3. 准备床单位，将患者安置于单人房间，调节室温至28℃。

4. 准备吸氧、吸引装置、心电监护仪，伴有呼吸道烧伤者，做好气管切开的准备和抢救用物。

5. 与送患者入病房的急诊科护士做好交接，如患者姓名、病情、生命体征、尿量、补液情况、治疗情况、化验结果等，做好记录。

6. 快速评估患者神志、意识、生命体征、呼吸道情况、烧伤创面面积、烧伤程度、尿量、尿色、四肢末梢温度及补液量等情况。

7. 评估静脉通路，确保静脉通路通畅，按医嘱正确快速补液抗休克。

知识窗

烧伤的分类

1. 按烧伤深度分类　目前普遍采用的是三度四分法，根据烧伤深度分为Ⅰ度、浅Ⅱ度、深Ⅱ度和Ⅲ度。Ⅰ度、浅Ⅱ度为浅度烧伤，深Ⅱ度和Ⅲ度则为深度烧伤。

烧伤的三度四分法比较

烧伤深度		组织损伤	局部表现	预后
（红斑性）Ⅰ度		表皮浅层	皮肤红斑，干燥、灼痛，无水疱	3～7日脱屑痊愈
Ⅱ度（水疱性）	浅Ⅱ度	表皮全层、真皮浅层	红肿明显，疼痛剧烈；有大小不一的水疱，疱壁薄，创面基底潮红	1～2周内愈合，多有色素沉着，无瘢痕
	深Ⅱ度	真皮深层	水肿明显，痛觉迟钝，拔毛痛；水疱较小，疱壁较厚，创面基底发白或红白相间	3～4周愈合，常有瘢痕形成和色素沉着
（焦痂性）Ⅲ度		皮肤全层，皮下、肌肉或骨骼	痛觉消失，创面无水疱，干燥如皮革样坚硬，呈蜡白或焦黄色甚至炭化，形成焦痂，痂下可见树枝状栓塞的血管	3～4周后焦痂自然脱落，愈合后留有瘢痕或畸形

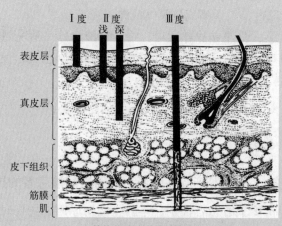

热烧伤深度分度示意图

2.按烧伤程度分类：按烧伤的总面积和烧伤的深度将烧伤程度分为4类（通常情况下，烧伤总面积的计算不包括Ⅰ度烧伤）。

（1）轻度烧伤：Ⅱ度烧伤总面积在9%以下。

（2）中度烧伤：Ⅱ度烧伤面积在10%～29%内，或Ⅲ度烧伤面积不足10%。

（3）重度烧伤：烧伤总面积为30%～49%，或Ⅲ度烧伤面积为10%～19%；或总面积、Ⅲ度烧伤面积虽未达到上述范围，但有下列情况之一者：发生休克等严重并发症、吸入性损伤、复合伤。

（4）特重烧伤：烧伤总面积在50%以上，或Ⅲ度烧伤面积在20%以上，或存在较重的吸入性损伤、复合伤等。

知识窗

烧伤面积评估

烧伤面积以相对于体表面积的百分比表示。估计方法有多种，目前国内多采用中国新九分法和手掌法。

1.中国新九分法　将全身体表面积划分为11个9%的等份，另加1%，其中头颈部为9%（1×9%）、双上肢为18%（2×9%）、躯干（包括会阴）为27%（3×9%）、双下肢（包括臀部）为46%（5×9%＋1%）。

儿童头较大，下肢相对短小，可按如下方法计算：头颈部面积＝[9＋(12－年龄)]%，双下肢面积＝[46－(12－年龄)]%。

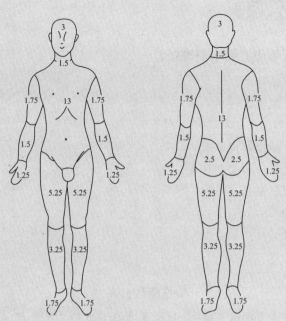

成人体表各部位所占百分比示意图

中国新九分法

	部位	占成人体表面积 /%	占儿童体表面积 /%
头颈	头部	3	9 +（12 - 年龄）
	面部	3	
	颈部	3	
双上肢	双手	5	9 × 2
	双前臂	6	
	双上臂	7	
躯干	躯干前	13	9 × 3
	躯干后	13	
	会阴	1	
双下肢	双臀	5[①]	46 -（12 - 年龄）
	双大腿	21	
	双小腿	13	
	双足	7[①]	

注：①成年女性的双臀和双足各占 6%。

2.手掌法　用患者自己的手掌测量其烧伤面积。不论年龄或性别，若将五指并拢，单掌的掌面面积占体表面积的1%。此法适用于小面积烧伤的估计，也可辅助新九分法评估烧伤面积。

【情境3：术前护理】

▶▶ **问题3　如何做好该患者的术前准备？**

　　1. 继续补液抗休克治疗。

　　2. 通知患者禁食、禁饮。

　　3. 遵医嘱备血。

　　4. 酌情剃除毛发，清洁好皮肤。

　　5. 留置导尿管，记录好每小时尿量。

　　6. 做必要的化验检查准备。

　　7. 遵医嘱应用镇痛药。

　　8. 安慰患者，做好心理护理。

知识窗

烧伤病理分期

　　急性体液渗出期（又称休克期）：组织烧伤后的立即反应是体液渗出，伤后2～3h最为急剧，8h达高峰，随后逐渐减缓，至48h渐趋稳定并开始回吸收。此期由于体液的大量渗出和血管活性物质的释放，容易发生低血容量休克，烧伤后48h内为休克期。

　　感染期：烧伤水肿回吸收期一开始，感染就上升为主要问题。严重烧伤经历休克后，全身免疫功能下降，对病原菌易感性增加，感染概率增加，预后不良。

　　修复期：组织烧伤后，组织修复在炎症反应的同时即已开始。浅度烧伤多能自行修复，深Ⅱ度烧伤靠残存的上皮岛融合修复，Ⅲ度烧伤靠皮肤移植修复。

【情境4：休克期护理】

　　该患者经急诊术前准备后，在全麻下行气管切开术＋创面清创换药包扎术，全麻清醒后返回病房。患者神志清楚，沟通障碍，头面部肿胀，双眼视物模糊，气管切开后呼吸道通畅，气管居中，气管切口少量渗血，两肺呼吸音粗。T 36.1℃，心率124次/分，R 23次/分，SO₂ 96%，BP 88/54mmHg，留置导尿管，尿量少，尿色深，头面部、颈部、会阴部创面暴露，四肢、躯干创面敷料包扎，四肢末梢皮肤温凉。

▶▶ **问题4　目前该患者的首优护理问题是什么？应采取哪些护理措施？**

　　1. 首优问题　体液不足（与大面积烧伤后体液渗出有关）。

　　2. 护理措施

　　（1）给予患者仰卧中凹卧位，注意保暖。

　　（2）保持呼吸道通畅，给氧，密切观察呼吸、气道内分泌物，及气管切开处切口有无渗血渗液，做好气管切开的护理。

　　（3）开放2条及以上的静脉通路，并确保通畅，尽早行深静脉穿刺，根据烧伤补液原则及病情需要正确执行医嘱，合理安排补液，液体总量的1/2需在第一个8h输入，剩余

1/2 量在第二个、第三个 8h 平均输入。要求做到晶体溶液、胶体溶液交替输入。

（4）镇痛、包扎，注意保护创面，定期翻身，保持创面干燥，避免污染。

（5）实验室监测：定时复查血气分析、生化常规、血常规、凝血功能、心肌酶谱、肌钙蛋白、尿常规及尿比重。

（6）病情观察：观察患者的意识、精神、肢体末梢温度、心电监护情况，记录出入量、生命体征、中心静脉压及血氧饱和度等。

（7）用药：根据病情给予血管活性药物，如血容量已补足，血压正常，仍有微循环障碍可应用扩血管药，如硝酸甘油、盐酸山莨菪碱等。

（8）做好患者的心理护理，做好抢救记录。

【情境 5：感染期护理】

患者经积极补液抗休克治疗后，生命体征转向稳定，住院第 3 天，出现反复高热，心率加快，兴奋躁动，说胡话，唤醒后停止，创面渗出明显，部分敷料发绿。

▶▶ 问题 5　患者可能发生了什么情况？应该采取哪些护理措施？

患者可能发生了脓毒血症。应采取如下护理措施。

（1）立即报告医生。

（2）紧急处理　吸氧，心电监护，建立静脉通路，注意安全。

（3）遵医嘱补液，应用抗生素，利尿，维持水电解质、酸碱平衡，对症支持治疗。

（4）严密观察患者的生命体征、意识、血氧饱和度、血气分析、尿量等情况，做好记录。

（5）寒战、高热时，应立即抽取 2 套血培养标本送检。

【情境 6：术后护理】

患者入院后第 5 天，在全麻下行四肢切削痂＋异种皮覆盖术，术后输入红细胞悬液 4U、血浆 400mL，全麻清醒后送回病房。

▶▶ 问题 6　如何做好该患者的术后护理？

1. 安置患者体位，根据患者麻醉方式，选择适合的体位。抬高患肢，有利于肢体静脉回流。

2. 注意不可在切、削痂肢体上测量血压或扎止血带，以免产生皮下血肿。

3. 严密观察病情，定时监测生命体征、血氧饱和度，观察患者神志、意识、面色、尿量、敷料有无渗血渗液等情况。

4. 指导患者正确的活动，协助翻身，避免长时间受压。

5. 保持创面清洁干燥。

6. 指导患者进食的时间和注意事项。

【情境7：植皮术前术后护理】

患者住院 16 天左右，生命体征平稳，头皮正常，躯干创面坏死组织大部分溶解，四肢创面覆盖异种皮溶解，肉芽生长良好，需行自体皮、真皮皮浆移植术。

▶▶ **问题 7 术前准备有哪些?**

1.遵医嘱做好必要的检查，备血。

2.通知理发师剃除所有毛发，用温水洗干净，更换手术衣裤。

3.遵医嘱做好药敏试验。

4.通知患者禁食、禁饮时间。

5.做好术前健康指导 ①介绍手术目的、注意事项，取得患者配合；②做好心理护理；③讲解麻醉方法；④讲解禁食、禁饮目的；⑤告知患者术中、术后的配合事项。

▶▶ **问题 8 如何做好该患者术后护理?**

1.安置患者体位。

2.四肢相对制动 3 ～ 5 天，以防移植片移位，抬高四肢，促进回流。

3.注意不可在移植片肢体上测血压或扎止血带，以免发生血肿。

4.密切观察病情，定时监测生命体征、血氧饱和度，观察患者神志、意识、面色、尿量、四肢、躯干创面敷料有无渗血情况及四肢末梢血运情况。

5.指导患者正确活动，避免创面长时间受压。

6.头部供皮区 24 ～ 48h 后给予半暴露，保持局部清洁、干燥。

知识窗

自体表皮、真皮皮浆移植术

自体表皮、真皮皮浆移植术是我国首创的一种皮肤移植方法，主要用于大面积烧伤、供皮源不足的患者。是一种皮肤细胞的体内培养方法，即将自体表皮和真皮切碎，处理成无数个微小的细胞团块组成的糊状皮浆，将其附着于大张同种皮后，在良好的同种皮保护下覆盖创面，在机体自身营养、温度等生理条件下，无数个皮肤复合细胞生长、繁殖、最终融合成片，成为较完整的复合皮，以修复创面。

【情境8：出院护理】

患者住院 2 个月余，精神状况良好，全身创面基本愈合，医嘱予出院。

▶▶ **问题 9 如何做好该患者的出院指导?**

1.出院后继续康复锻炼。

2.继续遵医嘱用药，保护刚愈合的皮肤，避免搔抓，保持皮肤清洁。

3.戒烟酒，多进食富含维生素的水果、蔬菜，避免辛辣、刺激的食物。

4.保持心情愉快，积极参加社会活动。

5.出院后 1 个月复诊，1 个月后每 3～6 个月复诊一次，有异常随时复诊。

📖 【想一想】

　　王女士，40 岁，体重 50kg，因面颈部、胸腹部 Ⅱ 度烧伤，双上肢 Ⅲ 度烧伤 24h，由急诊收入院。

　　（1）该患者存在的护理问题是什么？

　　（2）该患者烧伤的严重程度如何？

　　（3）如何做好烧伤创面的护理？